全国中等卫生职业教育护理专业"双证书"人才培养"十二五"规划教材
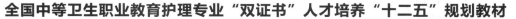

供护理、助产、涉外护理等专业使用

丛书顾问　文历阳　沈彬

社区护理

主　编　周卓轸　乌建平

副主编　杨北宁　葛　娟　巩周荣　李红波

编　者　（以姓氏笔画为序）

王海龙　甘肃省天水市卫生学校

乌建平　江西医学院上饶分院

巩周荣　甘肃省天水市卫生学校

刘军鹏　甘肃省酒泉卫生学校

李凤阳　江西护理职业技术学院

李红波　贵州省人民医院护士学校

杨北宁　辽宁省营口市卫生学校

吴春凤　江西医学院上饶分院

张小莉　甘肃省天水市卫生学校

张旭军　甘肃省天水市卫生学校

张　红　甘肃省酒泉卫生学校

张艳玲　潍坊护理职业学院

周卓轸　江西护理职业技术学院

周理云　江西护理职业技术学院

祝　路　江西医学院上饶分院

晏志勇　江西护理职业技术学院

葛　娟　新疆伊宁卫生学校

华中科技大学出版社
http://www.hustp.com
中国·武汉

内 容 简 介

本书是全国中等卫生职业教育护理专业"双证书"人才培养"十二五"规划教材。

本书主要介绍护理程序在社区护理中的应用、社区健康促进与健康教育、社区家庭护理、社区重点人群保健、社区慢性病病人的管理与护理、社区传染病病人的管理与护理、社区康复护理、社区急症及灾害的管理与护理、健康管理等。

本书可供全国中等卫生职业教育护理、助产、涉外护理等专业及相关专业学生使用,也可供相关人员学习参考。

图书在版编目(CIP)数据

社区护理/周卓轸,乌建平主编. —武汉:华中科技大学出版社,2012.12(2022.1重印)
ISBN 978-7-5609-8481-0

Ⅰ.①社…　Ⅱ.①周…　②乌…　Ⅲ.①社区-护理学-中等专业学校-教材　Ⅳ.①R473.2

中国版本图书馆 CIP 数据核字(2012)第 276171 号

社区护理　　　　　　　　　　　　　　　　　　　　　　周卓轸　乌建平　主编

策划编辑:荣　静
责任编辑:孙基寿
封面设计:范翠璇
责任校对:祝　菲
责任监印:周治超
出版发行:华中科技大学出版社(中国·武汉)　　　电话:(027)81321913
　　　　　武汉市东湖新技术开发区华工科技园　　　邮编:430223
录　　排:华中科技大学惠友文印中心
印　　刷:武汉市籍缘印刷厂
开　　本:787mm×1092mm　1/16
印　　张:16.5
字　　数:406千字
版　　次:2022 年 1 月第 1 版第 11 次印刷
定　　价:38.00 元

全国中等卫生职业教育护理专业"双证书"人才培养"十二五"规划教材编委会

丛书顾问　文历阳　沈　彬

委　员（按姓氏笔画排序）

马世杰	湖北省潜江市卫生学校	杨永庆	甘肃省天水市卫生学校
王　梅	北京护士学校	杨运霞	安康职业技术学院
王　懿	甘肃省酒泉卫生学校	杨厚谊	江苏省镇江卫生学校
王志勇	枣阳市卫生职业技术学校	张　录	乌兰察布医学高等专科学校
尤学平	江苏省镇江卫生学校	陈天泉	甘肃省天水市卫生学校
乌建平	江西医学院上饶分院	林秋红	辽宁省营口市卫生学校
艾力·孜瓦	新疆维吾尔医学专科学校	凯赛尔·阿不都克热木	新疆维吾尔医学专科学校
石艳春	内蒙古医科大学	孟宪明	枣阳市卫生职业技术学校
朱梦照	惠州卫生职业技术学院	赵小义	陕西省咸阳市卫生学校
任卫东	辽宁省营口市卫生学校	晏志勇	江西护理职业技术学院
刘卫国	呼和浩特市卫生学校	徐玉梅	潍坊护理职业学院
刘波涛	乌兰察布医学高等专科学校	徐国华	江西护理职业技术学院
许煜和	新疆伊宁卫生学校	徐神恩	江西医学院上饶分院
孙学华	淮北职业技术学院	黄晓华	湖州中等卫生专业学校
李俊华	贵州省人民医院护士学校	董淑雯	潍坊护理职业学院
李晓彬	甘肃省酒泉卫生学校	韩爱国	潍坊护理职业学院

总　序

随着我国经济的持续发展和教育体系、结构的重大调整,职业教育办学思想、培养目标随之发生了重大变化,人们对职业教育的认识也发生了本质性的转变。我国已将发展职业教育作为重要的国家战略之一。《中共中央国务院关于深化教育改革,全面推进素质教育的决定》中提出,在全社会实行学业证书和执业资格证书并重的制度。《国家中长期教育改革和发展规划纲要(2010—2020年)》中也强调,积极推进学历证书和执业资格证书"双证书"制度,推进职业学校专业课程和执业标准相衔接,完善就业准入制度。护理专业被教育部、卫生部等六部委列入国家紧缺人才专业,予以重点扶持。根据卫生部的统计,到2015年我国的护士数量将增加到232.3万人,平均年净增加11.5万人,这为护理专业的毕业生提供了广阔的就业空间,也对卫生职业教育如何进行高素质技能型护理人才的培养提出了新的要求。护理专业的人才培养应以职业技能的培养为根本,与护士执业资格考试紧密结合,力求满足学科、教学和社会三方面的需求,突出职业教育特色。

为了顺应中等卫生职业教育教学改革的新形势和新要求,在认真、细致调研的基础上,在教育部高职高专医学类及相关医学类教学指导委员会文历阳教授、沈彬教授等专家的指导下,我们组织了全国30多所卫生职业院校的200多位老师编写了这套秉承"学业证书和执业资格证书并重"理念的全国中等卫生职业教育护理专业"双证书"人才培养"十二五"规划教材。

本套教材编写过程中,力求充分体现以服务为宗旨,以就业为导向,以培养技能型、服务型高素质劳动者为目标,以临床实际应用和技能提高为主线的基本思想,结合护士执业资格考试的"考点",突出职业教育应用能力培养的特点,充分考虑中等卫生职业学校的学生特点、就业岗位和职业考试的要求,坚持"五性"(思想性、科学性、先进性、启发性、适用性),强调"三基"(基本理论、基本知识、基本技能),以"必需、够用"为度,融入学科的新知识、新进展和新技术,力求符合中职学生的认知水平和心理特点,符合社会对护理等相关卫生人才的需求特点,适应岗位对护理专业人才知识、能力和素质的需求。在充分研究、分析已有教材的优缺点的基础上,取其精华,并进行创新,力求建设一套实用性强、适用性广、老师好教学生好学的精品教材。本套教材的编写原则和主要特点如下。

(1)紧扣教育部制定的新专业目录、新教学计划和新教学大纲的要求编写,随章节配套习题,全面覆盖知识点与考点,有效提高护士执业资格考试通过率。教材内容的深度和广度严格控制在中等卫生职业教育教学要求的范围内,具有鲜明的中等卫生职业教育特色。

(2)紧跟教改,接轨"双证书"制度。紧跟教育部教学改革步伐,注重学业证书和执业资格证书相结合,提升学生的就业竞争力。

（3）体现"工学结合"的人才培养模式和"基于工作过程"的课程模式。

（4）以"必需、够用"为原则，简化基础理论，侧重临床实践与应用。多数理论课程都设有实验或者实训内容，以帮助学生理论联系实践，培养其实践能力，增强其就业能力。

（5）基础课程注重联系后续课程的相关内容，专业课程注重满足执业资格标准和相关工作岗位需求，以利于学生就业，突出卫生职业教育的要求。

本套教材编写理念新颖，内容实用，符合教学实际，注重整体，重点突出，编排新颖，适合于中等卫生职业教育护理、助产、涉外护理等专业的学生使用。这套规划教材得到了各院校的大力支持和高度关注，它将为新时期中等卫生职业教育的发展作出贡献。我们衷心希望这套教材能在相关课程的教学中发挥积极的作用，并得到读者的喜爱。我们也相信这套教材在使用过程中，通过教学实践的检验和实际问题的解决，能不断得到改进、完善。

全国中等卫生职业教育护理专业"双证书"人才培养"十二五"规划教材
编写委员会

前 言

　　社区护理是护理专业的一门必修课程。它和医院常规护理之间存在着较大差异，这种差异不仅仅是服务场所的不同，更重要的是护理理念的不同。医院常规护理主要是以疾病为中心，围绕病人而进行的全面、系统、24 h 的护理。而社区护理则是由基层护理人员立足社区，面向个人、家庭，以社区内居民的健康为中心，以老年人、妇女、儿童和残疾人等为重点，向他们提供集预防、医疗护理、康复、保健、健康教育和计划生育技术指导为一体的综合、连续、便捷的健康服务护理。因此，护理专业学生通过本课程的学习，可以建立整体护理意识和树立预防为主的观念，为毕业后从事护理工作打下良好的基础。

　　为适应中等卫生职业教育事业的不断发展，贯彻《国务院关于大力发展职业教育的决定》中的精神，落实文件中提出的高、中职院校实行"工学结合、校企合作"的新教学模式，本书的编写力争与职业岗位标准接轨、与用人单位接轨、与国家执业护士资格考试接轨，以"必需"和"够用"为原则，做到观点"新"，学习"活"，内容"精"。

　　本书参考学时为 42 学时，共有十章，分教学理论和实训两部分内容。教学理论中的"学习目标"针对最新执业护士资格考试大纲要求，列出了护理专业学生必须具备的知识点。"案例导入"以生活或临床实例为引导，能促使学生带着问题学习，在学习中寻找答案。"课堂互动"用于促使学生主动参与教学活动，可活跃课堂气氛。"知识链接"注重科学性、启发性、趣味性和新颖性，用于扩展学生知识面。"考点链接和能力检测"用于学生检验自己的学习效果。

　　由于学识水平有限，时间仓促，书中难免有不足之处，敬请广大师生和读者指正。本书参考了相关教材，得到了华中科技大学出版社和编者单位领导的大力支持和帮助，在此一并表示衷心的感谢！

编　者

目 录

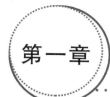

第一章 社区护理概论

📖 **学习目标**

1. 准确说出社区、社区卫生服务、社区护理、流行病学的定义。
2. 结合社区定义归纳社区构成的基本要素和功能。
3. 能说出社区卫生服务、社区护理的内容和特点。
4. 会描述社区护士在社区护理中的角色和应具备的能力。
5. 能说出常用的流行病学研究方法。
6. 学会正确使用社区护理中常用的流行病学统计指标。
7. 总结流行病学在社区护理中的实际应用。

📖 **重点难点**

重点：社区构成的基本要素和功能，社区护士在社区护理中的角色和应具备的能力，常用的流行病学研究方法。

难点：社区卫生服务和社区护理的内容和特点，社区护理中常用的流行病学统计指标。

随着现代医学模式的转变和人民对健康的不断追求，社区卫生服务已在全国各地不同程度地蓬勃开展起来，作为社区卫生服务的重要组成部分，社区护理也随之逐步深入地开展起来，并以其旺盛的生命力为社区人民群众提供方便、及时、经济、综合的卫生保健护理服务。社区护理的开设不仅将护理场所由医疗机构延伸至社区，将护理对象由病人扩展至健康人群，还将护理工作内涵从医疗性护理拓宽至预防保健性护理，因此它是一种新型护理形式。

📋 **案例引导**

病人，女，19岁，于某年毕业于某护理学院后欲至社区卫生服务机构工作。面试专家提出如下几个问题，她应如何回答？

1. 构成社区的要素有哪些？社区有什么功能？
2. 什么是社区卫生服务的"六位一体"工作内容？社区卫生服务有什么特点？
3. 社区护理的工作内容有哪些？社区护士与临床护士有什么不同？

4. 社区护士在社区护理过程中充当哪些角色？应具备怎样的能力？

··

第一节　社区和社区卫生服务

一、社区

(一)社区的概念

社区是由许多家庭、机关和团体组成,是构成社会的基本单位,是与人们的生活和健康息息相关的场所,也是社区护士进行社区护理工作的场所。社区一词在不同的国家和地区有不同的定义。1881 年德国学者汤尼斯(F. Tonnes)曾定义社区是以家庭为基础的历史共同体,是血缘共同体和地缘共同体的结合。1884 年美国学者戈派革(Goeppinger)则认为:社区是以地域为基础的实体,由正式和非正式的组织、机构或群体等社会系统组成,彼此依赖,行使社会功能,以满足社区内各类人群的需要。我国著名社会学家费孝通先生将社区定义为:社区是若干社会群体(家庭、氏族)或社会组织(机关、团体)聚集在某一地域里所形成的一个生活上相关联的大集体。1987 年在阿拉木图召开的初级卫生保健国际会议将社区定义为:以某种形式的社会组织或团体结合在一起的一群人。世界卫生组织(WHO)认为:一个有代表性的社区人口应在 10 万～30 万之间,面积在 5000～50000 平方公里之间。我国所称的社区在农村一般指乡镇或自然村,在城市一般指街道。

目前,在社区卫生服务工作中的社区是"一定地域内具有某种共同特征的人群,在社会生活中所形成的共同体,它是基于同类型社会生活而形成的相对独立的地区性社会"。

【课堂互动】
　　根据书本给出的几个社区定义,请你说出它们有哪些共同点?

(二)社区构成的基本要素

一般来说,社区应该包括以下五个基本要素。

(1) 一定数量的人口　社区由居住在一起的有相似的风俗习惯和生活方式的人组成。一定素质(文化程度、健康状况)、数量和密度的人口是社区生活的必要前提,人口过多或过少都不利于社区的正常分工和协作。社区人口数量的多少,并无一致的要求。我国社区卫生服务中心的服务人口为 3 万至 5 万人。

(2) 一定范围的地域空间　社区位于一定的地理位置上,社区范围大小不定,可按行政区域来划分界限或按其地理范围来划分。地域面积的大小无一致的标准,如我国社区范围可指街道、乡镇或自然村。

(3) 一定规模的社区设施　社区生活的需要是多方面的,因而要求有各种相应的设施,包括学校、医疗机构、商业网点、娱乐场所、交通、通信等。这些生活服务设施可以满足社区居民的物质需要和精神需要。社区设施的分布,对社区居民生活会产生影响,合理的结构能提高社区的生产效益,方便居民生活,美化社区环境,促进居民健康。

(4) 一定特征的社区文化　各具特色的社区文化是社区居民在长期的共同生活中积累而成的,是许多社区相互独立、相互区别的一个主要标志。社区文化是社区认同感、归属感和社区凝聚力、影响力的重要基础。

（5）一定类型的社区组织　作为具有多重功能的地域性生活共同体,社区是一个有组织、有秩序的实体。每个社区都要有相对独立的组织机构来管理社区的公共事务,调解人际关系和民间纠纷,维护社区的共同利益,保证社区生活的正常进行。

上述社区的五个基本要素中,一定数量的人口和相对固定的地域是构成社区的最基本要素,是社区存在的基础。在此基础之上,满足居民生活需要的服务设施、特有的社区文化、一定的管理机构是社区人群相互联系的纽带,是形成一个"生活上相互关联的大集体"的基础,是社区发展的保障。

> **知识链接**
>
> 社区卫生服务机构的设置,是以社区卫生服务中心为主体。社区卫生服务中心一般以街道办事处所管辖范围设置,服务人口为3万至5万人。对社区卫生服务中心难以覆盖的区域,以社区卫生服务站进行补充。社区卫生服务机构应充分利用社区资源,避免重复建设,择优鼓励现有基层医疗机构经过结构和功能双重改造成为社区卫生服务机构。
>
> 社区卫生服务中心的命名原则:区名＋所在街道名＋识别名(可选)＋社区卫生服务中心。社区卫生服务站的命名原则:所在街道名＋所在居民小区名＋社区卫生服务站。

（三）社区的功能

社区具有很多功能,但其主要功能有以下五种。

（1）空间功能　社区为人们的生存和发展提供了空间。没有这个空间,人们就无法生存、繁衍,更无法发展。因此,空间功能是社区的最基本、最主要的功能之一。

（2）联接功能　社区在为人们提供空间的基础上,将具有不同文化背景、生活方式、人生观和价值观的个人、家庭、团体聚集在一起,提供彼此沟通、交流的机会,提倡共同参与社区活动、相互援助,从而将居民密切联系起来,构成一个小社会。

（3）社会化功能　社区不仅将具有不同文化背景、生活方式的居民联接在一起,还通过不断的社会化过程,相互影响,逐步形成社区的风土人情、人生观和价值观。

（4）控制功能　社区通过各种规章制度、道德规范有效地维持社区的秩序,保护社区居民的安全。

（5）传播功能　社区因拥有密集的人口,从而成为文化源、知识源、技术源、信息源,为传播提供了条件。各种信息在社区内外以各种方式迅速传播、辐射,为人们及社区本身的发展创造了基础。

二、社区卫生服务

（一）社区卫生服务的概念

社区卫生服务是指社区内的卫生机构及相关部门根据社区内存在的主要卫生问题,合理使用社区的资源和适宜技术,主动为社区居民提供基本卫生服务的一种服务。早在

1999 年,中央十部委发表的《关于发展城市社区卫生服务的若干意见》中即明确指出:社区卫生服务是社区建设的重要组成部分,是在政府领导、社会参与、上级卫生机构指导下,以基层卫生机构为主体、全科医师为骨干,合理使用社区卫生资源和适宜技术,以人群健康为中心,家庭为单位,社区为范围,需求为导向,以妇女、儿童、老年人、慢性病人、残疾人等为重点,以解决社区主要卫生问题、满足基本卫生服务需求为目的的,融预防、医疗、保健、康复、健康教育、计划生育技术指导等为一体的,有效、经济、方便、综合、连续的基层卫生服务。

社区卫生服务强调:服务的场所必须是社区,并成为社区建设的一部分;服务的目标必须以社区居民需求为导向;服务的内容是集预防、医疗、保健、康复、健康教育、计划生育技术指导等为一体的全方位服务;提供的服务居民在经济上能够承担并且能够方便地接受。

【课堂互动】
社区卫生服务有哪些准则?

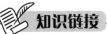 **知识链接**

由于受人口老化、环境污染、疾病谱的改变,以及医疗费用上涨等因素的影响,原有卫生服务体系的弊端逐渐暴露,单纯的专科医疗保健服务已不能满足人们日益增长的健康需求。社区卫生服务提供"六位一体"的服务,并以其医疗照顾的完整性、连续性和低廉的医疗费用以及方便的就医条件等为特点,为解决当代医学于社会发展中的突出矛盾提供了新途径,成为理想的初级卫生保健模式。

(二)社区卫生服务内容

1. 社区预防

社区预防是社区卫生服务的重要组成部分,主要包括:传染病和多发病的预防;卫生监督和管理;慢性病控制。

传染病预防工作除了要做好计划免疫外,还应抓好卫生基本建设,如:粪便污水处理、饮用水管理、食品卫生监督、公共场所卫生管理和消毒等;执行传染病报告制度、隔离检疫制度等,以消灭传染源、控制传染病。

考点链接

属第三级预防措施的是( )。

A. 环境保护 　　　　B. 心理康复 　　　　C. 早诊断

D. 免疫接种 　　　　E. 健康教育

答案:B

解析:环境保护、免疫接种、健康教育属第一级预防措施,早诊断是第二级预防措施,心理康复属于第三级预防措施。

随着疾病谱和死亡谱的变化,慢性病的防治与管理已成为社区卫生服务的一项重要内容。如何控制慢性病？应执行三级预防精神，从慢性病的病因、发病到康复，直至临终，均有相应的预防工作任务。

2. 社区医疗

社区医疗是全科医师向社区内的居民及其家庭提供的以门诊和出诊为主要形式的基层医疗服务，是社区卫生服务工作中主要的服务项目，也是社区卫生服务工作的基础。

与传统的基层医疗服务相比较，社区医疗的最大特点在于它是以社区为范围、以家庭为单位的连续性和人性化的医疗服务。内容包括：为社区居民诊治常见病、多发病以及慢性病，并根据需要做好转诊和会诊等工作；为居民建立健康档案，掌握居民及家庭的健康背景资料；开展善终医疗(也称安宁医疗)，为临终病人及家庭提供周到的、人性化的服务。社区医疗特别强调使用适宜技术(如中医中药等)，以满足群众需要，减轻群众负担。

3. 社区保健

社区保健的范围包括从小到老，重点是脆弱人群保健(儿童保健、妇女保健、老年保健)。

社区儿童保健内容有新生儿保健、婴儿期保健、幼儿期保健、学龄前期保健、学龄期保健。

社区妇女保健内容有青春期保健、围婚期保健、围生期保健、围绝经期保健。

社区老年保健内容有帮助老年人建立健康的生活方式和行为习惯，指导老年人注意合理营养的平衡膳食，指导老年人进行健康锻炼，注意老年人的安全问题，关心老年人的心理卫生，指导老年人合理用药等。

4. 社区康复

社区康复是在社区范围内，依靠社区的领导和行政组织，依靠社区的人力、财力、物力、信息和技术等资源，在基层条件下，以简便实用的方式向病人或残疾人提供必要的医疗、教育、职业的社会康复服务。社区康复与医疗康复不同，它是临床医疗和预防保健的结合，它为连续性、协调性的功能恢复和角色重建服务，能身心兼顾，是实现人人享有卫生保健战略目标的重要内容。

> **【课堂互动】**
> 社区预防工作的主要内容是什么？社区保健的重点人群有哪些？

5. 社区健康教育

社区健康教育是以社区为基本单位，以社区人群为教育对象，以促进居民健康为目标，进行有计划、有组织、有评价的健康教育活动。社区健康教育的对象分为健康人群、高危人群、患病人群和病人家属及照顾者。

6. 计划生育技术指导

社区计划生育工作是我国计划生育工作的落脚点，在落实计划生育措施的很多方面，如育龄妇女进行系统管理、计划生育宣传教育、服避孕药、上环、结扎等，都需要社区卫生服务人员提供全面的、直接的科学技术指导。

(三) 社区卫生服务的特点

(1) 广泛性服务 社区卫生服务的对象是社区全体居民，包括各类人群，即健康人群、亚健康人群、高危人群、患病人群、病人家属等。服务不分年龄、性别、病种。

(2) 综合性服务 针对各类人群，社区卫生服务的内容由预防、保健、医疗、康复、健康教育、计划生育技术指导服务等综合而成,并涉及健康的生物、心理、社会各个层面,故具有综合性。

（3）连续性服务　社区卫生服务始于生命的准备阶段直至生命结束,覆盖生命的各个周期以及疾病发生、发展的全过程。社区卫生服务不因某一健康问题的解决而终止,而是根据生命各周期及疾病各阶段的特点及需求,提供具有针对性的服务,故具有连续性。

（4）可及性服务　社区卫生服务必须从多方面满足服务对象的多种需求,如社区卫生服务的内容和价格、开设的时间和地点等,以确保社区居民充分享受社区卫生服务,从而真正达到促进和维护社区居民健康的目的。

（四）社区卫生服务的主要作用

（1）实现人人享有卫生保健的有效途径　世界卫生组织（WHO）明确指出:不分种族、宗教、政治信仰、经济和社会状况,达到尽可能的健康水平是每个人的基本权利。要实现这一基本权利,只有通过社区卫生服务才能动员群众掌握健康的主动权,保护和促进自身健康,才能动员各部门参与卫生工作,只有深入社区,才能使每个家庭和个人得到基本卫生服务,公平享受卫生资源。社区卫生服务是实现人人享有卫生保健的基础。

（2）预防疾病、促进健康　社区卫生服务人员深入社区和家庭,全面了解社区情况,熟悉人们的家庭背景和工作环境,以健康为中心,不仅治疗个体疾病,而且进行社区动员,改善社区群体的环境,创立最佳的生活和工作环境,建立良好的生活方式,对群体和个体健康进行全面的诊断和呵护,是预防疾病、促进健康最有效的手段。

（3）节约医疗费用,优化卫生资源配置　社区卫生服务以预防保健为主,积极开展健康促进、环境保护、定期体检、预防接种、行为干预、健康咨询等多种服务,以减少发病率、致残率、住院率等,从而取得少投入、高产出的经济效益,是调整卫生资源合理布局和配置的有效手段。

（4）促进社区精神文明建设　社区卫生服务通过健康教育和健康促进,提高人们自我保健能力,养成文明、科学、健康的生活方式,同时带动社区成员参与环保、文化、治安、体育、卫生等社区活动,自助互助,相互关心,使之成为一个现代文明的共同体。

知识链接

　　卫生部于2007年启用社区卫生服务机构标识（见下图）,以规范社区卫生服务机构管理,方便居民识别。该标识以人、房屋和医疗卫生机构标识形状为构成元素——三口之家代表健康家庭,家庭和房屋组成和谐社区,医疗卫生机构的四心十字组合表示社区卫生服务机构,体现了社区卫生服务以人的健康为中心、家庭为单位、社区为范围的服务内涵及以人为本的服务理念。标识图形中还含有两个向上的箭头,一个代表社区居民健康水平不断提高,一个代表社区卫生服务质量不断改善,展示社区卫生服务永远追求健康的目标。标识的整体颜色为绿色,体现社区的健康与和谐。

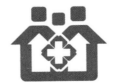

第二节 社区护理

一、社区护理概述

（一）社区护理的概念

社区护理（community health nursing）一词源于英文，也可称为社区卫生护理或社区保健护理，它是 1970 年正式提出的，不同的国家和地区对其有不同的解释。美国护理协会的定义是，社区护理是将公共卫生学与护理学理论相结合，用以促进和维护社区人群健康的一门综合性科学。

美国耶鲁大学文士乐教授指出：公共卫生学是一门预防疾病、延长寿命、促进身心健康和提高工作效率的科学和艺术。通过有组织的社会力量，达到预防疾病、延长寿命是公共卫生学的主要目的。

护理学是医学领域里一门综合性应用科学，它结合了自然科学与社会科学的理论，形成了护理的理论体系与护理操作技术。护理是诊断和处理人类现存的或潜在的健康问题的过程。随着护理模式的转变，护理学的范围也在逐步拓宽，从疾病的护理扩展至疾病的预防，但其侧重点仍是依靠护理人员的力量，帮助病人恢复健康、减少残障。

根据我国国情可对社区护理作如下定义：社区护理是借助有组织的社会力量，将公共卫生学及护理学的知识与技能相结合，以社区人群为服务对象，对个人、家庭及社区提供健康促进、健康保护、疾病及残障预防等服务，以提高社区健康水平的一门综合性科学。

社区护理的目标：以健康为中心，以社区人群为对象，促进和维护社区人群健康。

知识链接

目前发达国家社区卫生的主要机构

（1）附属于医院的社区服务部门，主要服务对象是医院所处地域内的社区人群，并对本院出院后病人进行家庭访视等。

（2）独立的社区服务诊所，提供家庭访视、临终关怀、上门注射或换药，为老年人定期健康检查，接受本地区儿童免疫注射及孕产妇咨询等。

（二）社区护理特点

（1）以健康为中心　社区护理的主要目标是促进和维护人群的健康。相对医院的临床护理而言，社区护理则更强调促进健康而不是单纯的治疗、护理。当然，社区护士也经常帮助居民解决已存在的健康问题，但它的中心任务是提高整个社区人群的身体、心理、社会整体水平。

（2）以社区人群为重点　社区护理以个人、家庭、社区人群为服务对象，但其工作重点是群体。社区护士直接的服务对象有个体也有群体。通过为个体服务，收集和分析人群的健康状况，反映社区的健康问题和健康需求，以解决人群中主要的健康问题。

（3）具有高度的自主性与独立性　社区护理工作范围广,涉及内容多,社区护士在社区护理过程中往往独自深入家庭,通过独立判断、决策,提供各种护理服务。因此,社区护士必须具备较强的独立工作能力和高度的自主性。

（4）长期性与连续性服务　社区中的慢性病病人、残疾人、老年人等特定服务对象对护理的需求具有长期性。另外,社区护理服务不能因服务对象某一健康问题的解决而中断,而是需要在不同的时间、空间范围内提供连续的全面的整体护理。

（5）需要团队协作工作　社区护理是团队工作。为了实现社区健康目标,社区护士除了要与其他社区卫生服务人员密切合作外,还要与社区居民、社区管理者及其他相关人员密切合作。

（三）社区护理工作的主要内容

（1）社区预防性卫生服务　社区预防性卫生服务是指针对社区的环境、饮食、学校及职业卫生等方面提供相应的预防性服务,如"三废"的处理,居民环境的保护与改善,水源、饮用水及饮食业的卫生监督,学生健康状况的监测,生产环境监测及从业人员安全与劳动保护的指导等。

（2）社区保健服务　社区保健服务是指向社区各类人群提供不同年龄阶段的身心保健服务。其重点人群为儿童、妇女、老年人,服务内容包括计划免疫、计划生育、合理营养、体育锻炼、健康体检等。

（3）社区健康教育　社区健康教育是指以社区为基本单位,以社区人群为教育对象,以促进居民健康为目标,进行有计划、有组织、有评价的健康教育活动。其主要目的是促使社区居民自觉地接受有益于健康的生活方式和行为。

（4）家庭访视和家庭护理　家庭访视是指为了促进和维护个人及家庭的健康,在服务对象的家中进行有目的的交往活动。其主要目的是预防疾病和促进健康。家庭护理是在有医嘱的前提下,社区护士直接到病人家中,应用护理程序,向社区中有疾病的个人即出院后的病人或长期家庭疗养的慢性病病人、残障人、精神障碍者,提供连续、系统的基本医疗护理服务。在我国多数以家庭病床的形式进行家庭护理。

（5）社区急、重症病人的转诊服务　社区急、重症病人的转诊服务是指帮助那些在社区无法进行适当的护理或管理的病人和急、重症病人转入适当的医疗机构,以得到及时、必要的救治。

（6）社区临终服务　社区临终服务是指向社区临终病人及其家属提供他们所需要的各类身心服务,以帮助病人走完人生的最后一步,同时尽量减少对家庭其他成员的影响。

【课堂互动】
　　开展社区护理工作的主要方法有哪几种?

（7）社区康复服务　社区康复服务是指向社区内因急慢性疾病、创伤及残疾所致的身心功能障碍者提供的康复护理服务,以帮助他们改善健康状况,恢复功能。

在向社区居民提供护理服务时,社区护士可采用不同的工作方式、方法,其中健康教育、家庭访视及护理程序等将成为主要工作方法。无论是提供预防保健服务,还是慢性病病人的护理管理服务,或是康复护理服务,社区护士都将通过健康教育取得服务对象的理解、支持和配合,通过家庭访视突出以家庭为单位的社区护理特色,通过应用护理程序使社区护理服务更加科学化、规范化。

二、社区护士

(一)社区护士的角色

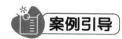 案例引导

　　某病人住院后需要做肝功能和 X 线钡餐检查。当天下午,责任护士告知病人说:"请您明早不要吃饭,6 点半左右护士来给您抽血,8 点到一楼放射科做 X 线钡餐检查,您明白了吗?"病人点点头,问护士:"什么是 X 线钡餐检查?"护士解释说:"X 线检查就是照照片子,钡餐是在进行 X 线检查前先口服适量的医用硫酸钡,因为硫酸钡是造影剂,不易被 X 线穿透,在胃肠道内与周围器官形成明显对比,便于观察胃肠道的情况。"病人点头示意理解。第二天早晨 6 点半,夜班护士为病人抽了血。白班护士接班后,来到病房提醒病人去做 X 线钡餐检查,并核实说:"您没吃饭吧?"病人说:"吃了。"白班护士说:"昨天下午,责任护士不是告诉您,今早不吃饭吗?"病人说:"我以为抽完血就可以吃饭了,钡餐检查不是也喝……"白班护士说:"因您吃饭了今天不能做 X 线钡餐检查,不过,没关系,我跟医生沟通一下明天做如何?"

　　[问题]护士在这个案例中的角色功能有哪些?

　　社区护理工作的范围非常广泛:社区护士要在不同场合、不同情况、不同时间内扮演着不同的角色。社区护士的角色主要有如下几种。

　　(1)照顾者　　向社区居民提供各种照顾,包括生活照顾及医疗照顾。

　　(2)咨询者　　向社区居民提供有关卫生保健及疾病防治咨询服务,解答社区居民相关疑难问题。

　　(3)代言者　　社区护士需了解国际及国内有关的卫生政策及法律,并对威胁到社区居民健康的环境等问题(如空气污染、水质污染等)采取积极措施予以解决,或上报有关部门,以保护社区居民的健康。

　　(4)教导者　　向社区居民提供各种健康教育和健康指导服务,包括病人教育、高危人群教育、病人教育、病人家属及其照顾者的健康指导。

　　(5)协调者　　社区护士的工作是在社区中的许多家庭、卫生机构(如医院、门诊、保健所)、社会机构(如学校、幼儿园、厂矿)及行政机构(如街道办事处、居民委员会)中穿梭进行的,因此,作为社区护士必须要有较好的人际沟通能力和协调能力,协调好各方人员的关系,团结各方力量,发扬团队精神,相互配合。

　　(6)管理者　　根据社区的具体情况及居民的需求,安排好人力、物力、财力,组织开展各种促进和维护社区居民健康的活动。

　　(7)研究者　　社区护士不仅要向社区居民提供各种卫生保健服务,同时还要注意观察、探讨、研究与护理及社区护理相关的问题,为护理科学的发展及社区护理的不断完善贡献力量。

　　社区护士在社区护理工作中能将角色扮演到什么程度,起到什么效果则要靠社区护士的知识、技术的灵活运用。

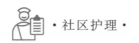

（二）社区护士应具备的能力

社区护理的工作范围、社区护士的角色对社区护士的能力提出了较高的要求,它要求社区护士除了要具备一般护士所应具备的护理基本能力外,还需特别强调以下能力的培养。

（1）预见能力　预见能力主要应用于预防性服务,而预防性服务是社区护士的主要职责之一。社区护士有责任向病人或残疾人、健康人或家庭提供预防性指导和服务,即在问题发生之前,找出可能导致问题发生的潜在因素,从而提前采取措施,避免或减少问题的发生。因此,预见能力也是社区护士必须具备的能力之一。

（2）综合分析能力　社区护士的主要工作场所是在社区,其服务对象不仅仅是病人,还包括健康人群,服务的内容不仅仅是疾病的护理,而且是对社区卫生保健的全面负责,这就要求社区护士必须具备综合分析能力。这种能力来源于对社区的充分了解、敏锐的思维和准确的判断。因此,社区护士在社区护理工作中要应用科学的工作方法,要了解社区,要找出社区中的复杂问题,并对这些问题进行综合分析,以采取正确的护理保健措施。

（3）独立判断和解决问题的能力　社区护士在工作中,常常处于独立工作状态,即独立地进行各种护理操作、独立地运用护理程序、独立地开展健康教育、独立地进行咨询或指导。此外,无论是社区的服务站还是病人的家里,其护理条件及设备均不如医疗机构,这就要求社区护士应具备较高的独立判断的能力和应变能力。

（4）人际沟通和协作能力　在社区护理工作中,社区护士离不开人际交往,因此要获得各种信息,得到社区各方面的支持和帮助,达到社区人人参与卫生保健的目的,就必须掌握一定的沟通技巧。社区中的人际沟通主要包括护理对象、其他卫生工作人员和社区有关部门的沟通。有效的人际沟通与团队协作是实现护理目标的前提。

（5）组织与管理能力　社区护士在向社区居民提供直接护理服务的同时,还要调动社区的一切积极因素,开展各种形式的健康促进活动。社区护士有时要负责人员、物资和各种活动的安排,有时要组织本社区有同类兴趣或问题的人员学习,如老人院中服务员的培训或餐厅人员消毒餐具的指导,这些均需要一定的组织、管理能力。

（6）健康教育能力　健康教育是社区护理的一项重要内容,社区护士要教给人们必要的知识,改变他们对健康的态度,帮助人们实现健康的生活方式和行为。同时,由于社区中的老年人和慢

> 【课堂互动】
> 健康教育的主要目的是什么?

性病病人增多,将出现越来越多的非专业护理人员,因此,社区护士不仅要教会护理对象自我护理的护理知识和技术,还要教会护理对象的家属、社区服务人员掌握必要的护理技术,如高血压病人如何自己测量血压,糖尿病病人如何自己进行胰岛素注射等。

（7）科研能力　社区护士不仅担负着向社区居民提供社区护理服务的职责,同时也肩负着发展社区护理的重任。因此,社区护士应具备科研的基本知识,应能独立地或与他人共同进行社区护理科研活动。在社区护理实践中,善于总结经验,能提出新的观点,能积极探索适合我国国情的社区护理模式,推动我国社区护理事业的发展。

（8）自我防护能力　由于在非医疗机构场所提供医疗护理服务有较大的风险,所以社区护士要加强法律意识,不仅要完整、准确地记录病人病情及护理内容,还要在提供一些医疗护理服务前与病人或家属签订有关协议书,以作为法律依据。另外,社区护士在非医疗机构场所提供护理服务时,应避免携带贵重物品,并注意自身的防护。

总之,社区护士在社区护理工作过程中具备了以上能力,就可较好地为社区、家庭、个人提供优质的护理服务,并能有效地保护自己。

考点链接

在测试不同的健康教育方法的效果时,护士的社区角色是( )。

A. 照顾者　B. 教导者　C. 管理者　　D. 协调者　　E. 研究者

答案:E

解析:健康教育方法有多种,如果社区护士针对教育对象的不同选择较好的健康教育方法,那么,她就是研究者。

第三节　流行病学在社区护理中的应用

随着环境与防病工作实际需要的变化,以及对疾病的认识的不断深入,流行病学(epidemiology)的原理与方法正朝着不断完善、精确和系统化方向发展,其应用范围日益扩大。流行病学不仅是研究预防和控制疾病、促进健康的实用科学,还是一门方法学,其原理和方法已渗透到医学,甚至非医学的多个研究领域。

随着我国卫生改革的不断深化,社区卫生服务水平日益提高,社区护理的重要性也越来越突出。社区医护人员在开展社区卫生保健服务时,要通过调查了解社区的基本情况,如社区卫生资源、居民健康状况及卫生保健需求等,以便制定工作规划与实施计划。开展工作之后要进行研究,总结经验,进一步确定新的护理目标。所有这些调查研究工作都需要正确的方法,而流行病学正是一门从群体水平研究环境与健康关系的方法学。应用流行病学方法在社区人群中进行调查研究,这便是流行病学研究。因此,在社区护理工作中离不开流行病学原理及方法的应用。

一、流行病学的定义

流行病学是研究人群中疾病与健康状况的分布及其影响因素,并制定防制疾病及促进健康的策略和措施的科学。流行病学是预防医学的一个重要组成部分,是预防医学的基础。它具有以下特征:从群体的角度研究疾病与健康;研究各种疾病及与健康有关的问题;描述疾病发生的频率和三间分布(时间分布、地区分布、人群分布)情况;探索病因和影响流行的因素;预防控制疾病,增进人群健康。

知识链接

流行病学是人们在不断地同危害人类健康的疾病作斗争中发展起来的。早年,传染病在人群中广泛流行,曾给人类带来极大的灾难,人们针对传染病进行深入的流行病学调查研究,采取防制措施。随着主要传染病逐渐得到控制,流行病学又应用于研究非传染病,特别是慢性病,如心脑血管疾病、恶性肿瘤、糖尿病及其所造成的伤残。此外,流行病学还应用于促进人群健康状态的研究。

二、常用的流行病学研究方法

流行病学既是一门应用科学,也是逻辑性很强的科学研究方法。按照设计特点可将流行病学的研究方法分为描述性研究、分析性研究、实验性研究和理论性研究四类。

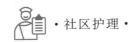 **案例引导**

某社区卫生服务中心为了解社区居民高血压患病情况,以指导社区护理工作,首先查阅居民户籍资料,得到全社区 35 岁以上常住人口数为 5050 人,然后随机抽取 2500 人(其中男性1145 人,女性1355 人)进行调查,获得该社区常住人口的一般状况、生活方式与行为、家族史,并进行相关的体格检查和实验室检查。问题:

1. 以上调查采用了何种流行病学方法?
2. 两次调查方法有何不同?
3. 根据调查资料可以计算什么指标?
4. 根据调查结果可以得出什么结论?

(一)描述性研究

描述性研究又称描述流行病学,是将常规记录或专门调查所获得的资料,按不同时间、地区、人群特征分组,以展示人群中疾病或健康状况的分布特征。

1. 现况研究

由于现况研究所搜集的各种资料都是当时的情况,故名现况研究或现况调查。现况研究所用的指标主要是患病率,又称患病率调查。它是在某一时点或在一个短暂时间内调查一个特定人群中的疾病或健康状况,以及人群的某些特征与疾病之间的关系,这个短暂时间就好像时间的一个横断面,因而它又称为横断面研究或横断面调查。

现况研究是最常用的流行病学研究方法之一。根据研究对象的范围,现况研究可以采用普查、抽样调查等方法。

(1)普查 普查是在特定时间内对特定范围内的人群中每一成员所进行的调查或检查。其优点:一是收集资料全面、完整;二是能提供疾病分布情况和流行因素或病因线索;三是可以普及医学科学知识;四是能够发现人群中的全部病例并使其得到及时治疗。其缺点是工作量大,不适于发病率很低的疾病,并且需较多的人力、物力、财力,质量不易控制。

(2)抽样调查 从总体中随机抽取一个有代表性的样本作为研究对象,然后根据样本的调查结果推论总体情况的一种调查方法称为抽样调查。为保证样本代表性,抽样调查进行抽样时,必须遵循随机化和样本含量足够大两个基本原则。"随机化"是指总体中的每一个个体都有同等的机会被选入样本。常用的抽样方法有单纯随机抽样、系统抽样、分层抽样、整群抽样等。其优点是与普查相比费用少、速度快、效率高,缺点是不适用于患病率较低或个体变异过大的疾病,并且设计、实施和资料的分析比较复杂。社区健康调查多采用该方法。

2. 筛检

筛检是从大量表面上无病的人群中通过快速简便的试验、检查和其他方法,去发现那些未被识别的可疑的病人或者有缺陷的人。其目的在于早期发现、早期诊断和早期治疗。例如,对育龄期妇女易患的宫颈癌的筛查,采用巴氏涂片宫颈细胞学检查为主的方法,可使宫颈癌的诊断提前到临床前阶段。

3. 生态学研究

生态学研究是以群体为研究单位,描述某因素的暴露情况与疾病之间的关系。其用途主要在于研究与疾病有关的病因线索和评价社区护理干预的效果。例如,可以通过收集各地食盐人均消耗量及其高血压的患病率,来分析、比较食盐消耗量与高血压患病率之间的关系。

(二)分析性研究

分析性研究又称分析流行病学,它在描述性研究的基础上,进一步观察可疑病因与疾病和健康状况之间的关系。分析性研究的研究方法主要有病例对照研究和队列研究两种方法,其目的在于检验病因假设,估计危险因素的作用程度。

(1)病例对照研究 以某人群中一组患有所研究疾病的人群和未患该疾病的人群作为研究对象,调查并比较他们过去是否暴露于某种或某些可疑因素和(或)暴露程度,从而推断该暴露因素与该疾病是否有联系及联系程度的大小。

① 优点:组织实施比较容易,省力、省钱、省时间;所需研究对象较少;可同时研究一种疾病与多个因素的关系。

② 缺点:不适用于研究暴露率很低的因素;不能确证因果关系;不能直接计算发病率和相对危险度;易产生选择偏倚。

> **【课堂互动】**
> 比较两类分析性研究方法,请你说出它们的主要区别。

(2)队列研究 根据是否暴露于所研究的可疑因素或暴露程度将研究对象分组,然后观察并比较暴露组和非暴露组某种或多种疾病的发病率或死亡率。

① 优点:所获得的资料完整可靠,无回忆偏倚;论证因果能力强;能直接计算相对危险度和特异危险度等指标;可同时研究一种因素与多种疾病的关系。

② 缺点:组织实施较难,费时间、费力、费钱;不适用于研究发病率很低的疾病;易产生失访偏倚;设计要求高,收集与分析资料较复杂。

考点链接

拟调查某地人群高血压的患病率,可采用何种研究方法?(　　　　)
A. 病例对照研究　　　B. 队列研究　　　　　　C. 实验研究
D. 现况研究　　　　　E. 理论研究
答案:D
解析:现况研究是对人群中的疾病或健康状况在某一时点或短时期内的分布情况进行的调查。

(三)实验性研究

将研究人群随机分为实验组与对照组,对实验组人群施加或除去某种干预因素,而对

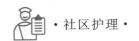

对照组不给予该因素,随访并比较两组人群发生疾病或健康状态的情况,以判断干预因素的效果。实验性研究可分为临床试验、现场试验和社区干预试验三种。

（四）理论性研究

理论性研究又称理论流行病学研究、数学模型研究。理论性研究通过建立数学模型,模拟疾病流行的过程,为疾病的预防控制和卫生策略的制定服务。

三、社区护理中常用的流行病学统计指标

在社区卫生服务工作中,经常需要对人群各种资料进行分析,以了解基本情况,揭示社区居民健康状况及其变化规律。反映社区卫生服务的主要指标是人群生命统计指标。除部分指标可以通过收集社区常规卫生服务资料的途径获得外,更为详细和精确的指标必须从流行病学调查中获得。

社区卫生服务过程中经常使用的流行病学指标有发病率、患病率、死亡率和病死率等。发病率和死亡率反映疾病的发生概率和死亡概率,主要用于研究疾病的病因和流行因素;患病率反映医疗卫生保健的质量,可以用于估计卫生资源的需求;病死率说明疾病的严重程度,并且能反映医疗水平及诊断能力。

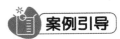

　　某年某县总人口数为 120 万人,本年诊断为冠心病的病例数为 250 人;往年诊断的病例数为 350 人;因冠心病而死亡的人数为 100 人,你认为可计算哪些统计指标?

（一）疾病统计指标

1. 发病率

发病率(incidence rate)表示在一定期间(通常以一年为期),一定人群中某病新病例出现的频率。计算公式为

$$发病率 = \frac{一定期间某人群某病新病例数}{同期暴露人口数}$$

（1）暴露人口数(分母)　严格意义上的暴露人口数,应该是有可能患某病的人数,而把人群中不可能患某病的人除外,如传染病的非易感者、已接种疫苗有效者。另外,在一个较大规模的地区人群中描述疾病分布时,某时期的人口数是不固定的,经常会发生变化,有出生、死亡、迁入、迁出。因此,暴露人口的获得并不容易。当可能或不可能患某病的人数难以确定时,则以总人口数计算;当难以确定总人口数时,则以平均人口数计算。通常,某年平均人口数可用下面两种办法代替:①该年 7 月 1 日人口数;②年初人口数加年终人口数之和除以 2。

（2）新发病例数(分子)　病例是以发生疾病次数计算的,一个人在某观察期内有可能发生一次以上同种疾病,应分别计入新发病例数,所以病例数不等于人数。

2. 发病密度

若整个研究持续了较长时间,其间因迁移、死于非研究疾病、退出等造成观察人数减少,使观察人数产生了较大变动时,就不能以原定的观察人数作为分母计算发病率,而代之

以剩余的观察人数作为分母来计算发病率。这样计算的发病率带有瞬时频率性质,称为发病密度(incidence density)。

3. 罹患率

罹患率(attack rate)用于衡量人群在较短时间内的发病频率。一般以月、旬、周、日为观察时间单位,必要时以一个流行期为观察时间单位。罹患率实际上是一种发病率,但它有其本身的特点:人群一次性或短期内暴露于同一致病因素;新病例数就是发病人数。因此可以根据暴露程度精确计算罹患率。其表达式如下:

$$罹患率 = \frac{观察期内的新病例数}{同期暴露人口数}$$

4. 患病率

患病率(prevalence rate)又称现患率,是指某一时点或某一期间某病新旧病例数占调查总人口数的比例。分为时点患病率(point prevalence rate)和期间患病率(period prevalence rate)。其表达式如下:

$$时点患病率 = \frac{某一时点某病新旧病例数}{该时点的总人口数}$$

$$期间患病率 = \frac{某时期某病新旧病例数}{同时期平均人口数}$$

时点患病率在理论上是无时间长度的,但实际工作中一个月内调查获得的患病率仍然被认为是时点患病率。期间患病率的观察时间通常超过一个月。如果在观察时间内人口相对稳定,并且所观察的疾病无病例迁移,那么期间患病率就可认为是观察开始时的时点患病率加上该时期的发病率。

患病率对于病程长的疾病,具有相当大的价值,可为医疗设施的规划、卫生人力的供给、医疗经费的投入和医疗质量的评估等提供科学依据。

5. 感染率

感染率(infection rate)是指被调查的人群中某病病原体感染者所占的比例,其性质与患病率相似。感染率在传染病流行病学中应用很广。几乎所有的细菌、病毒、真菌、寄生虫性疾病的调查和防制效果评价都要用到该指标。其表达式如下:

$$感染率 = \frac{受检者中感染人数}{受检者人数}$$

(二)死亡统计指标

1. 死亡率

死亡率(mortality rate)为一定期间内,在一定人群中,死于某病(或死于所有原因)的频率。可用公式表示为

$$死亡率 = \frac{某期间内(因某病)死亡总数}{同期平均人口数}$$

死亡率是用来衡量某一时期一个地区人群死亡危险性大小的指标。一般均以一年为时间单位计算死亡率。死亡率既可以反映一个地区不同时期人群的健康水平和卫生保健工作的水平,也可为该地区卫生需求和规划提供科学依据。

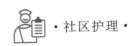

考点链接

现况调查的结果常用下列哪种指标?(　　)

A. 发病率　B. 死亡率　C. 患病率　　D. 病死率　　E. 罹患率

答案:C

解析:通过现况调查可获得人群中的疾病或健康状况在某一时点或短时期内的患病情况,因此常用患病率指标描述调查结果。

死于所有原因的死亡率是一种未经过调整的频率,也称粗死亡率(crude mortality rate)。比较不同地区或不同年代的疾病的死亡率时,不宜直接用粗死亡率来比较。因为各地区人口的年龄或性别构成可能不同,使得不同地区或人群间的死亡率可能不具有可比性,常需将死亡率进行标准化后才可进行比较。

死亡率按不同病种、性别、年龄、职业等特征分别加以计算,则称为死亡专率。计算时应注意分母必须是和分子相应的人口。死亡专率可提供不同人群、时间或地区某病的死亡信息,可用于探讨病因和评价防制措施。其中婴儿死亡率是反映社会经济与卫生状况的一项敏感指标,它不受人口构成的影响,在不同国家和地区可进行直接比较。婴儿死亡率的表达式如下:

$$婴儿死亡率 = \frac{年内婴儿死亡数}{年内活产数} \times 100\%$$

2. 病死率

病死率(fatality rate)表示在一定时期内,人群中因某病而死亡者与该病病例数之比。其表达式如下:

$$病死率 = \frac{一定时期内因某病而死亡的人数}{同时期某病病例数} \times 100\%$$

病死率反映了疾病的严重程度和医疗的技术水平,也与诊断、治疗的早晚有关。一般用于衡量住院病人或急性病病人的结局。

3. 死因构成

死因构成指某类死因的疾病死亡数占总死亡数的百分比。

(三)反映疾病防治效果的指标

(1)治愈率:

$$治愈率 = \frac{治愈病人数}{受治病人数} \times 100\%$$

(2)有效率:

$$有效率 = \frac{治疗有效人数}{受治病人数} \times 100\%$$

(3)生存率　生存率又称存活率,是指患某病的人(或接受某种治疗的病人),经过若干年随访,尚存活的病人数所占的比例,常用来研究疾病对生命的危害程度及评价疾病远期疗效。其计算公式为

$$n\ 年生存率 = \frac{随访满\ n\ 年尚存活的病例数}{随访满\ n\ 年的病例数} \times 100\% \quad (n\ 为整数)$$

（四）计划生育统计指标

（1）出生率　某年平均每千人口中的出生数，又称活产数。

$$出生率 = \frac{某年出生人数}{同年平均人口数} \times \frac{1000}{1000}$$

（2）人口自然增长率　表示每年平均每千人口中自然增加的人数。

$$人口自然增长率 = 出生率 - 死亡率$$

（3）生育率　表示某地年平均每千名 15～49 岁育龄妇女中生育情况。

$$生育率 = \frac{某年出生人数}{同年平均育龄妇女数} \times \frac{1000}{1000}$$

（五）暴露与疾病的联系

在流行病学研究中，暴露是指研究对象具有的特征或接触的可能与其健康有关的因素。这些特征和因素称为暴露因素，如年龄、性别、行为生活方式、某项社会制度、某种有毒有害物质、经济收入以及研究者感兴趣的其他因素等。流行病学研究就是阐明暴露与疾病之间的联系，并通过病因推断确定因果关系，为预防保健措施提供依据。在流行病学研究中，研究某种暴露与疾病联系的基本方法是比较暴露人群的发病率与未暴露人群的发病率之差或之比。

（1）相对危险度（RR）　也称危险比、率比，是在队列研究中暴露组（如吸烟组）发病率（如肺癌）与非暴露组（如不吸烟组）发病率（如肺癌）的比值，说明暴露于某因素人群发生某病的概率是非暴露组的多少倍。当 RR＜1 时，说明暴露于某因素使疾病的危险性减少，即暴露因素为保护性因素；当 RR＝1 时，表明暴露与疾病无关联；当 RR＞1 时，说明暴露因素使疾病的危险性增加。

（2）比值比（OR）　在病例对照研究中，一般不能直接计算相对危险度，而用比值比来估计。比值比为病例组（如肺癌）暴露人数 a（如吸烟人数）和对照组中非暴露人数 d（如不吸烟人数）的乘积，再与病例组（如肺癌）非暴露人数 c（如不吸烟人数）和对照组暴露人数 b（如吸烟人数）的乘积的比值，即 OR＝ad/bc。在所研究的疾病发病率低且样本具有代表性时，比值比可作为相对危险度的估计值。

（3）归因危险度（AR）　也称特异危险度、率差，是暴露组与对照组发病率的差值，即危险度特异地归结于暴露于危险因素的程度。归因危险度表明暴露比未暴露增加超额疾病的数量，暴露因素消除，就可减少这种疾病的数量。归因危险度百分比是指归因危险度与暴露组发病率的百分比，它表示暴露人群中发病归因于暴露的成分占全部的百分比。

四、流行病学在社区护理中的实际应用

社区护理的特性要求护士提供的服务从个体扩大到人群，服务范围从治疗性护理扩大到预防疾病与促进健康。社区护理以群体服务为主体，关心社区人群的健康状态，并拟定促进全民健康的卫生服务计划，故与流行病学的应用关系密切。

社区护理日常工作记录是常规性资料的重要组成部分，如家庭健康档案、家庭护理记录、定期体格检查记录、妇幼服务记录、预防接种记录等。社区护士也不时需要做些流行病

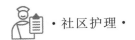

学专题调查,以弥补常规性资料的不足。与社区护理相关的流行病学应用可归纳为如下几个方面。

(一)社区诊断

社区诊断是通过一定的方式和手段,收集必要的资料,通过科学、客观的方法确定,并得到社区人群认可的该社区主要的公共卫生问题及其影响因素的一种调查研究方法。社区诊断是社区卫生服务工作的重要环节,也是制定预防保健计划的基础。

例如,通过流行病学调查,可以得知哪些是危害健康的主要疾病,它们与哪些行为生活方式有关,与哪些因素有关,人群中存在有哪些主要卫生问题等。除了解人群的疾病状况外,也可以将居民卫生服务需求、居民卫生习惯、生活方式、健康知识和掌握水平等作为调查内容。在了解情况的基础上方可确定社区卫生服务工作侧重点,科学地制定社区服务计划、措施并保证实施。

(二)发现高危人群

通过观察到的疾病分布现象,可以从中发现与疾病有关的高危人群(易患某病的人群)。如孕妇在哪一时期最易出现健康问题? 不同年龄、性别、职业的人容易患哪种疾病?

不同的疾病通常有特征性的高危人群,对其认识、保护和定期监测是一级、二级预防的重要任务。

(三)识别疾病的危险因素

流行病学从疾病在不同人群中分布的差异出发,提出病因假设,并结合各种研究手段推理论证。流行病学的病因学研究往往并不能证实疾病发生的确切原因,例如,Snow 发现霍乱流行与饮水有关。又如 Doll 和 Hill 两位学者证实吸烟是肺癌的危险因素。水与烟草并非致病菌和致癌物。但研究结论的重要性在于:①为日后进一步运用实验室技术证实确切病因指出了方向;②在确切病因尚未明确之前,人类至少可以有效地预防与控制疾病。

作为社区卫生服务工作者,社区护士主动进行病因学研究的机会并不多,因为与业务有关的疾病病因大多已经明了。但应具备在实践中善于运用病因学研究成果的能力,以便有效地开展疾病预防与控制工作。

(四)探究导致疾病流行的原因

对社区卫生服务而言,探究导致疾病流行的原因或环节通常比识别病因更切合实际,是有针对性地预防及控制疾病的前提。

疾病发生取决于三类因素:一是致病因素;二是环境因素;三是人体抗病能力。其中,致病因素能否侵袭人体取决于多种环境影响因素,故导致疾病每次流行的原因或环节可能不同。当知道原因所在时,就可以制止疾病流行,也有助于采取对策预防疾病的再次流行。以 1987 年上海甲型肝炎大流行为例,经流行病学调查发现,一系列相关的病因,如上海市市民有生食毛蚶的习惯,人群对甲型肝炎缺乏抵抗力,毛蚶产地水源受到污染使毛蚶携带了甲型肝炎病毒等。为此,采取的对策是研制和推广接种甲型肝炎疫苗,严禁输入、销售和食用可疑水产品。实践已证明了该对策的有效性。

在社区卫生服务中,这一应用除了经常用于传染病、食物中毒、职业病等疾病外,对心脑血管疾病、恶性肿瘤、糖尿病等慢性病的作用也日益受到重视。

（五）评价干预措施的效果

在社区卫生服务的实践中,各种健康促进和疾病防治措施层出不穷,只有当被证实有效果时,才具有推广应用的价值。如纠正人群高盐饮食的习惯可否采用向居民发放食盐量勺的方法?针对脑卒中(中风)偏瘫的几种康复性护理措施,哪一种效果最好?无论在专科医院护理或在社区护理领域,这都是很常见的流行病学应用。

当然,各种流行病学方法的应用只有结合到具体的社区护理程序之中,才能使社区护士更准确地了解与解决人群的健康问题,从而提高社区护理服务的效益。

以社区高血压防制为例,首先可以对本社区居民抽样做现况研究,测量血压以了解高血压的患病率。然后进一步调查本社区居民的饮食嗜好等生活习惯及与各种危险因素的接触频率,分析该频率在病人与健康者的分布有无差异及其产生的原因。同时弄清本社区高血压高危人群的主要特征,病人定期就医及按时服药的情况,以及病人是否知晓不控制血压的后果。

综合上述资料进行评估,做出社区诊断,找出社区主要健康问题,制定干预计划。例如,高血压病人不能定期就医及按时服药的原因可能是如下三点:①不知道定期就医和按时服药的重要性,也不知道血压控制不佳的后果;②就医难,如看病不方便、承受医疗费用的能力有限等;③病人自我保健意识薄弱,认为吃不吃药没关系等。

接着拟定干预计划,如对病人采取哪些措施?对高危人群采取哪些措施?对环境采取哪些措施?并将前期调查的统计指标作为人群干预的"本底"数据,作为评价干预措施效果的依据。以解决上述病人不能定期就医及按时服药的问题为例,制定相应的办法,具体如下:①健康教育,向病人讲解有关高血压防治的知识,使其了解遵医嘱治疗的重要性;②提供适宜服务,考虑就近开设医疗服务点或加强家庭访视,避免不必要的检查,提供有效且价廉的药物等。考虑实施的干预措施应该是可行的和可操作的,并将它们有机地结合以形成对社区的整体护理。

经过一段时间的实施后,同样经调查收集资料,以相同的统计指标与"本底"数据相比较,或采用实验性流行病学研究来反馈评价干预措施。如高危人群中高血压的发生率是否低于对照人群、高血压病人的血压控制率是否得以提高、人群中的不良行为改变情况如何等。以便改进与完善干预措施,从而获得最大的社会效益和经济效益。

小 结 ➡

通过本章的学习使学生对社区、社区卫生服务、社区护理、社区护士、流行病学等知识形成初步认识。本章重要的概念:社区、社区卫生服务、社区护理和流行病学。重点描述的内容:社区构成的基本要素和功能;社区卫生服务、社区护理的内容和特点以及流行病学研究方法;社区护士在社区护理工作中充当的角色和应具备的能力;常用的流行病学统计指标;流行病学在社区护理中的实际应用。

能力检测 ➡

A1 型题

1. 构成社区最基本的要素是(　　　　)。

A．一定规模的社区设施   B．人群和地域   C．一定特征的社区文化

D．一定类型的社区组织   E．一定范围的地域空间

2．社区的主要功能是（   ）。

A．联系功能   B．空间功能   C．社会化功能

D．控制、传播功能   E．以上都是

3．社区卫生服务以什么为中心？（   ）

A．家庭健康   B．个体健康   C．人群健康

D．妇婴健康   E．老年人健康

4．社区卫生服务以什么为导向？（   ）

A．慢性病   B．传染病   C．残疾人   D．需求   E．家庭

5．不属于社区卫生服务"六位一体"的内容是（   ）。

A．保健和预防   B．医疗和康复   C．健康教育

D．基因疗法的探索   E．计划生育技术指导

6．不属于社区卫生服务特点的内容是（   ）。

A．间断性服务   B．广泛性服务   C．综合性服务

D．可及性服务   E．连续性服务

7．社区卫生护理的主要目标是（   ）。

A．降低慢性病发病率   B．预防传染病发生

C．促进和维护人群健康   D．维护儿童、妇女、老年人健康

E．恢复残疾人自理能力

8．社区护士担当角色中错误的是（   ）。

A．代言者   B．管理者   C．咨询者   D．协调者   E．领导者

9．下列哪一条是病例对照研究的优点？（   ）

A．可同时研究一种可疑因素与多种疾病的联系

B．适用于常见病的病因研究

C．样本小，省人力、物力，获得结果快

D．偏倚少，结果可靠

E．可计算发病率

10．流行病学调查方法中的筛检，其目的是（   ）。

A．筛选可疑危险因素   B．探索病因   C．描述疾病三间分布

D．早期发现可疑病人   E．病情确诊

11．由果到因的研究方法是（   ）。

A．现况调查   B．队列调查   C．病例对照调查

D．临床试验   E．社区干预试验

A2 型题

12．护士与一糖尿病病人及家属共同研究和讨论病人出院后的饮食安排问题，此时其最主要的角色是（   ）。

A．管理者   B．照顾者   C．教导者   D．协调者   E．咨询者

13．病人，女，45 岁，现确诊为乳腺癌晚期，护士与病人交谈时的正确方法是（   ）。

A. 将病情如实告诉病人　　　B. 说明该病的危险后果　　　C. 不与病人谈论病情

D. 向病人承诺康复出院日期　E. 婉转说明并安慰病人

14. 病人,女,4 岁,因肺炎入院治疗,时常哭闹不安,此时护士应采取哪种沟通技巧?
(　　)

A. 仔细倾听　　　　　　　　B. 细语安慰　　　　　　　　C. 亲切抚摸

D. 沉默不语　　　　　　　　E. 不理睬

15. 病人,男,40 岁,主诉头晕。测收缩压 158 mmHg,舒张压 90 mmHg,应考虑
为(　　)。

A. 高血压　　　　　　　　　B. 低血压　　　　　　　　　C. 舒张压偏低

D. 收缩压偏低　　　　　　　E. 临界高血压

A3 型/A4 型题

(16～19 题共用题干)

病人,男,75 岁,因前列腺增生引起尿潴留,医嘱给予导尿术。

16. 护士为病人行导尿术前的解释内容,不包括下列哪项?(　　)

A. 导尿的目的　　　　　　　B. 导尿的方法　　　　　　　C. 病人应做的准备

D. 操作后的注意事项　　　　E. 适当的承诺

17. 护士为该病人进行前列腺增生相关知识健康教育时应采取的沟通距离是(　　)。

A. 0～4.6 m　　　　　　　　B. 0.46～1.2 m　　　　　　C. 1.2～3.6 m

D. 3.6～4 m　　　　　　　　E. 大于 4 m

18. 与病人交流时护士不规范的坐姿是(　　)。

A. 头正,颈直　　　　　　　　　　　　B. 将平护士服下端

C. 轻稳地坐于椅面的前 2/3　　　　　　D. 双膝分开脚后收

E. 两手轻握置于腹部前

19. 护士为病人行导尿术,此时护士与病人的人际距离是(　　)。

A. 亲密距离　　　　　　　　B. 个人距离　　　　　　　　C. 社会距离

D. 公众距离　　　　　　　　E. 心理距离

(20～22 题共用题干)

某县有人口 100000 人,1997 年因各种疾病死亡 1000 人。该年共发生结核病 300 人,
原有结核病 400 人,1997 年共有 60 人死于结核病。

20. 该县的总死亡率为(　　)。

A. 300/100000　　　　　　　B. 60/1000　　　　　　　　C. 60/100000

D. 1000/100000　　　　　　　E. 资料不足,不能计算

21. 结核病的病死率为(　　)。

A. 60/300　　　B. 60/400　　　C. 60/700　　　D. 60/100　　　E. 60/100000

22. 结核病的发病率为(　　)。

A. 300/100000　　　　　　　B. 400/100000　　　　　　　C. 700/100000

D. 300/1000　　　　　　　　E. 400/1000

(23～26 题共用题干)

某地 1970 年有 200000 人口,原有肝硬化病人 1000 人,当年有 600 人发生了肝硬化,

其中男性 400 人,女性 200 人。

23. 欲了解该地 1970 年肝硬化的患病率,计算结果为( )。

    A. 1000/200000   B. 600/200000   C. 1600/200000

    D. 120/1600   E. 120/600

24. 肝硬化病人经过治疗后,300 人因严重并发症死亡,欲了解肝硬化的治疗效果,计算病死率为( )。

    A. 300/200000   B. 600/200000   C. 300/1600

    D. 300/1000   E. 300/600

25. 该地预防疾病控制中心采取了一系列社区干预措施,如进行社区乙型肝炎筛查、乙型肝炎防治知识宣教、肝硬化病人的早期诊断及治疗等,取得了较好的效果,1980 年该地肝硬化的哪项指标应有所下降?( )

    A. 死亡率   B. 患病率   C. 病死率   D. 发病率   E. 感染率

26. 2000 年该地肝硬化病死率较 1970 年明显下降,说明该地肝硬化的( )。

    A. 疾病预防效果显著   B. 治疗效果大大提高   C. 发病人数大大减少

    D. 患病人数大大减少   E. 死亡人数大大减少

B 型题

(27～28 题共用备选答案)

    A. 表情   B. 姿态   C. 沉默   D. 触摸   E. 倾听

27. 在交流刚开始时不宜应用( )。

28. 护士的非语言行为中最需谨慎应用的是( )。

(29～30 题共用备选答案)

    A. 充沛的精力   B. 整洁大方的仪表   C. 规范的护理操作能力

    D. 稳定的情绪   E. 较高的慎独修养

29. 属于护士的思想品德素质的是( )。

30. 属于护士的专业素质的是( )。

(31～33 题共用备选答案)

    A. 县级医院   B. 市级医院   C. 省级医院

    D. 社区卫生服务中心   E. 专科医院

31. 能提供"六位一体"服务的是( )。

32. 为居民建立健康档案的机构是( )。

33. 以全科医师为主要形式提供医疗服务的机构是( )。

周卓轸　葛　娟

第二章 护理程序在社区护理中的应用

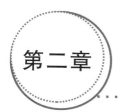

学习目标

1. 能说出社区护理评估、诊断、计划、实施、评价的定义。
2. 能说出社区护理评估和评价的内容、方法。
3. 简述社区资料的分析和社区护理诊断形成的过程。
4. 能说出确定社区护理问题的优先顺序的依据。
5. 能制定社区护理计划中的护理目标和干预措施。
6. 简述实施社区护理计划的要求。

重点难点

重点：社区护理评估、诊断、计划、实施、评价的定义。
难点：确定社区护理问题的优先顺序及社区护理计划中的护理目标和措施。

护理的宗旨是满足人的健康需求，社区护理作为护理学的特殊领域，其目标是提高整个社区的健康水平。社区护理是建立在人际关系基础上的以社区健康需求为导向，以人群健康为中心的护理。

所谓以社区健康需求为导向的护理，是指护理过程受社区独立的经历、所关注的问题、知识、价值观、信念和文化背景的影响。例如，当肝炎暴发时，社区护士除了为病人控制感染外，还要做好以下几个方面的工作：①采用疾病调查法发现可能的感染源；②了解社区人群的社会知识、价值观、信念和患感染性疾病的经历，以及如何影响社区人群对疾病暴发原因的解释、对疾病的反应和对治疗措施的选择；③与其他专业人员合作，利用从社区得到的知识和建议，提出切实可行的方案预防肝炎再次暴发。

所谓以人群健康为中心的护理，是指护士在社区评估中运用群体评估技能（如流行病学及其研究方法），借助社区组织采取的干预措施。例如，在自动化工业社区中，通过研究近五年发生的所有受伤病历，提出避免或减少受伤的有效措施，并通过工业主管部门予以采纳和干预。

社区护理的服务对象是社区人群，与医院临床护理相比，前者更加重视整个社区的群体健康。因此社区护理服务应运用护理程序的方法，以社区健康评估和社区康复需求分析为基础，发现社区的健康问题，提出护理诊断，制定护理计划，采取护理措施，并评价护理效

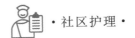
果,这种方法称为社区护理程序。

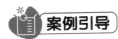

　　护士小李被分配到一所社区卫生服务中心工作,为了有重点地为社区人群提供护理服务,小李在本社区人群中选择一个特殊群体,即无能力走出家门的老年人群开展服务。问题:

　　1. 如何与该服务对象交流?

　　2. 社区护理评估的内容有哪些?

　　3. 根据所收集的资料,为该人群拟定护理诊断,制定计划,列出达到目标所需的护理活动。

　　4. 如何评价对该人群进行护理干预的效果?

第一节　社区护理评估

一、社区护理评估的定义

　　社区护理评估是社区护理程序的第一个步骤,是指社区卫生服务人员通过收集与社区健康状况相关的资料,并对资料进行整理和分析的过程。社区护理评估作为诊断社区卫生服务需求及制定社区护理计划的依据。

二、收集资料的内容

　　社区的特征包括社区人口群体、社区地理环境和社区社会系统三个方面,因此社区护理评估的内容亦从这三个方面着手。

　　(一)社区人群

　　人是社区的核心,不同的人群有不同的健康需求,满足社区人群的健康需求是社区健康的标志。只有了解社区人群的健康状况,才能了解社区人群的健康需求,从而提供适当的护理服务。社区人群的特征有以下六个方面。

【课堂互动】

　　收集资料时有哪些资料来源?

　　(1)人口数量及分布　　人口数量及分布影响社区所需医疗保健服务的数量及类型。人口多而分布密集会增加社区生活的压力,影响社会人群的健康。人口分散又会为提供健康服务增加难度,偏远地区常缺乏足够的健康服务资源。

　　(2)人口构成　　社区中不同的人口构成会有不同的医疗保健需要,如退休者比例较高的社区,他们的兴趣和关注的问题有很大的差别。因此在社区护理评估中,应评估社区人群的年龄、性别、婚姻、文化程度、信仰、职业和经济收入等。

　　(3)人口变动情况　　由于某些因素的影响,社区人口可出现大量的增长或流失,从而增加或减少对社区卫生服务的要求。因此,人口变动情况也是社区护理评估的内容。

（4）社会经济阶层和文化程度　社会经济阶层和文化程度的高低会影响人们的健康行为。文化程度高的社区人群,常能接受卫生服务人员的建议和健康的生活方式,但工作繁忙、压力大、生活节律快等特点又使生活方式受到影响。而文化程度低的人群,通常社会层次也低,获得健康信息的机会少,可能更容易罹患一些传染病。因此社区护士应了解社区居民的社会阶层和文化程度,提供适当的护理服务。

（5）文化特征　不同民族具有不同的文化特征。因此,社区护理评估应注意社区居民的民族文化,在尊重民族习俗的基础上提供卫生服务。

（6）健康水平　社区护士要评估社区人群的死亡率、发病率、患病率及与健康有关的行为情况,以掌握社区人群的健康水平。

（二）社区地理环境

每个社区都有其独特的地理环境,与社区的健康密切相关。它既能为社区提供资源,又可给社区带来威胁,健康的社区既能合理利用资源,又做好了应对威胁的准备。因此在社区评估中,不仅要收集地理环境的需要,而且要发现它与社区健康的关系,例如,社区人群对环境威胁的认识,社区对紧急事件如洪水、地震等进行应对的准备程度,为社区居民提供有关资源和危险因素资料的情况等。社区地理环境主要包括以下六个方面。

（1）社区界限　在社区评估时,应了解社区的区域范围、面积大小、与整个大环境的关系,是城市还是农村,是偏远的城镇还是大都市的郊区。

（2）医疗保健服务的地点　在本社区内有多少医疗保健服务设施,分布在什么位置,以及这些医疗保健服务机构的主要职能。

（3）地理特征　社区的地理环境可影响社区的健康。因此,应评估社区的地理位置、可利用资源、容易发生的问题及其应对能力。

（4）气候　过冷过热的气候均会影响社区人群的生活方式和从事的活动,从而影响社区健康。因此应评估社区的温度、湿度及其变化范围,社区应对气候变化的能力。

（5）动植物　社区的动植物群体决定于社区的地理环境。评估时应注意社区人群对动植物的反应,这些动植物是野生的还是家养的,与社区健康的关系。社区人群是否理解动植物存在的利与害,对潜在的危险有无防护措施。

（6）人为环境　每个社区都有一些人为因素引起的社区环境的变化,如建造房屋、工厂、水坝,处理垃圾,废气排放等,这些变化会对社区健康产生影响。农业生产中,化学肥料和杀虫剂的使用也会给社区健康带来潜在的威胁。

（三）社会系统

社会系统是社区的另一个特征。社会系统由人构成,每个人在社会系统中承担多种角色。某些角色之间联系比较密切,如教师和学生、顾客和售货员,这种角色之间的联系模式和相互作用构成了组织,这些组织可以是非正式的,也可以是正式的。具有相似功能的组织联系在一起,形成了社区社会系统。社区社会系统各个部分之间相互作用、相互影响,构成整体并决定整体的健康,因此社区护士应评估以下社区社会系统及其相互关系。

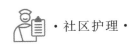

考点链接 -

社区护理评估的重点内容是（ ）。

A. 社区的自然环境特征　　B. 社区的社会环境特征　　C. 社区的人群特征

D. 社区的健康资源　　　　E. 社区卫生保健机构的服务质量

答案：C

解析：人是社区的核心，满足社区人群的健康需求是社区健康的标志。

- -

（1）医疗保健系统　医疗保健系统是社区社会系统中最重要的内容。社区护士应评估医疗保健机构的种类、数量、利用率、人力资源、经费的来源，急救时可利用的机构和设施，医疗保健系统与其他社会系统间的关系等。

（2）教育系统　评估社区居民的受教育程度，学校层次是否健全，学校数量能否满足社区居民的教育需求等。

（3）政治系统　评估居民对社区领导人的了解程度，政府组织的分布及办公时间，医疗、卫生、保健政策的颁布情况，卫生计划的执行情况，居民对政府组织的满意度等。

（4）经济系统　评估社区居民的经济水平（包括家庭收入和个人收入），所从事的职业，失业率，无业人员和退休人员在社区居民中所占的比例，利用卫生服务机构的能力等。

（5）福利系统　评估居民对社区目前的福利机构如养老院、托儿所等的接受程度和利用率。

（6）娱乐系统　社区的娱乐设置关系到居民的生活质量。故应评估社区娱乐设施如公园、儿童乐园、游乐场、电影院等的数量、分布和利用率，居民对其是否满意。

（7）安全与交通系统　评估社区保护性的服务机关，如派出所、消防队的数量、分布，以及其是否对居民进行安全意识方面的教育，安全设施如灭火器等的配备情况。交通设施的数量、分布，交通是否方便等。

（8）通讯系统　社区的通讯设施是否完善、发达，大众媒体如电视、广播、报纸、杂志等的利用情况，电话、信件、网络的分布及通讯的效果。

（9）宗教信仰系统　评估社区内有无宗教组织，以及其组织形式、活动场所等。

三、收集资料的方法

完整的社区评估资料应包括主观资料和客观资料两部分，主观资料是评估者凭个人感官，如视、触、听、嗅、味等感觉获得的社区资料。客观资料常来自社区统计报表和社区调查。

（1）社区实地调查　也称挡风式玻璃式调查法，社区护士利用个人的感官主动搜集社区的资料，以了解社区的特征，如社区人群的生活状态、健康需求，社区的地理位置、环境特征、公共设施配备，废气、废水、废渣处理的情况，有无污染等。

（2）重要人物的访谈　重要人物的访谈是指通过访问重要人物，了解社区情况，以达到准确评估社区的目的。社区重要人物必须来自社区各个阶层，非常了解社区，能够从不同角度反映社区的情况和问题，他们可以是社区居民、社区工作人员，也可以是社区中有影响的人。

（3）观察 观察即参与式观察,有目的地参与社区活动,在活动中有意识地对社区进行观察,以了解社区居民的知识、信念、态度、健康相关行为和健康状况、疾病流行分布特点等。

（4）问卷调查 问卷的设计和质量是调查成功的基础,可用开放式问卷,也可用封闭式问卷,但无论哪种问卷形式,均应注意以下事项:①一个问题只能询问一件事,避免一题多问,以便于调查对象做出明确的答复;②避免诱导性问题;③慎重处理敏感与隐私问题;④研究问卷的信度和效度应处于可接受范围;⑤认真考虑问题的排列顺序。问卷调查最好采用正式的随机抽样方法,以便结果具有代表性。收集资料的方法主要有邮递方式和访谈方式。邮递方式通过邮寄将问卷发给调查对象,由调查对象自己填写后寄回,具有高效、经济、调查范围广泛等优点,主要缺点是回收率低。访谈方式是由经培训的调查员对调查对象进行访谈以搜集资料。优点是回收率高、灵活性强。缺点是可能存在调查员的偏倚,受时间和经费的限制。

（5）查阅文献 查阅文献所得的资料虽多为二手资料,但它仍是资料收集的重要途径。这些资料包括国家正式的人口普查资料、卫生服务年鉴、医院出入院记录、门诊人数及类别统计、流行病学调查等卫生资料统计、社区户籍资料、地方简报、地图等。这种方法可以在短时间内获得大量的信息。

四、资料的整理与分析

社区资料分析是社区护理程序的重要环节,步骤如下。

（1）资料整理与复核 对所收集的资料按社区健康水平、地理环境、社会经济以及保健资源或服务等进行整理分类并以表格的形式反映出来,然后由社区评估组或其他人员对资料进行复核,检查有无遗漏,并将主观资料与客观资料进行比较,以确定时间资料的客观性、有效性和准确性。

（2）资料分析 一般运用计算机分析软件对所收集的资料进行统计分析。对定量资料,如发病率常按年龄、性别、年代和其他变量分组,计算标准化率,并与相类似社区、省市和全国资料进行比较。对定性资料通常按内容分类,根据问题的频率确定问题的严重性。

知识链接

国外社区护理模式:安德逊的"与社区为伙伴"模式

安德逊根据纽曼的系统模式,提出了"与社区为伙伴"的概念架构。此模式将压力、压力源所产生的反应、护理措施,以及三级预防的概念,纳入护理程序中,强调了在社区护理中应注意社区压力源的评估。按照护理步骤:首先应评估社区的人口特征、物理环境、社会系统;第2步找出社区压力源和压力反应确定护理诊断;第3步在制定护理计划时应遵循三级预防护理措施;第4步在执行时,需社区、被护理者主动参与;第5步进行评价。此模式比较适合社区护士对特殊人群如老年人、妇女、儿童等作为护理保健使用。

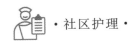

第二节　社区护理诊断

通过各种方法收集的原始资料,必须经过整理、分析才能发现社区的健康问题,得出护理诊断。

社区护理诊断是社区护士根据所收集的资料进行分析的结果。20 世纪 70 年代,美国护理学会将"诊断"列为护理程序的第二步,20 世纪 80 年代,北美护理诊断协会成立,并开始发展护理诊断。1999 年 NANDA 增加了家庭诊断分类,使护理诊断的范围从以病人的问题为主,扩大到家庭。内布拉斯加州奥马哈在 Martin 的带领下访视护士协会,从 20 世纪 70 年代中期开始发展适合社会卫生服务的 OMAHA 系统。

一、社区护理诊断的定义

社区护理诊断是对收集的社区资料进行分析,推断现存或潜在的社区健康问题的过程,其宗旨是为科学地制定社区卫生服务计划提供依据。在具体工作中,往往需综合各种评估方法得出社区护理诊断。

二、社区护理诊断的确定

经记录、整理、分析和综合收集到的与社区健康相关的资料,则可看到社区存在的健康问题。下一步就是得出社区护理诊断。社区护理诊断的重点是社区健康而不是个人健康。提出社区护理诊断时,可考虑以下几个方面:公共设施方面;死亡率、发病率和传染病发生率;社区人群中的危险问题;健康需要;社区功能;环境危险。所做出的护理诊断必须符合以下标准:①能反映事情目前的健康状况;②每个诊断合乎逻辑且确切;③诊断必须根据现在取得的各项资料做出。

三、社区护理诊断的陈述

社区护理诊断的三种陈述方式如下。

(1) 三部分陈述,即 PES 公式　P(problem) 表示问题,即护理诊断的名称;E(etiology)表示病因,即相关因素;S(symptom or sign)表示症状和体征,以及实验室检查结果。

【课堂互动】
护理诊断"热量摄入减少:与营养失调有关"是否正确?

(2) 二部分陈述,即 PE 公式　如"皮肤完整性受损:与长期卧床有关",PE 用于现存和高危的护理诊断。

考点链接

护理诊断公式中的 P 代表(　　)。
A. 病人的健康问题　　B. 病人的现状　　C. 症状与体征
D. 病人的既往史　　E. 病人健康问题发生的原因
答案:A

解析:护理诊断陈述公式 PES,P 表示问题,E 表示病因,即相关因素,S 表示症状和体征。

(3) 一部分陈述,即 P 一部分陈述用于健康的护理诊断。

"现存的"是指健康资料显示目前存在的健康问题。

"潜在的"是指健康资料显示有危害护理对象的因素存在,如果不采取护理措施将会发生的问题,其陈述形式为"有……危险"。

"可能的"是指有可疑的因素存在,但缺乏有力的资料支持,或有关原因不明,其陈述形式为"有……可能"。

"健康的"是指对个体、家庭或社区具有向更高健康水平发展潜能的描述,其陈述方式为"潜在的……增强"或"执行……有效"。

陈述社区护理诊断时必须写出引起社区健康问题的原因,这对于有的放矢地选择护理措施以达到护理效果至关重要。由于社区护理的目的是最大限度地提高整个社区的健康水平,因此护士不仅要注意个人的健康问题,还要将社区作为一个整体,关注影响社区健康水平的各种因素和反应。无论是积极的还是消极的,凡是影响从健康到疾病整个连续的过程的因素和反应,都是社区护理诊断的内容。

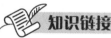 **知识链接**

护理诊断在陈述时需要注意的几个问题

(1) P 尽量用 NANDA 认可的护理诊断名称。

(2) E 应使用"与……有关"的格式。

(3) 知识缺乏:缺乏……方面的知识。如"知识缺乏:缺乏冠心病的知识""知识缺乏:缺乏胰岛素自我注射的知识"。

(4) 避免把临床表现错误地作为相关因素。如"疼痛:胸痛:与心绞痛有关"(错误)"疼痛:胸痛:与心肌缺氧有关"(正确)。

四、OMAHA 系统的护理诊断(问题)分类

OMAHA 系统的护理诊断(问题)分类见表 2-1。

表 2-1　OMAHA 系统的护理诊断(问题)分类表

领　　域	护理诊断(问题)分类
环境	收入、卫生、住宅、邻居/公共场所、其他
心理社会	与社区资源的联系、社会接触、角色改变、人际关系、精神压力、哀伤、情绪稳定性、性、照顾、忽略儿童/成人、虐待儿童/成人、生长发育、其他
生理	听觉、视觉、说话与语言、咀嚼、认识、疼痛、意识、皮肤、神经肌肉骨骼系统与功能、呼吸、循环、消化、排便功能、生殖泌尿功能、产前产后、其他
健康相关行为	营养、睡眠与休息型态、身体活动、个人卫生、物质滥用(酒精或药品)、家庭计划、健康指导、处方用药、特殊护理技术、其他

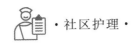

第三节　制定社区护理计划

社区护理计划是社区护士根据确定的社区健康问题,制定相应的活动目标和具体实施方案的过程。社区护理服务的对象是个人、家庭或群体,他们的行为和价值体系可能与评估者有很大的区别,为了避免这种冲突,计划过程中要鼓励社区居民的参与,使整个社区护理计划能够针对社区居民的健康需要,为社区居民提供连续的高质量的护理。

一、确定优先的顺序

社区护理诊断确定后,护士需判别哪个问题最重要,决定问题解决的优先顺序和护理的重点。基本原则有以下几个方面:严重性,指所干预的危险因素对本地区人群有较大的危害;可预防性,即已有有效控制干预对象和危险因素的手段;有效性,指通过护理干预改善不良的健康状况和控制危险因素;可行性,采取的措施能得到政府或管理机构的关注和支持,有可利用的资源。

通常采用 1984 年墨克(Muecke)与 1996 年 Stanhope & Lancaster 提出优先顺序和量化八项原则:①社区对问题的了解;②社区对解决护理问题的动机;③问题的严重程度;④可利用资源;⑤预防的效果;⑥社区护士解决问题的能力;⑦健康政策与目标;⑧解决问题的速度与效果。每个

【课堂互动】
病人同时存在多个护理诊断,应如何排列?排列时应遵循哪些原则?

社区护理诊断按墨克的标准(0 表示不太重要,不需要优先处理;1 表示重要,可以处理;2 表示非常重要,必须优先处理)。也可按 Stanope & Lancaster 的标准,评定各个护理诊断的总分数,得分越高,表示该问题越急需解决。

二、制定护理目标

预期目标是通过各种护理干预后,期望个人、家庭、群体的健康状况所能达到的结果。预期目标包括宏观目标和具体行为目标。宏观目标(即长期目标)是期望达到的最终结果,如提高小学生的安全意识。具体行为目标(即短期目标),可由多个目标组成,每个目标均应做到具有特定性、具有可测量性、具有可达到性、具有相关性、具有时间限制性,以便落实护理计划和进行护理评价。

三、选择护理干预

社区护理干预应针对社区护理诊断的原因,为达到社区护理目标而选择。因此,社区护士应与个人、家庭、群体协商,选择合适的具体的干预措施。主要考虑以下几个方面:①确定目标人群;②组成实施计划小组;③落实可利用的资源如人、财、物等;④选择达到目标的干预策略,如时间、地点、具体措施等。护理干预可以是一级预防、二级预防、三级预防或综合性的措施,以达到预防疾病、治疗疾病和促进康复的目的。

OMAHL 系统干预策略表与诊断(问题)分类表的配合使用,为社区护士提供了一个系统性的工具,使社区护理计划能用有组织的标准化语言,从而有利于社区服务团队成员

间的沟通。护理干预策略表由类别、目标等内容组成,具体见表2-2。

表 2-2 OMAHL 系统干预策略表

项目	内 容
类别	指导、指引和咨询,处理和程序,个案管理,监督管理
目标	解剖/生理,行为修正,膀胱功能护理,肠道功能护理,维持呼吸道的通畅,心脏功能的护理,照顾/病人父母,长期卧床护理,沟通,应对技巧,日间护理,管教,伤口护理,医疗设备,教育,职业,环境,运动家庭计划,喂养方法,财务,食物,行走锻炼及康复,生长/发育,家务管理/居住环境,人际关系,检验结果,相关法律,医疗照顾,药物作用及副作用,用药管理,协助用药安排,身体活动,辅助性护理活动,营养,营养咨询,造瘘口的护理,其他事情资源,个人照护,体位,康复,放松/呼吸技巧,休息/睡眠,安全,受伤护理,精神及情绪的症状、体征,皮肤护理,社会福利与咨询,化验标本收集,精神护理,促进身心发展的活动,压力管理,物质滥用,医疗器材,支持团体,交通运送,促进健康,其他

四、形成书面护理计划

社区护理计划的内容应包括所搜集的主观资料和客观资料、社区健康诊断、预期目标、具体护理措施和测量的方法等。社区护理计划形成后,仍需与护理对象进行探讨,发现问题及时进行修改。

五、评价护理计划

对于社区护理计划的评价,一般用以下两种常用格式叙述。

（1） RUMBA 真实的（realistic）、可理解的（understandable）、可测量的（measurable）、有目标的（behavioral）、可达到的（achievable）五个准则。

（2）5W 明确参与者（who）、描述参与者完成的服务（what）、参与者完成目标的期限（when）、参与者完成目标的地点（where）、参与者完成目标的方法（how）。

第四节 社区护理计划的实施

社区护理实施是指社区护理计划完成后,社区护士根据计划的要求和具体措施开展护理实践活动。社区护士常进行健康教育、发现危险因素、设置和运行服务设施、建立支持体系等。在这些活动中,社区护士多数情况下需要与社区居民和其他专业人员合作,帮助社区居民和其他专业人员为社区康复负责,使社区达到最佳健康水平。社区护理计划的实施步骤如下。

（1）明确任务 在计划设施前,社区护士和护理对象都要明确如下内容:每人所要进行的活动;服务的参与者;服务的时间、地点、方法、预期结果及各自的责任。

（2）营造氛围 为护理对象营造一种安全舒适的氛围,计划实施地点、环境、室温、设备等均应考虑在内。

（3）完成计划 与其他人员分工合作,共同完成护理计划。

（4）记录护理实施情况 及时、如实、准确地记录护理计划实施情况以及服务对象的反应,是否解决了目前存在的问题。

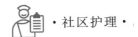

护理计划能否顺利地落实,与社区居民的参与意识、沟通交流形式及领导抉择模式有关。

OMAHA 系统结果评定量表以 5 分计分法测量个案在护理过程中的表现,可引导护理人员做好计划,为制定护理措施提供参考。OMAHA 系统结果评定量表包括知识、行为和症状体征三方面,具体见表 2-3。

表 2-3　OMAHA 系统结果评定量表

概念	含义	1 分	2 分	3 分	4 分	5 分
知识	个案记忆与理解信息的能力	完全没有知识	具有一点知识	具有基本的知识	认识适当	认识良好
行为	个案表现出的可被观察的反应和行为	完全不适当	有一些适当的行为	不是很一致的行为	通常是合适的行为	一致性且合适的行为
症状体征	个案表现出的主观症状和体征	非常严重	严重	普通	很少	没有

第五节　社区护理评价

社区护理评价是社区护理程序的最后一个步骤,是总结经验、吸取教训、改进和修正计划的过程,但不是护理程序的终止。实际上,在其他阶段,如评估、计划、实施中也要不断地进行评价:护理干预是否有效;社区健康需求是否满足。

一、社区护理评价方法

(一)评价的目的

社区护理评价的最终目的是确定护理干预是否满足社区的健康需求。如果健康需求已经满足,则评价满足的程度;如果健康需求没有得到满足,则评价未满足的原因。例如,在对低收入老年妇女进行健康促进的计划中,评价标准主要包括健康锻炼、心理和精神完好的状态。干预组经过每周一次、持续 6 个月的干预后,在预期目标实现程度上没有明显进展,但是,评价结果显示,该计划能够消除有害健康的因素,保护参与者,达到预防有害因素影响健康,保持现有健康水平的目的。

(二)评价标准

评价标准在多数情况下是计划阶段已设立的目标(包括个人的和集体的目标与标准)。目标是达到期望的结果,标准是目标实现所必需的具体要求。例如,社区中有几位妇女存在肥胖问题,社区护士组织他们组成减肥小组,每个成员设定一年内减肥应达到的目标,同时,为达到目标,每个人需建立相应的标准(如每日热量 6.3 kJ、每周锻炼 3 次、每次 20 min 等)以评价个人目标的实现程度。

(三)评价内容

评价是通过判断,将社区实际健康状况与预期目标进行比较并找出二者的差距。当社区人群的实际行为与预期行为相符合时,则为目标达到。如果目标没有达到,则需要找出未达到目标的原因,原因可能是资料收集不全面,诊断不正确,计划不实际和实施不够有效,也可能是环境、社区动机变化或二者同时发生变化,还可能是在程序的一个或多个环节上社区服务对象参与不足。在确定没有达到目标的原因后,护士可重新评估、诊断、计划,并采取正确的护理干预,进入社区护理程序的下一个循环。

（四）评价的分类

评价可按照时间顺序分为事前评价、中期评价和事后评价,也可以按活动性质分为过程评价和结果评价。下面主要介绍过程评价和结果评价的分类方法。

（1）过程评价:对护理程序各个阶段的评价。

① 评估阶段　评估阶段是对收集的资料进行评价,包括资料的可靠性、资料是否涵盖社区居民关心的健康问题、收集资料的方法是否适宜等。

② 确定问题阶段　此阶段是对社区护理诊断的评价,包括提出的社区健康问题的正确性和可行性、问题是否反映了居民的健康需求;是否明确地找出问题的原因和相关因素等。

③ 计划阶段　计划阶段是指对制定的计划进行评价,包括:目标和措施是否以服务对象为中心,是否明确、具体和可行;计划有无居民的参与和制定;是否考虑到有效利用社区资源等。

④ 实施阶段　实施阶段是对计划付诸行动的评价,包括:是否按照计划加以实施;服务对象是否获得所需的支持与帮助;是否记录了服务对象对护理措施的反应;是否按预期规定的目标进行;是否花费最少人力、物力和财力等。

⑤ 评价阶段　评价内容包括:是否制定评价标准;是否进行了过程评价;对评价过程中发现的各种问题是否及时修正;服务对象、社区护士和其他相关人员的参与程度如何;评价是否实事求是。

（2）结果评价:针对计划项目实施情况所达到的目标和指标的总体效果进行的评价,分为近期效果评价和远期效果评价。近期效果评价主要包括护理对象的知识、态度和行为改变情况,费用等;远期效果评价包括患病率及其危险因素的变化情况、经费效益比等。

二、社区护理质量评价

在社区护理中,评价也包括服务质量的测评。合理的质量评价包括以下步骤。

（1）计划质量评价活动　回顾目标,确定评价人员,制定评价方案(包括内容、程序、时间、地点)。

（2）建立质量评价目标。

（3）收集评价资料　可通过观察、交谈、问卷调查、对照质量标准检查等方法收集评价资料。

（4）分析资料　检查、核对所有资料,并确保资料来源于服务对象总体或有代表性样本,对资料进行分析和解释,总结经验和教训。

（5）评价报告及结论　确定负责保管的人员、报告形势及报告内容,对护理效果、效率、资源利用等情况做出全面的评价。同时,对社区改变后的健康状况进行重新评估,为下

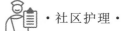

一步制定护理计划提供信息资源,根据评价时目标达到的程度,结果是否满意,最后决定以前护理计划是继续实施,还是修改或停止。

从以下步骤可以看出,社区护理程序具有以下特征。

(1)决策性 社区护理程序要求社区护士依据足够的信息进行合理的判断,即要求社区护士在实践中独立思考,对疑难问题做出决策,另外,还需与社区团队合作,对社区人群的需求和存在问题进行慎重审议和解决。

(2)适应性 社区护理程序有很强的适应性,能够使社区护士在各种情况下适当调整护理活动,灵活运用社区护理程序满足社区人群的健康需求。另外,社区护理程序的灵活性还有助于社区护士满足个人、集体和社区独特的健康需求。

(3)循环性 社区护理程序是一个循环的螺旋上升的过程,护士可在任何情况下与护理对象沟通,进行资料收集、分析、干预和评价。通过护士与服务对象的不断沟通,护理程序的各个步骤在实际应用时将出现交叉重叠或同时运用不同步骤的现象,即护士在护理程序的各个步骤进行资料收集和经验总结时,要及时了解服务对象的健康状况,并采取适当的干预措施。这是提高服务质量的有效途径,也是改善护理对象健康状况的最好方法。

(4)互动性 在实施社区护理程序时,发出和接收信息可促进护士与服务对象之间的相互理解,另外,随着人们对服务对象的权利和自我护理观念的重视,护士与社区人群之间的关系也会更加密切,他们共同为社区健康负责,促进健康。

(5)服务对象中心性 社区护理程序以服务对象的健康为中心,并强调护理对象参与护理过程。

(6)社区健康需求导向性 社区护理程序以社区健康需求为导向。社区护士可应用护理程序预测社区健康需求,并予以满足。要实现保护、促进和恢复社区人群健康的目标,就必须重视社区需求。

案例引导

产妇出院后第3天,社区护士进行首次家庭访视,在对产妇进行评估、检查时,发现产妇发热,体温38.3 ℃,乳房皮肤发红,有触痛,肿块明显。产妇表现出紧张、焦虑情绪,担心无法授乳而影响喂养新生儿。结合案例回答以下问题:

1. 根据产妇症状、体征,最可能发生的健康问题是什么?
2. 护士提供的指导与护理措施有哪些?

小 结

本章主要介绍护理程序在社区护理中的应用。护理程序是社区护士运用护理程序的评估、诊断、计划、实施和评价五个步骤,对社区中的个人、家庭及社区人群实施整体护理的过程,是进行社区护理的科学工作方法。应用护理程序时应强调综合性地考虑问题和突出以群体为对象的整体护理理念。

能力检测

A1 型题

1. 社区评估的第一步是(　　)。

A. 环境　　　 B. 人群　　　　 C. 生活习惯　 D. 卫生设施　 E. 健康

2. 收集社区基本健康资料时所采取的方法,不妥的是(　　)。

A. 开展全社区的健康普查　　 B. 分析二手资料　　　　 C. 座谈了解情况

D. 社区抽样调查研究　　　　 E. 问卷调查

3. 制定社区护理计划的依据不包括(　　)。

A. 社区可能提供的资料　　　　　　　　 B. 社区服务的宗旨和目标

C. 居民个体的健康需求的期望　　　　　 D. 社区人群的合作、理解和参与的情况

E. 不良健康状况或危险因素

4. 关于社区护理计划评价的 5W 原则,错误的是(　　)。

A. what　　　 B. who　　　 C. where　　　 D. when　　　 E. why

5. 属于护理程序计划阶段内容的是(　　)。

A. 分析资料　　　　　　 B. 提出护理诊断　　　　　 C. 确定护理目标

D. 实施护理措施　　　　 E. 评价病人反应

6. 下列哪项不属于 OMAHA 社区护理诊断系统的分类领域?(　　)

A. 环境　　　　　　　　 B. 精神社会　　　　　　　 C. 沟通

D. 生理　　　　　　　　 E. 健康相关行为

7. 下列哪项陈述属于社区护理诊断?(　　)

A. 气体交换受损　　　　 B. 体液过多　　　　　　　 C. 皮肤完整性受损

D. 社区应对无效　　　　 E. 活动无耐力

8. 下列社区健康问题中对社区影响最大、最应优先解决的问题是(　　)。

A. 青少年乱用药　　　　 B. 传染病的发生　　　　　 C. 婴幼儿预防接种率低

D. 老年人的高血压问题　 E. 孕妇的管理

9. 下列哪项不属于社区服务对象?(　　)

A. 社区居住的个体　　　 B. 家庭　　　　　　　　　 C. 社区

D. 社区居民的人群　　　 E. 重症监护病人

10. 下列哪项不是护士在社区护理评估中利用的方法?(　　)

A. 社区实地考察　　　　 B. 重要人物访谈　　　　　 C. 对比法

D. 查阅文献　　　　　　 E. 参与性观察

A3/A4 型题

(11～13 题共用题干)

病人,女,32 岁,因卵巢肿瘤住院手术,整日愁眉不展,不思饮食。护士通过交谈,为病人进行心理护理。

11. 为交谈做准备,收集资料,以下哪项不需要收集?(　　)

A. 家人对病人的态度　　 B. 家人对工作的态度　　　 C. 病人对疾病的认识

D. 病人的文化背景　　　 E. 病人家庭经济状况

12. 交谈开始,护士用下列哪一种提问比较合适?(   )

A. 看来你有心事,能与我谈谈吗?   B. 您知道自己患的什么病吗?

C. 您为什么经常流泪?   D. 您情绪不好,是害怕手术吗?

E. 您近来心情不愉快,是吗?

13. 交谈过程中,刘某因对病情担忧而伤心地哭泣,此时护士应采取何种沟通方式以表示对病人的尊重和理解?(   )

A. 目光注视病人   B. 暂时离开,让病人情绪平静

C. 安慰病人,阻止其悲伤   D. 鼓励病人尽快说出悲伤的其他原因

E. 陪伴病人,沉默片刻

(14~15 题共用题干)

病人,女,2 岁,急性泌尿系感染,发热、腹痛、尿痛,排尿时哭闹。

14. 护士进行护理评估时应注意下列哪一方面?(   )

A. 卫生习惯   B. 饮食习惯   C. 居住环境

D. 活动习惯   E. 家庭环境

15. 为减少排尿时的不适,护士应当告诉家长采取何种措施?(   )

A. 注意休息   B. 多喝水   C. 排便后清洁外阴

D. 减少排尿   E. 服止痛药

B 型题

(16~17 题共用备选答案)

A. 输入   B. 输出   C. 系统活动   D. 反馈   E. 实施

16. 在护理程序系统活动中,社区护理诊断阶段属于系统功能活动的(   )。

17. 在护理程序系统活动中,社区护理评价阶段属于系统功能活动的(   )。

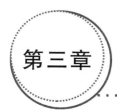

第三章 社区健康促进与健康教育

📖 **学习目标**

1. 说出社区健康教育与健康促进的概念。
2. 准确说出影响健康的因素和影响健康行为的因素。
3. 能够说出健康教育的对象、内容和方法。
4. 能够叙述社区健康教育和健康促进的程序。

📖 **重点难点**

重点:健康教育与健康促进的概念;社区健康教育的对象、内容和方法。
难点:社区健康教育计划的制定。

社区护理的核心是预防疾病、维护和促进社区健康,健康教育和健康促进是达成这一目标的基本途径和措施。通过运用教与学的一些理论,增进人们的健康意识,帮助个体和群体改变不健康行为和建立健康行为,最终达到改善人们的健康状况、提高人们的生活质量的目的。因此健康教育、健康促进对于提高全民健康水平和促进民族强盛具有重要意义。

📕 **案例引导**

病人,男,35岁,被诊断为艾滋病,此消息不知怎么被传了出去,从此以后他的亲朋好友都不和他来往了,小区里的居民看到他也是躲得远远的,还在背后指指点点。此男很痛苦,觉得生不如死,一度想自杀。问题:

1. 为什么会出现这样的局面?
2. 这时社区护士和有关人员应该怎么做?

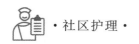

第一节 概 述

一、社区健康教育与健康促进的概念

(一)健康教育的概念

健康教育(health education)是指通过信息传播和行为干预,帮助个人和群体掌握卫生保健知识,树立健康观念,合理利用资源,采纳有利于健康和生活的教育活动与过程,健康教育的目的是消除或减轻影响健康的危险因素,预防疾病,促进健康,提高生活质量。

健康教育是有计划、有组织、有系统的教育活动,其教育效果必须做出科学的评价。因此,健康教育又是有评价的教育活动,这就与传统意义上的卫生宣传有着较大的差别。卫生宣传通常只指卫生知识的单向传播,其特点:一是宣传对象比较泛化;二是不注重反馈信息和行为改变效果;三是侧重于改变人们的知识结构和态度。而社区健康教育具有对象明确、双向传播、注重反馈、注重行为改变的效果等优点,是卫生宣传在内容上的深化、范围上的拓展和功能上的扩充。

【课堂互动】
通过本章的学习,说说医院健康教育和社区健康教育有哪些区别?

社区健康教育的实质是一种干预,它提供人们行为改变所必需的知识、技术与服务等,使人们在面临促进健康、疾病预防、治疗、康复等各个层次的健康问题时,在知情同意的前提下,有能力做出行为抉择。可以说,卫生宣传是健康教育的重要措施,而健康教育是整个卫生事业的组成部分,也是创造社区健康环境的"大卫生"系统工程的一部分。社区健康教育是以社区人群为教育对象,以促进全面的健康为目标,有组织、有计划、有评价的健康教育活动。其目的是帮助社区居民树立健康意识,及时发现自身、家庭和社区的健康问题,培养促进健康的行为和生活方式,提高个人、家庭及群体的保健能力和健康水平。它作为初级卫生保健的第一要素,是社区护理的工作重点。

(二)健康教育的任务

健康教育在卫生行政部门和社区政府的领导及健康教育专门机构的业务指导下,在街道办事处、乡镇党政等有关部门的组织协调下开展健康教育工作。

(1)建立或促进个人、社会对预防疾病和保持自身健康状况的责任感。健康教育者帮助人们确定哪些行为有利于健康,哪些行为有害于健康。他们最主要的责任是促进人们自愿地采用健康的行为,帮助人们确立对自己和社会健康状况的责任感,以及形成对疾病预防和维护健康的自我责任。

(2)促进个体和社会采用明智的决策或选择有利于健康的行为。健康教育者的目的在于创造一个有利的社会环境,以利于某种行为的改变,并尽力提倡自觉自愿,而不是强制的。

(3)有效地促进全社会关心健康和疾病的预防问题。社会的决策对人们的健康影响很大,应特别关注社会在维持、促进和改善健康方面的作用。

(4)创造健康的外部环境。人类的健康与自然和社会环境息息相关,因此,健康教育必须与有关部门协作,创造出一个安全、舒适、愉快和良好的生活和工作环境。

(5)促进社会主义精神文明建设。健康教育的重要任务之一是促进社会的文明建设。通过提高全社会的科学文化水平,提倡文明、健康、科学的生活方式,改变社会风俗习惯中的落后面貌。

(三)健康促进的概念

健康促进(health promotion)在近十年内受到广泛重视,关于它的解释也在不断地完善。1986 年 WHO 在加拿大渥太华召开的第一届国际健康促进大会上发表的《渥太华宪章》中指出:"健康促进是促使人们提高、维护和改善他们自身健康的过程"。即健康促进的目的是增强个人和社区控制影响健康危险因素的能力,从而改善人群健康的过程。1995 年 WHO 西太区办事处发表《健康新地平线》中指出:"健康促进是指个人与家庭、社区和国家一起采取措施,鼓励健康的行为,增强人们改进和处理自身健康问题的能力"。美国学者劳伦斯·格林(Lawrence Green)对健康促进下的定义是得到公认的,即健康促进是指一切能促使行为和生活条件向有益于健康改变的教育与环境支持的综合体。其中:环境包括社会、政治、经济和自然的环境;支持是指政治、立法、财政、组织、社会开发等各个系统。

(四)健康促进的任务

《渥太华宪章》提出了健康促进的五大任务,也称五项行动领域,它们是健康促进的核心。

(1)制定健康公共政策(building health public policy) 健康公共政策是指所有政策领域都必须考虑到健康、和平,并对人民健康负责任,包括法令、条例、制度、规章和规范等,保护个人、家庭和社区远离各种危险因素,使他们尽早做出有利于健康的选择。

(2)创造支持性环境(creating supportive environment) 创造支持性环境就是改善社会生活环境、改善政治生活环境、促进经济保障及充分发挥妇女的作用,营造一个安全、舒适、满意、愉快的生活和工作环境,系统地评估不断变化的环境对人们健康的影响,以保证环境向积极有利的健康方向发展。

(3)强化社区行动(strengthening community action) 健康促进的重点是社区,没有个人和社区居民的参与,就不可能创建和谐健康的环境。通过具体和有效的社区行动,如确立优先问题、做出决策、制定及实施保健计划等,充分挖掘社区资源和潜力,发挥社区的作用,帮助社区人群认识自己的健康问题,提高人群有关健康权利和健康责任的知识水平及意识水平,以增强自我帮助和发展健康的生活方式,提高社区居民的生活质量和健康水平。

(4)发展个人技能(developing personal skill) 通过学校、家庭、工作单位、社区以及各种团体机构进行健康教育,提供健康信息,改善个人的健康意识和知识,提高个人的生活技能,有准备地应对人生发展各个阶段可能出现的健康问题,掌握处理各种慢性病和意外伤害的方法和技能,促使人们更有效地解决自身的健康问题和改善他们生存的环境,以支持个人和社会的发展。

(5)调整卫生服务方向(reorienting health service) 调整卫生服务方向是根据新的健康需求,从一种全新的视角调整其结构和职能的过程。需要个人、社区组织、卫生专业人员、卫生服务机构、工商机构和政府一起工作,共同负责,更合理地解决资源分配问题,改进

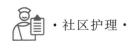

服务的质量和服务的内容,建立一个有助于健康的卫生保健体系,以提高人们的健康水平。

考点链接

关于健康教育与健康促进的关系的叙述,正确的是(　　)。

A. 健康促进是健康教育的核心内容

B. 健康教育对健康促进起着维护和推动的作用

C. 健康教育包括了疾病预防和健康促进两大内容

D. 健康教育是健康促进的深化与发展

E. 健康促进要以健康教育为先导

答案:E

解析:健康促进的含义比健康教育更为广泛,健康促进包含健康教育。

总之,健康促进是新的公共卫生方法的精髓。它涉及整个人群的健康和生活的各个层面,而不仅仅局限于疾病预防,因此健康促进工作的主体不仅仅是卫生部门,而且是社会的各个领域和部门,其中既有政府部门,又有非政府组织。健康促进促使个体、家庭、社区和各种群体有组织地积极参与。健康促进是应用多学科、多部门、多手段来增进群众的健康,这些手段包括传播、教育、立法、财政投入、组织改变、社区开发以及维护健康的活动。健康促进直接作用于影响健康的各种因素,包括社会行为、生态环境、生物因素和卫生服务等,它是建立在大众健康生态的基础上,强调健康、环境、发展三者的整合。

（五）健康促进与健康教育的关系

健康促进的含义比健康教育更为广泛,健康促进涉及整个人群和人们社会生活的各个方面,与广泛的,多样性的活动有关,包括降低健康危险因子(如体重控制、压力调适、戒烟等)、健康危险评估、健康体能和健康检查。健康促进将客观支持与主观参与融为一体,"客观支持"包括政策和环境的支持,"主观参与"则着重于个人与社会的参与意识和参与水平。健康促进不仅包括健康教育的行为干预内容,同时还强调行为改变所需要的组织支持、政策支持、经费支持等各项策略。"健康教育"与"健康促进"是不可分割的整体,"健康促进"是为实现"2000 年人人享有卫生保健"而采取的行为目标,"健康教育"则是实现这一目标的具体方法和手段。

二、影响健康的因素

（一）健康

健康的内涵十分丰富、复杂,且随着社会的发展、科学的进步而不断发展。从本质上说,健康是生命活动在社会所期望的方向,在客观允许之下所达到的平均及更优状态。原始社会对个人健康

【课堂互动】

现代健康观增加了什么?

的期望是善行、善斗和四肢发达,因此这些指标就成为古人健康的标准。过去,人们还曾经把没有疾病,即主观感觉没有不舒服,或临床检查没有发现异常视为健康。

随着社会的不断发展,医学模式的不断演变,世界卫生组织(WHO)于1948年在其宪章中将健康定义如下:健康不仅是没有疾病或虚弱,而是身体的、精神的健康和社会适应良好的总称。1990年,WHO在有关文件中对健康的定义再一次明确和补充,将健康归纳为四个方面:躯体健康、心理健康、社会适应良好、道德健康。在此:身体健康或躯体健康主要是指生理结构完好和功能正常;精神、心理健康主要是指智力、人格、情绪、人际关系等方面的完善;社会适应良好主要是指在社会系统里能扮演好适合其身份和能力的角色,并充分发挥自身的作用;道德健康是指个人不仅要对自己的健康承担责任,而且还要对他人健康和社会承担责任,宣传、保护和利用对人类健康和社会有利的因素,控制、消除危害他人健康和社会的因素。因此,道德健康的问题也属于精神文明建设的问题。

有人对现代的健康观提出疑问,认为现代的健康观趋向于社会定义而非医学定义。因此,WHO提出了衡量人类健康的十条标准:

一是精力充沛,能从容不迫地应付日常生活和工作的压力而不感到过分紧张;

二是处事乐观,态度积极,乐于承担责任,事无巨细不挑剔;

三是善于休息,睡眠良好;

四是应变能力强,能适应环境的各种变化;

五是能够抵抗一般性感冒和传染病;

六是体重得当,身材均匀,站立时头、肩、臂位置协调;

七是眼睛明亮,反应敏锐,眼睑不发炎;

八是牙齿清洁,无空洞,无痛感,齿龈颜色正常,不出血;

九是头发有光泽,无头屑;

十是肌肉、皮肤富有弹性,走路轻松有力。

最近WHO对健康制定了新的衡量标准,它包括躯体和心理的健康状态。

(1)躯体健康可用"五快"来衡量。①吃得快:进食时有良好的胃口,不挑剔食物,能快速吃完一餐。说明内脏功能正常。②走得快:行走自如,活动灵敏。说明精力充沛,身体状态良好。③说得快:语言表达正确,说话流利。表示头脑敏捷,心肺功能正常。④睡得快:有睡意,上床后能很快入睡,且睡得好,醒后精神饱满,头脑清醒。说明中枢神经系统兴奋、抑制功能协调,且内脏无病理信息干扰。⑤便得快:一旦有便意,能很快排泄完大小便,且感觉良好。说明胃肠、肾功能良好。

(2)心理健康可用"三良好"来衡量。①良好的个性:情绪稳定,性格温和,意志坚强,感情丰富,胸怀坦荡,豁达乐观。②良好的处世能力:观察问题客观现实,具有较好的自控能力,能适应复杂的社会环境。③良好的人际关系:助人为乐,与人为善,与他人的关系良好。

(二)影响健康的因素

人类的健康取决于多种因素的影响和制约。目前,人们认为影响健康的主要因素有四种,即环境因素、生物遗传因素、行为和生活方式因素及医疗卫生服务因素。其中行为和生活方式因素和医疗卫生服务因素均属于环境因素中的社会环境因素,但由于这两种因素对人类健康具有突出的影响,所以将其置于突出的位置并与环境因素和生物遗传因素相提并论。因此,在分析影响健康的因素时,可以从环境因素和生物遗传因素两大方面进行描述。

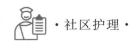

1. 环境因素

环境是指围绕着人类空间及其直接或间接地影响人类生活的各种自然因素和社会因素的总和。因此,人类环境包括自然环境和社会环境。

1）自然环境

自然环境又称物质环境,是指围绕人类周围的客观物质世界,如水、空气、土壤及其他生物等。自然环境是人类生存的必要条件。在自然环境中,影响人类健康的因素主要有生物因素、物理因素和化学因素。

自然环境中的生物因素包括动物、植物及微生物。一些动物、植物及微生物为人类的生存提供了必要的保证,但另一些动物、植物及微生物却通过直接或间接的方式影响甚至危害人类的健康。

自然环境中的物理因素包括气流、气温、气压、噪声、电离辐射、电磁辐射等。在自然状况下,物理因素一般对人类无危害,但当它超出一定限度时,就会对人类健康造成危害。

自然环境中的化学因素包括天然的无机化学物质、人工合成的化学物质及动物和微生物体内的化学元素。一些化学元素是保证人类正常活动和健康的必要元素。一些化学元素及化学物质在正常接触和使用的情况下对人体无害,但当它们的浓度、剂量及与人体接触的时间超出一定限度时,它就会对人体产生严重的危害。

2）社会环境

社会环境又称非物质环境,是指人类在生产、生活和社会交往活动中相互间形成的生产关系、阶级关系和社会关系等。在社会环境中,有很多因素与人类健康有关,如社会制度、经济状况、人口状况、文化教育水平等,但对人类健康影响最大的因素:一是行为和生活方式因素;二是医疗卫生服务因素。

（1）行为和生活方式因素　行为是人类在其主观因素影响下产生的外部活动,而生活方式是指人们在长期的民族习俗、规范和家庭影响下所形成的一系列生活意识及习惯。随着社会的发展、人们健康观的转变以及人类疾病谱的改变,人类行为和生活方式对健康的影响越来越引起人们的重视。合理、卫生的行为和生活方式将促进、维护人类的健康,而不良的行为和生活方式将严重威胁人类的健康。特别是在我国,不良的行为和生活方式对人民健康的影响日益严重,吸烟、酗酒、吸毒、纵欲、赌博、滥用药物等不良行为和生活方式导致一系列身心疾病日益增多。

（2）医疗卫生服务因素　促进及维护人类健康的各类医疗、卫生活动,既包括医疗机构所提供的诊断、治疗服务,又包括卫生保健机构提供的各种预防保健服务。一个国家医疗卫生服务资源的拥有、分布及利用将对其人民的健康状况起重要的作用。

2. 生物遗传因素

生物遗传因素是指人类在长期生物进化过程中所形成的遗传、成熟、老化及机体内部的复合因素。生物遗传因素直接影响人类健康,它对人类诸多疾病的发生、发展及分布具有决定性影响。

三、影响健康行为的因素

任何行为都是由多种因素决定的,并对行为产生不同的影响,只有全面分析这些因素才能制定恰当的教育策略。

健康行为受三种因素的影响,这三种因素是倾向因素、促成因素和强化因素。

（一）倾向因素

倾向因素(predisposing factor)先于行为,是产生某种行为的动机、愿望,或者是诱发某种行为的因素,包括学习对象的知识、态度、价值观、个人技巧等。

（1）知识　知识是个人和群体行为改变的基础和先决条件。一般来说,知识增长,则需求和愿望也随之增长。可以认为,知识是行为改变的必要条件,但不是充分条件。

（2）信念　信念是指对某一现象或某一事物的存在确信无疑。信念通常来自父母及其他受尊敬的人。

（3）态度　态度是指个体对人或对事物所持有的一种持久性和一致性的情感倾向,它反映了人们的爱憎。常以喜欢与不喜欢、积极与消极加以评价。

（4）价值观　价值观是指人们认为最重要的信念和标准。个人的价值观和行为的选择是紧密联系在一起的。但是,自相冲突的价值观是相当普遍的。绝大多数人都希望健康而不愿意生病,希望长寿而不愿意短命,可是,有些人却不愿意为了保持健康而摈弃一时的欢乐和自我放纵,也不愿为预防疾病而忍受改变。因此,帮助人们解决健康价值观的冲突是健康教育的一种重要技术。

不言而喻,倾向因素是产生行为的引子或促动力,即动机直接影响行为的发生、发展。健康教育的重要任务就是要促进个体或群体形成动机,自愿地改变不健康的行为。

（二）促成因素

促成因素(enabling factor)是指促使某种行为动机或愿望得以实现的因素,即实现某种行为所必需的技术和资源,包括保健设施、医务人员、诊所、医疗费用、交通工具、个人保健技术,另外,行政的重视与支持、法律政策等也可归入该类。促成因素是实施社区健康教育的基本条件。

在教育过程中如果不考虑促成因素,行为的目标就可能达不到。人群的健康行为与当地医疗服务、资源的可获得性和是否方便有很大的关系。因此,除了教育以外,还应向靶人群提供卫生服务并为其创造行为改变所必需的条件。

（三）强化因素

强化因素(reinforcing factor)是使行为维持、发展或减弱的外界因素,例如,用奖励或惩罚以使某种行为得以巩固或增强、淡化或消除。强化因素多指同事、父母、朋友、上司等亲密人员对健康所持的态度和采取的行为对个人健康观的影响。如高血压病人的强化因素为配偶或亲属,他们经常督促病人按时服药,巩固病人的依从性。强化因素积极与否主要取决于重要人物的态度和行为,大量的研究表明,青少年的吸烟行为与其密友和父母的态度及行为最为明显。据美国一项统计,医生每年与至少70%以上的吸烟者有所接触,在如此多的接触中,医生只需对其吸烟行为给予一定程度的影响,也会使吸烟者的行为发生实质性改变。实践也证明医生是协助人们戒烟的最合适的人选。临床试验表明:医生为吸烟者提供简单的医学告诫通常能达到5%～12%的戒烟率,要想达到更高的戒烟率,需花费医生更多的时间和增加咨询的频度。

倾向因素、促成因素和强化因素并不相互排斥,同一因素有时可以归入两类因素,例如,对母乳喂养的态度,可以看成是倾向因素,而当我们把他作为同伴、姐妹时,又可以看成

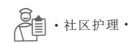

是强化因素。每一种因素都有正向和负向的一面。

一个成功的健康教育和健康促进计划,必须认真分析三种因素的正、负向影响,发扬正向因素的积极作用,把干预的重点放在负向影响上。教育规划就是从分析这些因素产生的。

四、社区健康教育的对象、特点和意义

(一) 社区健康教育的对象

社区健康教育的对象是社区的个体和群体。个体教育主要通过家庭访视和居家护理的指导,以及在社区卫生服务中心(站)内个别指导来实施。群体健康教育是社区健康教育最常用的形式,教育对象是有同种健康问题的群体或某一特定团体中的人群,通过社区健康知识讲座、孕妇学校、老年大学、相同健康问题的病人和家属间的交流等多种形式对群体进行健康教育。健康教育的对象不同,教育的侧重点也不同。现根据教育对象的需求差异将社区居民分为以下四类。

1. 健康人群

一般来说,健康人群在社区占的比例最大,他们由各个年龄段的人群组成。健康人群中有些人可能对健康教育最缺乏需求,也许会认为疾病距离他们太遥远,对健康教育持排斥态度。

对于健康人群,健康教育主要侧重于卫生保健知识。其目的是帮助维持良好的生活方式并保持健康,远离疾病。同时也提醒他们不要忽视疾病的预防及早期诊断。

2. 具有某些致病危险因素的高危人群

所谓具有某些致病危险因素的高危人群,主要是指那些目前尚健康,但本身存在某些致病的生物因素或不良行为及生活习惯的人群。致病的生物因素包括个体遗传因素(高血压、糖尿病、乳腺癌等疾病有家族史)、不良的行为及生活习惯(高盐、高糖及高脂饮食,吸烟,酗酒等)。

高危人群中可能会有一部分人对疾病过于恐怖,因个体的某种疾病家族史而过分焦虑,甚至疑虑重重。还可能会有另一部分人对自己的不良行为或生活习惯不以为然,把健康教育看做是老生常谈,甚至认为是小题大做、故弄玄虚。

针对这类人群,健康教育应侧重于预防性健康教育,帮助他们掌握一些自我保健的技能,如乳腺痛的自我检查及一些疾病的早期自我监测等,或帮助他们自觉地纠正不良的行为及生活习惯,积极地消除致病隐患。

3. 患病人群

患病人群包括各种急、慢性疾病的病人。患病人群可根据其疾病的分期分为四种病人,即临床期病人、恢复期病人、残障期病人和临终病人。

临床期病人、恢复期病人、残障期病人一般来说对健康教育比较感兴趣,他们均不同程度地渴望早日摆脱疾病、恢复健康。因此,对于这三种病人,健康教育应侧重于康复知识的教育以帮助他们积极地配合治疗,自觉地进行康复锻炼,从而减少残障,加速康复。

对于临终病人的健康教育实质上是死亡教育,其目的是帮助他们正确面对死亡,以减少对死亡的恐惧,尽可能轻松地度过人生的最后阶段。

4. 病人家属及照顾者

病人家属及照顾者与病人接触时间最长,他们中的部分人往往因长期护理而产生心理和躯体上的疲惫,甚至厌倦。因此,对他们进行健康教育是十分必要的。

对于这类人群,健康教育应侧重于养病知识、自我监测技能及家庭护理技能的教育。其目的:一是提高他们对家庭护理重要性的认识,坚定持续治疗和护理的信念;二是指导他们掌握家庭护理的基本技能,从而科学地护理、照顾病人;三是指导他们掌握自我保健的知识和技能,以在照顾病人的同时维持和促进自身的身心健康。

(二)社区健康教育的特点

社区健康教育不同于医院健康教育,与医院健康教育相比较,其主要特点可归纳为以下三点。

(1)社区健康教育以健康为中心 以健康为中心、以促进健康为目标,是社区健康教育与医院健康教育的最根本区别。

(2)社区健康教育具有广泛性 由于社区健康教育的对象不是仅仅限于某一个人或某一群体,而是社区的所有居民,包括病人和健康人,这就决定了其广泛性。在进行社区健康教育的每一个步骤中:既要考虑到整个社区,又要考虑到某一特定人群或某一家庭,甚至某一个人;既要考虑到如何开发领导层,又要考虑到如何协调社会各界力量。因此,社区健康教育比医院健康教育更为广泛。

(3)社区健康教育具有连续性 由于社区护理健康教育是以健康为中心,所以它将贯穿于人的一生,即从出生到死亡。针对各个年龄阶段,健康教育的内容、形式将有所不同。

(三)社区健康教育的意义

健康教育作为全民预防疾病、促进健康的策略,具有重要的战略意义。

(1)健康教育是初级卫生保健首要任务。WHO 在《阿拉木图宣言》中把健康教育列为初级卫生保健八项任务之首,说明健康教育在实现所有健康目标、社会目标、经济目标中的地位与价值。

(2)健康教育是卫生保健事业发展的必然趋势。因疾病谱和死亡谱的变化,慢性非传染性疾病成为威胁健康的主要杀手,而不良行为和生活方式是诱发慢性病的危险因素。这是医药所不能解决的,而健康教育则有益于降低危险因素,预防各种"生活方式病"。

(3)健康教育是一项投资少、产出高、效益大的保健措施。健康教育引导人们改变不良行为和生活方式,减少自身制造的危险,从成本到效益的角度分析,健康教育的成本投入所产生的效益,远远大于医疗费用高昂投入所产生的效益。如美国的研究结果显示:如果美国男性公民不吸烟,不过量饮酒,采取合理饮食和有规律的身体锻炼,其寿命可望延长10 年,而每年数以千亿美元用于提高临床医疗技术的投资,却难以使美国人口寿命增加 1年。这说明开展健康教育是一项极为经济的卫生保健措施。

(4)健康教育是提高自我保健意识的重要渠道。自我保健意味着自己有知识和能力做出与健康有关的决定,这是提高人们医学文化水平的结果。健康教育是人们获取医学保健知识、增强自我保健意识、提高自我保健水平的重要渠道。

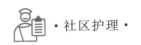

第二节　社区健康教育的内容与方法

一、社区健康教育的内容

（一）一般性的健康教育内容

一般性的健康教育内容包括社区的公共卫生与环境卫生、个人卫生、室内环境保护、饮食卫生与营养知识、健康基本知识、计划生育和优生优育知识、心理卫生、运动与健康等。

（二）特殊健康教育内容

对于不同人群，社区健康教育的主要内容如下。

（1）婴幼儿、学龄前儿童健康教育的主要内容　如：感知能力、认知能力、语言能力及动作能力的训练；培养良好的情绪、情感和个性；美学礼仪、道德品质教育；膳食营养知识；计划免疫知识；呼吸道感染、腹泻、佝偻病、缺铁性贫血、蛔虫病等常见病的防治知识和家庭护理知识；外伤、气管异物、触电、溺水、交通事故等意外事故防范。

知识链接

婴幼儿期成长发育特点

婴儿期是智力发育的飞跃时期，此期婴儿活动范围不断扩大，逐渐懂事。因此，了解此期特点非常重要。婴儿期特点如下。①培养求知欲：由于活动范围增大，外界接触增多，空间的知觉随之发展，认识范围不断扩大，这为思维活动的形成准备了条件。因此，应更多更好地开发、启迪婴儿的智力。②婴幼儿断奶时应注意心理问题：断奶前应有计划地逐步进行。如在断奶前的两三个月里就开始慢慢添加各种辅食，使断奶能顺利进行。③婴幼儿大小便自我控制的训练：从乳儿期就应养成定时排大小便的习惯，可尽早使用蹲坐的便盆进行训练。④通过游戏建立群体意识、协作意识。⑤通过平时的言行举止影响婴幼儿建立基本道德观。⑥通过玩具、书籍、音乐、绘画培养婴幼儿的观察、识记、操作能力。

（2）学龄期健康教育的主要内容　如：近视、龋齿、结膜炎防治知识；常见传染病的防治知识；营养不良、肥胖等营养问题干预措施；良好的学习、作息习惯，个人卫生习惯；性教育，青春期心理卫生；常见心理社会问题的干预；体育运动知识；意外创伤预防。

（3）妇女健康教育的主要内容　如：经期卫生；婚前性知识教育，性卫生；计划生育，优生优育；孕期保健、分娩及产后护理、新生儿护理；围绝经期生理及保健；预防泌尿道感染；心理卫生；乳房自查；妇科常见病防治。

（4）中年人健康教育的主要内容　如：心理压力调适；膳食与营养指导；运动锻炼指导，合理休息和睡眠；常见慢性疾病的自我监测和预防；不良生活方式危害及改变等。

（5）老年人健康教育的主要内容　如：老年人生理、心理知识；老年生活安排及心理调适；营养指导、运动锻炼指导；常见慢性病的自我护理；心脑血管意外预防；用药指导；皮肤护理；预防跌倒、骨质疏松、便秘、泌尿道感染；预防呛咳、误吸；死亡教育。

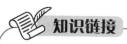

呼吸操训练技巧

（1）腹式呼吸训练　取立位（体弱者可取半卧位或坐位），左、右手分别放在腹部和胸前。全身肌肉放松，静息呼吸。吸气时用鼻吸入，尽力挺腹，胸部保持不动；呼气时用口呼出，同时收缩腹部，胸廓保持最小活动度，缓呼深吸，增进肺泡通气量。每分钟呼吸 7～8 次，如此反复训练，每次 10～20 min，每日 2 次。熟练后逐步增加次数和时间，循序渐进，使之成为不自觉的呼吸习惯。

（2）缩唇呼吸训练　取半坐位，双下肢及双膝下各垫一薄枕，四肢自然位，以感受到舒适为度。先用鼻深吸气，然后口唇做成吹口哨状慢慢呼出，呼气时心里默默数数，数到 7 后发一个"扑"声，将剩余的气体全部呼出，吸呼比为 1∶2 或 1∶3。

（三）卫生管理法规的教育

学习健康教育有关的法规，为开展健康教育与健康促进工作提供依据。促进社区居民树立良好的道德观念，提高人们进行社区卫生管理的责任心和自觉性，自觉遵守卫生管理法规，维护社会健康。

二、健康教育的方法

（一）健康教育的方法

（1）语言健康教育　语言健康教育又称为口头健康教育，即通过语言的交流和沟通，有技巧地讲解健康知识，以增加社区居民有关的健康知识。语言健康教育是健康教育最基本的也是最主要的方式，包括交谈、健康咨询、专题讲座、小组讨论等。

① 口头交谈　通过面对面谈话，传递信息，进行指导，是家庭访视和个别教育的基本形式。

② 健康咨询　以面对面或电话的方式解答和指导学习对象提出的有关疾病、健康及生活中的各种疑问，帮助他们解除疑虑，做出行为决策，以保持和促进身心健康。

③ 专题讲座　由专业人员就某一专题进行系统的知识传授，此方式专业性、系统性、针对性强，目的明确，内容突出，适用于社区重点人群的系统教育。

【课堂互动】
　　讨论各种健康教育方法的优缺点。

④ 小组讨论　由健康教育者组织、指导与协调，以小组的形式就学习对象共同的学习需求或相似的健康问题进行交流、探讨，以达到共同提高、解决问题的目的。此法特别适用于技能训练和行为改变。

（2）文字健康教育　利用各种文字传播媒介和社区居民的阅读能力来达到健康教育目的的一种方法。此法包括卫生标语、卫生传单、卫生手册、卫生墙报或专栏、卫生报刊或画报等。

① 卫生标语　有大横幅、招牌标语和条幅标语等。卫生标语是一种适合各种场合的宣传形式，具有形式简单、制作方便、内容简练、意义明确、易于记忆、号召力强、鼓励性强等

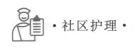

特点。

②卫生传单　以单页的文字或美术宣传品为主要形式,针对居民的需要,可比较详尽地阐述某一问题。卫生传单可大量印刷,广泛散发。

③卫生手册　组织专业人员编写,用大众化的语言将一般的健康教育内容进行陈述、解释,并印刷成册,帮助社区居民掌握有关的健康保健知识和技能。卫生手册便于保存,可反复使用。

④卫生墙报或专栏　将较多的健康教育信息浓缩成短小精悍的科普文章,布置在墙上的黑板、展牌、灯箱等上面,其制作简便、更新容易、形式多样、内容丰富、图文并茂,易于被广大居民所接受。

⑤卫生报刊或画报　定期出版发行,信息量大,综合性强,是社区居民学习健康知识和积累信息的良师益友。

（3）形象化健康教育　常以图片、照片、标本、模型、演示等形式展览或传递健康信息。其特点是形象、生动、直观、真实性强,常与文字健康教育结合使用,可加强健康教育的效果。

（4）电化健康教育　包括广播、电视、电影、录音带、录像带、幻灯、投影等点化材料。电化健康教育可以发挥视听并用的优势,尤其适合操作技能的演示。

（5）网络健康教育　通过计算机网络进行健康信息传播的一种方法,可以通过文字、声音、图像或三者结合起来进行。网络健康教育具有信息资源丰富,传播速度快、范围广、效果好等优点,随时为社区居民提供各种健康保健知识。

以上各种健康教育方法没有优劣之分,只有特点不同,在实际应用时,要根据健康教育的对象、所处地区、目的、特点的不同进行选择。

（二）社区健康教育的原则

健康教育是一种有目的、有计划、有组织的社会教育活动,针对不同的目标人群应采用不同的策略、方式和方法,例如:对一般群众可通过大众媒介、宣传周或宣传日、社区健康教育讲座等形式宣传卫生保健知识;对在校学生则可设置相应的健康教育课程等。开展健康教育时应遵循以下原则。

（1）科学性　健康教育内容要有科学性,要立足于科学,无论是正面宣传还是反面举例,都要实事求是,引用的资料应准确无误,切忌哗众取宠、颠倒是非。

（2）针对性　健康教育的内容应具有针对性,要根据不同的教育对象进行有针对性的健康教育。要详细调查了解目标人群的卫生保健需求以及年龄、性别、职业、文化程度、心理状态等,不同的人群应施以不同的教育内容、方式和方法,以便做到有的放矢,取得应有的效果,切忌千篇一律"一刀切"。

（3）实用性　健康教育本身是一门应用科学,在实施过程中应注重健康教育技术、方法的实用性、可行性。应根据目标人群的实际经济水平,提出切实可行的措施,使健康教育活动发挥出实际效益。

（4）群众性　健康教育是以人群为对象、以健康为中心的教育活动,健康教育要吸引广大群众积极地参与,争取社会各部门和团体的合作,只有这样才能将健康教育持续地开展下去并取得相应效果。健康教育的内容应适应不同人群的需要,并且要通俗易懂、深入浅出,形式上应使群众易于接受、喜闻乐见。

（5）艺术性 健康教育如具有一定的艺术感染力，可使健康教育的社会效益达到最大。因此健康教育活动可根据不同对象的兴趣爱好、心理特点以及自我保健要求等，将教育内容适当地进行艺术加工，通过直观形象和视听电化教育等形式，提高人群对健康教育的兴趣。

第三节 社区健康教育程序

社区健康教育是指以社区为单位，以社区人群为教育对象，以促进社区居民健康为目标而进行的有组织、有计划、有系统、有评价的健康教育活动。其目的是帮助社区居民树立健康意识，及时发现自身、家庭和社区的健康问题，培养促进健康的行为和生活方式，提高个人、家庭及群体的保健能力和健康水平。与应用护理程序开展临床护理一样，社区健康教育程序也包括评估、诊断、计划、实施及评价五个基本步骤。

一、社区健康教育评估

所谓的评估，即收集资料。社区健康教育评估是社区健康教育者或社区护士通过各种方式收集有关健康教育对象的资料，为开展健康教育提供依据的过程。其主要包括以下几个方面。

（1）社区一般资料 包括：社区人口数量、年龄结构、性别比例、民族、职业、出生率、死亡率、学历、婚姻状况、家庭情况、文化特点等；社区人群各种疾病的发病率、病死率；卫生服务机构的地理位置以及社区人群卫生服务设施利用情况等。

（2）教育对象的生理状况 包括身体状况及生物遗传因素。

（3）教育对象的心理状况 包括学习的愿望、态度及心理压力等。

（4）教育对象的生活方式 包括吸烟、酗酒、饮食、睡眠、性生活、体育锻炼等生活习惯和行为方式。

（5）教育对象的学习能力 包括文化程度、学习经历、学习特点及学习方式等。

（6）教育对象的生活、学习及社会环境 包括职业、经济收入、住房状况、交通设施、学习条件、人际环境及自然环境等。

社区健康教育的对象小至个人，大则可至整个社区，他们可以是健康人群，也可以是久病卧床的病人。因此，社区护士应针对不同的对象采取不同的评估方式。常用的评估方式可分为直接评估与间接评估两种。直接评估包括观察、面谈、问卷等方法；间接评估则多为查阅有关档案资料、询问亲朋好友等方法。

二、社区健康教育的诊断

所谓的诊断，即是确定问题。社区护理健康教育诊断是指社区健康教育者或社区护士根据已收集的资料进行分析，从而确定教育对象的现存或潜在的健康问题及相关因素。社区健康教育诊断可以分六步进行。

（1）列出教育对象现存或潜在的健康问题。教育者应根据收集的资料，找出教育对象现存的和可能出现的健康问题。

（2）选出可通过健康教育解决或改善的健康问题。教育者在列出的所有健康问题中，排除由生物遗传因素所导致的健康问题,从而挑选出由行为因素导致的可通过健康教育改善的健康问题。

(3)分析健康问题对教育对象的健康所构成的威胁程度。教育者将挑选出的健康问题按其严重程度加以排列。

(4)分析开展健康教育所具备的能力及资源。教育者对社区内及本身所具备的开展健康教育的各种人力、物力资源及能力进行分析,从而决定所能开展的健康教育的项目。

(5)找出与健康问题相关的行为因素及环境因素和促进教育对象改变行为的相关因素。教育者应对教育对象及其环境进行认真的分析,从而找出与健康问题相关的行为因素及环境因素和促进教育对象改变行为的相关因素。

(6)确定健康教育的首选问题。根据以上一系列分析,教育者最后确定健康教育的首选问题。

三、制定社区健康教育计划

在完成了对社区健康教育诊断后,即可以制定社区健康教育计划。为了使社区健康教育计划能有效地实施,社区护士应与社区其他卫生服务人员、社区基层组织领导及教育对象共同商讨制定。在制定计划时,一定要以教育对象为中心。

(一)计划设计的原则

(1)参与性原则 制定计划时只有把计划的目标和目标人群所关心的问题紧密结合起来,才能吸引群众参与,得到群众支持,并达到预期效果。应力争做到让社区群众早期参与社区需求分析,准确确定优先项目和制定项目目标,鼓励社区干部和群众积极参与计划的制定以及计划的各项活动工作,这是保证项目成功的一个重要原则。

(2)目标原则 计划设计必须自始至终坚持以正确的目标为指向,使计划活动紧紧围绕目标开展,以保证计划目标的实现,所要达到的目标必须是明确的和可以测量的。

(3)重点突出的原则 健康教育与健康促进计划通常是指某一具体项目,如"预防未成年人吸烟健康教育与健康促进计划""预防艾滋病健康教育与健康促进计划"等,计划的目标十分明确。计划的重点必须突出,切忌面面俱到,包罗万象。如果计划没有重点或重点不突出,势必造成干预的分散,有限的资源不能集中使用而使计划失败。没有重点的计划目标也必然含糊不清,从而就会浪费有限的资源、时间和精力,计划也难以评价。因此,进行健康教育与健康促进计划设计时必须坚持重点突出的原则。

(4)从实际出发的原则 一切从实际出发,既要借鉴历史的经验与教训,又要进行周密细致的调查研究,因地制宜地进行计划设计。同时,要清晰地掌握目标人群的健康问题、知识水平、思想观念、经济状况、风俗民情、生活习惯等一系列客观资料,实行分类指导,提出真正符合具体实际、有可行性的活动计划。

(5)弹性原则 在制定计划时要尽可能地预见到在实施计划过程中可能发生的情况,要留有余地并预先制定应变对策,以确保计划的顺利实施。但弹性不等于随意性,不能随意地更改计划,只有经过科学的评价与实事求是的反馈,有修改计划的客观指征,认为确有修改的必要时才能由制定者进行修改。

(6)前瞻性原则 一切计划都是面向未来的,因此,要求计划的制定者要有一定的预测和把握未来的能力。计划的制定和执行要考虑长远的发展和要求。健康教育与健康促进计划要体现一定的先进性或超越性,如果目标要求过低,将失去计划的激励功能和指导、规划作用,更不能起到优化资源、追求以最小的投入达到最大限度的产出的效果。

（二）确定优先项目

确定优先项目在于真实地反映社区存在的群众最关心的健康问题,以及反映各种特殊人群存在的特殊健康问题,决定最重要、最有效、资源占用少而效益高的项目。在同时存在几个主要健康问题时,优先的原则是重要性、有效性和可行性。

（1）重要性 主要看疾病或健康问题的频度和危害程度,通过分析社区人群中发病率、病残率、死亡率以及疾病或健康问题造成的经济负担、社会负担、康复成本、经济损失等来确定其重要性。

（2）有效性 主要看疾病或健康问题是否能够通过健康教育手段得以解决。干预实施后,是否会收到明显的效果和社会效益。

（3）可行性 主要分析社会以及政策对疾病或健康问题干预的支持力度和有利条件,包括领导的支持、社会有关部门的配合,人力、物力、技术支援的条件,特别是经济资源的支持,以及健康教育是否会得到社区人群,尤其是干预对象的支持和赞同。

（三）确定规划目标

当项目确定后,就要针对项目计划干预的内容,确定干预人群、范围、计划所要达到的目标以及为实现目标要求而制定的各项指标。

（1）制定目标 目标是健康教育计划活动的总方向,即在执行计划后,预期要达到的理想结果。目标一般是比较宏观、笼统、长远的,它只是给整个计划提供一个总体上的要求或努力方向。例如,通过本项目计划的实施,使社区内吸烟人数减少,吸烟率降低,与吸烟有关的慢性病发病率得到控制。

（2）制定指标 指标即具体的目标,是目标要达到的具体结果,要求是明确、具体、可测量的而又能够达到的指标。指标包括五个要素,即对谁? 什么变化? 多长时间? 变化程度多大? 如何测量这种变化? 一项健康教育计划通常包括三个方面的指标,即教育指标、行为指标和健康指标。

① 教育指标是指为实现行为改变所应具备的知识、态度、信念和技巧等,是反映健康教育计划近期干预效果的指标。例如:实施围产期保健健康教育计划 1 年后,知识方面,100％的孕妇能说出产前检查的好处;信念方面,100％的孕妇相信她们能够用母乳喂养自己的孩子;技能方面,100％的产妇能够掌握母乳喂养的技巧。

② 行为指标是指健康教育计划实施后,干预对象行为变化的指标,也是反映计划中期效果的指标。例如,实施母乳喂养健康教育计划两年后,使社区 90％的产妇实现母乳喂养。

③ 健康指标是指通过健康教育计划的实施,反映干预对象健康状况改善情况的指标。由于要使干预对象的健康状况改变往往是一个较长的时期,所以,健康指标反映的通常为远期效果,包括发病率的降低,健康水平和生活质量、平均期望寿命的提高等。例如,执行控烟健康教育计划 3 年后,使社区内 35 岁以上的居民高血压患病率由目前的 12.65％下降至 8％以下。

一项健康教育计划应该设计什么指标、多少个指标,没有统一规定,也不是所有计划都

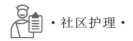

要具备知识、行为、健康这三项指标。要根据计划的内容、对象、时间以及期望产生的效果来定。

考点链接

> "执行计划一年后,本社区 35 岁以上成人首诊测量血压率达到 80%"属于( )。
>
> A. 总体目标   B. 过程目标   C. 教育目标
>
> D. 行为目标   E. 健康目标
>
> 答案:D
>
> 解析:描述的是社区居民经过健康教育之后,他们的行为(测量血压)发生了变化。

(四)确定教育(干预)策略

在确定目标后,就要确定达到目标的方式、方法和途径,即干预策略。教育(干预)策略主要包括以下几项内容。

(1)确定教育方法 健康教育干预是通过卫生知识传播、保健方法和技术的应用指导等来实现的。因此,按干预手段和目的的不同,可将教育方法分为信息传播类、行为干预类和社区组织方法三大类。不论采用哪一种方法,都必须以如下原则进行评价:是否容易为受教育者所接受?方法是否简便?效率与效果如何?是否经济?

(2)确定教育内容 计划中的教育内容,应针对目标人群的知识水平、接受能力、项目的目的和要求来确定,要讲究教育内容的科学性、针对性、通俗性和实用性。

(3)确定教育材料 健康教育活动的教育材料主要有视听材料和印刷材料两大类。可购买出版发行物,也可自行编印。不论选择哪一种教材,其内容设计都必须符合教育(干预)内容的要求。

(4)组织与培训 确定组织网络和执行人员,搞好培训,是执行计划的组织保证。组织网络以健康教育专业人员为主体,吸收政府各部门、基层组织、各级医药卫生部门、大众传播部门、学校等参加,组成具有多层次、多部门、多渠道的网络,确保计划目标的实现。同时,对执行计划的各类人员,要根据工作性质和担任的任务,分别进行培训,以保证健康教育计划执行质量。

(5)安排项目活动日程 健康教育项目计划、实施大致分为如下四个阶段。

① 调研与计划设计阶段 包括基线调查、确定教育对象、制定教育目标、设计监测和评价方案等。

② 准备阶段 包括确定教育内容、选择教育方法、制作教育材料、建立教育网络、培训教育执行人员、准备物资和材料等。

③ 执行阶段 包括争取领导和社会支持、各种传播和教育(干预)手段的运用、对活动过程进行监测和评价等。

④ 总结阶段 包括对资料和数据进行收集、整理和分析,撰写活动执行情况和项目总结报告,找出存在的问题和不足,提出今后改进的意见。

（6）设计监测与评价方案 在项目的设计阶段就要考虑评价问题。对监测与评价的活动、指标、方法、工具、时间、监测与评价负责人等做出明确的规定。

（7）项目经费预算 根据项目的活动,分别测算出每项活动的开支类别即所需费用,然后汇总,列出整个项目的预算。

四、实施社区健康教育计划

所谓的实施,即将计划中的各项措施变为实践。在制定了完善的社区护理健康教育计划之后,即可付诸实施。然而,在具体社区健康教育的实施过程中应注意做好以下几点工作。

（1）首先开发领导层,以得到社区基层领导及管理者的支持。

（2）协调社会各界力量,创造执行计划的良好内、外环境。

（3）认真做好健康教育者的培训工作。

（4）培养典型,以点带面。

（5）不断调查研究,探讨新的教育形式和方法。

（6）及时总结工作,交流、推广好的经验。

五、社区健康教育的评价

所谓的评价,即是对照计划进行检查、总结。社区健康教育评价即是对社区的健康教育活动进行全面的监测、核查和控制,是保证社区健康教育计划设计、实施成功的关键措施。因此,社区健康教育的评价应贯穿社区健康教育活动的全过程。

在实际工作中,健康教育评价可以分为三种,即即时评价、阶段评价及效果评价。即时评价是指在进行健康教育时,教育者应通过教育对象的不同形式反馈,如面部表情、提问等,及时修改教育方式及方法。阶段评价是指在健康教育的过程中,教育者应定期对照计划检查教育进度及效果。效果评价则是指在健康教育结束时,教育者应对照计划对教育活动进行全面检查、总结。

在进行健康教育评价时,应注意使用恰当的评价指标及评价方法。常用的评价指标及评价方法如下。

（一）评价指标

1. 反映个体或人群卫生知识水平的指标

$$卫生知识及格（满分）率 = \frac{卫生知识测验及格（满分）人数}{参加测验的人数} \times 100\%$$

$$卫生知识达标率 = \frac{某一范围内卫生知识达标人数}{该范围内应达标人数} \times 100\%$$

2. 反映个体或人群对卫生保健工作态度的指标

（1）对某卫生保健行为的支持（反对）率,例如:

$$对戒烟的支持（反对）率 = \frac{被调查范围内支持（反对）戒烟的人数}{被调查人数} \times 100\%$$

（2）健康教育活动的自愿参与率,例如:

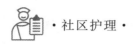

$$某疫苗自愿接种率=\frac{某范围内自愿接种某疫苗人数}{该范围内应接种某疫苗的总人数}\times100\%$$

3. 个体或人群卫生习惯或卫生行为形成情况的指标

$$卫生保健活动参与率=\frac{某范围内坚持参与某项卫生保健活动人数}{该范围内有能力参与卫生保健活动的总人数}\times100\%$$

$$不良行为或习惯转变率=\frac{某范围内已改变或纠正某种不良行为或习惯人数}{该范围内有某种不良行为或习惯的人数}\times100\%$$

4. 反映健康教育深度和广度的指标

$$卫生知识普及率=\frac{某范围内已达到卫生知识普及要求的人数}{该范围内总人数}\times100\%$$

$$健康教育覆盖率=\frac{某范围内接受某种形式健康教育的人数}{该范围内总人数}\times100\%$$

5. 反映人群健康水平的指标

反映人群健康水平的指标包括发病率、患病率、死亡率、平均寿命及少年儿童的生长发育指标等。

（二）评价方法

评价的主要方法有座谈会、家庭访问、问卷调查、卫生学调查、卫生知识小测验以及卫生统计方法等。在实际工作中应根据社区护理健康教育的对象及客观条件采取适当的评价方法，以达到良好的效果。

（三）影响评价的因素

评价将贯穿社区健康教育的整个过程，它是确保社区健康教育成功的重要保证。但是，在评价时要特别注意防止偏倚因素的影响。常见的偏倚因素有以下五种。

（1）历史性因素　所谓的历史性因素是指在评价过程中发生的重大的可能对目标人群产生影响的事件，如新卫生政策的颁布、自然灾害或社会灾害等。在评价时，可通过设立对照组和过程追踪来排除历史性因素对评价结果正确性的影响。

（2）测试或观测因素　在评价过程中，测试者本身的态度、工作人员对有关知识和技能的熟练程度、测量工具的有效性和准确性及目标人群的成熟性对评价结果的正确性均有影响。

（3）回归因素　回归因素是指由于偶然因素，个别被测试对象的某特征水平过高或过低，但在以后的测试中可能又恢复到原有的实际水平的现象。在测试时，可采用重复测量的方法以减少回归因素对评价结果正确性的影响。

（4）选择因素　在评价阶段，如果干预组和对照组选择不均衡，可引起选择偏倚，从而影响观察结果的正确性。但在评价时，可通过随机化或配对选择的方法防止或减少选择偏倚对评价结果正确性的影响。

（5）失访　失访是指在实施健康教育过程中或评价阶段，目标人群或教育对象由于各种原因而中断被干预或评价。如果目标人群失访比例过高（超过10%），便可造成偏倚。

第四节　健康促进的计划与实施

一、基本程序

（一）计划

计划是根据研究的目标人群的有关健康问题及其特征,提出解决该问题的目标以及实现目标所采取的一系列具体措施和策略。任何一个健康促进的计划都必须有明确的目标,它是计划实施和效果评价的依据,如果缺乏明确的目标,整个计划将失去意义。

1. 制定目标

1）总体目标

总体目标是指在执行某项健康促进计划后预期应达到的理想效果,是一个宏观目标,努力的方向较为笼统,且不要求达到可测量的效果。例如,青少年的控烟计划,其总目标可以提出:"造就不吸烟的新一代"。再如,"通过本项计划的实施,使社区内吸烟率降低,与吸烟有关的慢性病发病率得到控制"。

2）具体目标

计划的具体目标是为实现总体目标而设计的具体的量化指标。其要求可归纳为 SMART 五个英文字母。（S——special,具体的；M——measurable,可测量的；A——achievable,可完成

> 【课堂互动】
> 健康教育程序与健康促进程序有什么不同?

的；R——reliability,可信的；T——time bound,有时间性的）。具体地说,计划目标必须回答四个"W"和两个"H"。

Who——对谁?

What——实现什么变化（知识、信念、行为、发病率等）?

When——在多长时间内实现这种变化?

Where——在什么范围内实现这种变化?

How much——变化程度有多大?

How to measure——如何测量这种变化（指标或标准）?

［例1］ 某社区控烟计划实施一年后,50％的中学,二年后 80％的中学建立有关学校控烟的规章制度。

［例2］ 某社区青少年控烟计划实施一年后使 15～22 岁青少年的吸烟率由计划执行前的 50％下降到 30％,二年后下降至 20％。

健康促进的具体目标一般应该分教育目标（为实现行为改变所必须具备的知识、态度、信念、价值观及个人技巧）、行为目标和健康目标三个方面。

2. 制定干预策略

（1）确定目标人群。

（2）根据项目内容选择干预方法。

（3）准备教育材料,确定干预场所。

（4）确定健康促进活动的日程和人员。

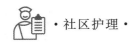

（二）实施

实施是按照计划去实现目标,获得效果的过程。没有有效的实施工作,再好的计划也不能产生经济效益和社会效果。因此,在健康促进活动中,实施是重点,是关键。健康促进的实施工作包括五部分:制定实施时间表、控制实施质量、建立实施的组织机构、培训实施的工作人员、配置和购置所需设备和物件等。项目实施的任务有以下几点。

1. 社区开发

社区开发的目标主要包括建立领导机构、积极动员靶人群参与、加强网络建设和部门间协调及制定政策项目的开展。健康促进活动的开展由社区政府领导,有利于协调各部门的工作,创造良好的社区支持环境。实践表明,社区政府成为健康促进的决策和协调机构,这是实现社区健康促进目标的关键,政策的支持比任何卫生干预都重要。

2. 项目培训

项目培训是为完成项目目标而建立与维持一支有能力、高素质工作队伍的活动,并使该队伍在项目结束后仍能延续项目的活动,巩固项目的效果。项目实施人员主要从执行机构中挑选,必要时可从相应业务部门聘请。其培训应使实施人员掌握和熟悉与实施该计划有关的专业知识和专业技能,并能把所学到的知识和技能运用到实际工作中。

3. 社区为基础的干预

社区居民在性别、年龄、职业、经济、文化及生活习惯等各个方面都存在差异。因此,以社区为基础的干预必须是多部门合作,采用多种方法进行多层次的综合防治的干预方案。

公共场所、工作场所、学校、政府部门及居民家庭等都可以是社区干预的场所,不同的场所有不同的核心干预。如控烟干预应以学校及医院为主,这些单位控烟效果容易在广大群众中产生榜样作用,对全社会的控烟活动起推动作用。在干预人群上,应区别对待高危人群、脆弱人群和一般人群。

4. 项目执行的质量控制

健康促进活动中的质量主要是指为达到预期目标而采用的一系列专业活动的合适程度。质量控制是指利用一系列方法来保证项目执行过程的质量。它评估的是计划本身的设计以及设计过程的优劣,以解释计划成败或需要进一步改进的原因,它说明的是计划执行的动态发展过程,而不是计划结果的程度和行为效应。

建立质量控制体系可保证计划设计和执行过程中的每个环节都有章可循,其内容主要有计划中的各项活动是否按时间表进行,工作的开展是否与计划相符合,实施人员的知识、技能、态度,目标人群参与状况,相关部门配合情况,经费开支审计,成立专家小组审查制,组织有关人员对项目活动进行现场考察等。

（三）评价

评价是根据一定原则或标准,通过仔细检查确定各项活动的实施情况、符合程度、费用、效益、效果等客观实际并与预期目标进行比较的过程。它贯穿于整个健康促进活动的计划、实施和总结的始终。

1. 形成评价

形成评价指在执行计划之前或执行早期对计划内容所做的评价。其具体内容主要有如下几点。

（1）了解目标人群的各项基本特征。

（2）了解目标人群对各项干预措施的意见。

（3）了解教育资料的生产、储存、批发、零售及发放渠道等情况。

（4）对问卷项目进行预调查并进行修改。

（5）了解计划执行早期可能出现的问题。

2. 过程评价

过程评价起始于健康促进计划开始实施之时,贯穿于整个计划执行的过程。其主要内容包括如下几点。

（1）教育干预是否适合于教育对象,并为他们所接受。

（2）教育干预是否按照计划方案的方法、时间、频率进行,干预质量如何。

（3）教育材料是否按方案要求发放至目标人群,教育覆盖率是否达到要求。

（4）目标人群是否按计划要求参与健康教育活动,存在的主要问题及原因有哪些。

（5）信息反馈系统是否健全,各项监测记录是否全面、完整、系统、符合质量要求。

（6）计划实施过程有无重大环境变化和干扰因素,对计划执行的影响如何。

3. 效果评价

效果评价即确定干预的效果。效果评价可分为近期效果评价、中期效果评价、远期效果评价。

（1）近期效果评价　主要评价影响健康行为的倾向因素、促成因素、强化因素以及政策和法规是否有利于健康。

（2）中期效果评价　主要是指目标人群的行为改变。主要指标有健康行为形成率、行为改变率等。

（3）远期效果评价　也叫结果评价,主要评价社区人群的健康状况和生活质量是否改善,即健康促进的目的是否实现。主要评价指标如下。

① 反映健康状况的指标　生理指标:包括身高、体重、血压、血红蛋白、血清胆固醇等。心理指标:包括人格测量指标、智力测验指标、症状自评量表等。疾病与死亡指标:包括发病率、患病率、死亡率、病死率、婴儿死亡率、平均期望寿命等。

② 反映生活质量的指标　包括生活质量指数、功能状态量表、生活质量量表等。

4. 总结评价

总结评价是形成评价、过程评价、效果评价的综合以及对各方面资料做出总结性的概括。总结评价通过判断各项活动的完成情况、分析成本-效益问题,全面反映健康促进活动的成败,并为决策该活动是否有必要重复或扩大或终止提供科学的依据。

二、社区常见的健康促进活动

（一）社区体育锻炼

体育锻炼不仅能够强身健体、促进生长发育、预防疾病、延缓衰老,而且可以愉悦身心,调节情绪,能促进人的身心全面发展,对一个人的心理健康和智力发展也起着至关重要的作用。因此,社区护士和其他有关人员,应充分调动当地的社会网络,取得社区政府的支持,积极引导社区充分利用、认识和挖掘其潜在的社区资源,协调各部门解决锻炼场地问题,在社区装配适宜的健身器材,指导各类人群进行适宜的体育锻炼,适当开展体育活动的

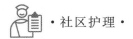

比赛,提高社区居民体育锻炼的积极性和参与率,从而提高社区居民的身体素质和生活质量。

（二）学校烟草预防

要降低吸烟率,关键在于减少开始吸烟的人数。因此,控烟工作的重点人群是青少年,使他们不要成为新的烟民,而对青少年的预防吸烟教育主要依靠中小学校进行。社区护士和其他有关人员应该提高学校管理者和教师对学生健康的关心程度,使其意识到在学校开设健康教育课程的必要性。可以加强吸烟有害健康的宣传,提高学生的自我保健意识,在公共场所张贴吸烟有害健康的标语,树立禁止吸烟的标牌,举办吸烟有害健康的讲座,让家长为自己的孩子树立不吸烟的榜样等。

（三）艾滋病教育

艾滋病的发病率和死亡率逐年提高,已成为威胁人类健康的一大问题。在社区中可通过举办艾滋病讲座、给社区居民发放有关艾滋病宣传手册等,在居民中普及艾滋病知识,调动社区居民参与艾滋病预防的积极性,预防艾滋病的传播,并抵制对艾滋病及艾滋病感染者的神秘化和误解,反对艾滋病歧视。通过咨询、家访及其他活动支持和鼓励艾滋病感染者融入社会中,安慰那些发病和生命垂危的病人,并为处在危险中的人群提供服务与支持等。开展安全性行为教育,使个体获得更多的自我保护信息和技能。开展道德、法制教育,树立积极健康的恋爱、婚姻、家庭观念,营造洁身自好的社区舆论环境。动员公安部门、商业部门参与以便推进安全套和注射器的提供,使所有部门都担负起更多的社会健康责任,是改善艾滋病流行状况的健康促进活动。

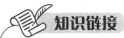

艾滋病的基本知识

(1) 艾滋病是一种病死率极高的严重传染病,目前还没有治愈的药物和方法,但可以预防。

(2) 艾滋病主要通过性接触、血液传播和母婴传播三种途径传播。

(3) 与艾滋病病人及艾滋病病毒感染者的日常生活和工作接触不会感染艾滋病。

(4) 洁身自爱、遵守性道德是预防经性途径传染艾滋病的根本措施。

(5) 正确使用避孕套不仅能避孕,还能减少感染艾滋病、性病的危险。

(6) 及早治疗并治愈性病可减少感染艾滋病的危险。

(7) 共用注射器吸毒是传播艾滋病的重要途径,因此要拒绝毒品,珍爱生命。

(8) 避免不必要的输血和注射,输血时使用经艾滋病病毒抗体检测的血液和血液制品。

(9) 关心、帮助和不歧视艾滋病病人及艾滋病病毒感染者是预防与控制艾滋病的重要内容。

(10) 艾滋病威胁着每一个人和每一个家庭,预防艾滋病是全社会的责任。

（四）慢性病的综合防治

慢性病已成为威胁人类健康的主要疾病,它们与人们的日常生活习惯、行为等密切相关,起病缓慢、病程迁延、一般无法彻底治愈。在社区人群中开展对高危人群的监测、诊断、治疗和护理是有效地降低疾病危险性的健康促进活动。在检测前安排常见慢性病的有关知识讲座,以及慢性病的诊断和管理,对检测后发现的患病危险者和患病者进行定期随访,进行营养与膳食指导,提高社区居民依从膳食指南的意识,演示与指导病人及家属掌握一些常用护理技术,如自测血糖、测量血压等,要对病人进行动态的依从性检测,使高危人群和患病人群树立健康意识,关心自己和他人的健康,减低社区慢性病的发生率、残障率和死亡率,提高社区居民的生活质量。

小 结

通过本章的学习使学生对健康教育与健康促进、社区健康教育内容与方法、健康教育和健康促进的程序等知识形成初步的认识。本章重要的基本概念有健康教育和健康促进。重点描述的内容:影响健康的因素和影响健康行为的因素;健康教育的对象、内容和方法,社区健康教育的程序;健康促进的计划与实施。

能力检测

A1 型题

1. 健康促进的核心是(　　　)。

A. 教育　　　　　　　　B. 行为改变　　　　　　　　C. 增权

D. 环境改变　　　　　　E. 社会干预

2. 以下不属于促进健康的行为是(　　　)。

A. 适量运动　　　　　　B. 饭前便后洗手　　　　　　C. 戒烟

D. 合理利用卫生服务　　E. 求神拜佛

3. 影响人类健康的行为和生活方式因素属于(　　　)。

A. 物质环境　　　　　　B. 非物质环境　　　　　　　C. 生物因素

D. 化学因素　　　　　　E. 物理因素

4. 除了哪一项之外,都是影响社区人群健康的因素?(　　　)

A. 社区地理特点　　　　B. 社区的教育机构　　　　　C. 社区环境的绿化

D. 社区的气候条件　　　E. 社区的医疗服务机构

5. 健康教育属于(　　　)。

A. 自然科学　　　　　　B. 社会科学　　　　　　　　C. 医学科学

D. 人文科学　　　　　　E. 自然科学与社会科学的交叉性学科

6. 健康促进是哪个部门的职责?(　　　)

A. 卫生部门　　B. 爱卫会　　C. 体育部门　　D. 多部门　　E. 红十字会

7. 什么因素对人的健康影响最大?(　　　)

A. 遗传　　　　　　　　B. 行为与生活方式　　　　　C. 医疗保健

D. 气候　　　　　　　　E. 温度

8. 健康促进的五大策略是在什么宪章上首次提出的?(　　　)

A. 曼谷宪章　　　　　　B. 渥太华宪章　　　　　　　C. 雅加达宪章

D. 阿拉木图宣言　　　　　　E. 健康新视野

9. 健康教育者的主要职责是（　　　）。

A. 宣传卫生知识　　　　　B. 撰写科普文章　　　　　C. 计划设计

D. 拍摄卫生影视　　　　　E. 计划执行和评价

10. 关于护理目标的描述，下列哪项不妥？（　　　）

A. 目标可以分为短期目标和长期目标

B. 一个护理诊断只能对应一个护理目标

C. 目标针对护理诊断提出

D. 目标应是评价护理效果的标准

E. 目标必须切实可行

11. 下列错误的是（　　　）。

A. who 是对谁

B. what 是实现什么变化

C. when 是在多长时间内实现这种变化

D. where 是在什么范围内实现这种变化

E. How much 是多少人实现这种变化

A2 型题

12. 某一病人患有甲型肝炎，社区护士对其和家属进行健康教育，错误的是（　　　）。

A. 甲型肝炎的传播途径是经粪口传播　　　B. 病人应单独进餐

C. 病人的粪便要先消毒再弃去　　　　　　D. 病人的用具、食具应专用

E. 病人的餐具应先清洗再消毒

13. 社区护士到某托幼机构进行健康教育，教导学龄前儿童应该养成良好的生活方式，下列哪项不是？（　　　）

A. 睡眠习惯　　　　　　　B. 饮食习惯　　　　　　　C. 卫生习惯

D. 学习习惯　　　　　　　E. 生活有规律

14. 某社区已发现 8 例艾滋病病人，社区护士拟对本社区进行有关知识的健康教育，关于艾滋病的传播途径，错误的是（　　　）。

A. 性接触传播　　　　　　B. 血液传播　　　　　　　C. 体液传播

D. 母婴垂直传播　　　　　E. 蚊子叮咬

A3 型/A4 型题

(16~19 题共用题干)

病人，女，63 岁。有慢性咳喘史 12 年，2 天前上呼吸道感染使病情加重，昨晚咳嗽加重，痰量增多。查体：神志清，口唇轻度发绀，桶状胸，两肺叩诊为过清音，呼吸音低。动脉血气分析：PaO_2 60 mmHg，$PaCO_2$ 42 mmHg，经治疗后病情缓解。

15. 社区护士对其进行健康教育，嘱病人回家后首先应做到（　　　）。

A. 加强腹式呼吸　　　　　B. 定量行走训练　　　　　C. 长期家庭氧疗

D. 避免吸入有害气体　　　E. 保持室内适度的温湿度

16. 待病人病情好转后，社区护士可以教育并指导其做缩唇呼吸，下列描述正确的是（　　　）。

A. 吸气时腹部收缩

B. 吸气时将口唇缩成小孔状

C. 每分钟呼吸 16～20 次

D. 吸气与呼气的时间比为 2：1

E. 缩唇呼吸宜与腹式呼吸联合使用

B 型题

(17～20 题共用备选答案)

A. 健康咨询　　　　　B. 卫生传单　　　　　　　C. 专题讲座

D. 电视　　　　　　　E. 标本模型

17. 属于个别健康教育的方法是（　　）。

18. 属于群体健康教育的方法是（　　）。

19. 属于文字健康教育的方法是（　　）。

20. 属于形象化健康教育的方法是（　　）。

(21～23 题共用备选答案)

A. 健康人群

B. 具有某些致病危险因素的高危人群

C. 患病人群

D. 病人家属

E. 照顾者

21. 健康教育内容侧重于预防性卫生教育的人群是（　　）。

22. 健康教育内容侧重于卫生保健知识的人群是（　　）。

23. 健康教育内容侧重于康复知识的人群是（　　）。

■ 乌建平　吴春凤 ■

第四章 社区家庭护理

学习目标

1. 准确说出家庭、家庭护理、家庭访视的定义。
2. 归纳家庭的功能和资源。
3. 描述家庭对健康的影响。
4. 简述家庭护理的目的和对象。
5. 能作图描述家庭护理程序和访视程序。
6. 简述家庭访视的目的和种类。

重点难点

重点：家庭的功能和对健康的影响。

难点：家庭护理程序和访视程序。

家庭是个人生活的基本场所,构成社会的基本单位。每个人在这里养成了不同的性格和行为习惯,确立了不同的人生理念和价值观。个人的健康与其行为习惯有着密不可分的关系,家庭对个人健康有着直接影响。家庭健康也直接影响到社会的整体健康。因此,家庭护理也是社区护理的重要内容之一,作为社区护士,必须了解家庭的功能,合理利用家庭资源,实施对家庭健康的护理。

案例引导

小娟,14岁,父母常年在外地经商,每月给小娟寄回足够的生活费用。但小娟经常郁郁寡欢,生活和学习都受到很大影响。

请问:小娟有足够的经济来源,为什么生活和学习还会受到很大影响呢?

第一节　家　　庭

一、家庭的定义和类型

（一）家庭的定义

传统意义的家庭，是指由婚姻关系、血缘关系或收养关系，或共同经济为纽带结合成的亲属团体。但是，随着社会的发展变化，这个定义无法涵盖非传统类型家庭。因此，现代意义上的家庭，是由一个或多个有血缘关系、婚姻关系或朋友关系的个体组成的，包括同居者、单身家庭、丁克家庭等，是家庭成员共同生活和彼此依赖的住所。尽管这样，迄今为止并没有一个准确且得到公认的概念。专家们从不同的角度来界定家庭的概念。如有的专家基于人类共同的生物学特质来界定，认为家庭是一种制度化的至少由没有血缘关系的男女结为夫妇所组成的"社会生物群体"，包括他们的后代。也有专家从家庭生物功能和社会属性来界定，认为家庭是以婚姻关系和血缘为基础，具有共同社会生活的社会基本单位。大多数专家认为，婚姻和血缘关系是家庭的基础。婚姻是家庭的本质，血缘是家庭的纽带。家庭的含义应从下列几点进行理解。

（1）家庭是群体　一般来讲，家庭至少由两个人组成，特殊情况例外，如单身家庭。

（2）婚姻是家庭的基础　因为婚姻缔结夫妻关系，这是家庭的最主要关系，是家庭的核心，是家庭的本质，是判断家庭的重要标准。

（3）血缘关系是家庭的纽带　家庭除夫妻关系外，第二种关系便是以父母关系、兄弟姐妹关系为主要内容的血缘关系，是维系家庭的纽带，是判断家庭的又一标准。

（4）家庭可以是婚姻关系的延伸　这种延伸不能脱离血缘关系和婚姻关系，它指的是家庭中包括夫妻关系、子女关系在内的直系或旁系亲属。

（5）领养关系也是家庭关系　经法律承认的建立领养关系的人也是正式的家庭关系。

（二）家庭的分类

1. 传统的家庭类型

（1）核心家庭　由夫妻及其未成年子女组成，也包括无子女的家庭和养父母及养子女组成的家庭。

（2）主干家庭　由夫妻、夫妻的父母或者直系长辈以及未成年子女组成。

（3）联合家庭　由核心家庭或主干家庭加上其他旁系亲属组成，即至少两对或两对以上同代夫妇及其父母、未婚或已婚子女组成的家庭。

2. 非传统的家庭类型

（1）单亲家庭　由离异、丧偶或未婚的单身父亲或母亲及其子女或领养子女组成。

（2）单身家庭　人到了结婚年龄不结婚或离婚后不再婚，一个人生活的家庭。

（3）重组家庭　夫妻双方至少有一人经历过婚姻，并可能有一个或多个子女或领养子女。

（4）丁克家庭　由夫妻两人组成的无子女家庭。

（5）空巢家庭　只有老两口生活的家庭。

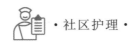
二、家庭的结构、功能和资源

（一）家庭的结构

家庭结构包括家庭的内在结构和外在结构。外在结构主要是家庭人口的构成,即家庭类型。内在结构指的是家庭关系,包括家庭的角色结构、权力结构、沟通结构和价值观结构。

1. 角色结构

角色反映了个人在社会中的位置,代表着个人的身份。家庭角色是家庭成员在家庭中的特定身份,代表着每个人在家庭中所应能执行的职能、所处的位置及与家庭成员的相互关系。随着家庭的发展,家庭成员一个人会担当多重角色,如一位女性要担当女儿、母亲、奶奶、姥姥等角色。家庭角色规定了家庭成员的行为,赋予他们一定的义务和职责。

2. 权力结构

家庭权力是家庭成员个人在家庭中所具有的影响力,包括控制权和支配权。家庭权力结构可分为传统权威型、情况权威型、分享权威型和情感权威型。

（1）传统权威型　受传统社会文化影响,男性是一家之主,在家庭中具有绝对的权威,家庭成员不考虑他的地位、职业、收入、能力而承认他的权威。当然,随着社会的进步,妇女地位的提高,家庭的权力结构已经在发生变化。

（2）情况权威型　家庭的某些变化,家庭权力根据变化情况而发生了转移。如家庭的权威人物父亲去世,权威自然就转移到母亲身上。

（3）分享权威型　由家庭成员各人的能力来决定所承担的责任,共同协商处理家庭事务,分享权力。

（4）情感权威型　家庭成员因为情感而承认其权威性,此人在家庭感情生活中起决定作用。

3. 沟通结构

沟通是家庭成员之间维持相互关系的方式,也是维持家庭稳定的必要手段。通过信息的交换、感情的沟通、行为的控制而达到家庭成员和睦相处并稳定、健康地发展。当然,不同的沟通结构就会形成不同的家庭风格。如"民主式家庭"、"封建式家庭"等。

4. 价值观结构

家庭成员在相同的文化背景下一起形成的意识、思想、态度和信念,是家庭判断是非的标准。不同的家庭所形成的价值观不尽相同,子女的价值观、信仰和道德观,受其父母影响很大。如有的家庭视孝顺为美德,父母和孩子都表现出妻贤子孝的家庭传统。家庭的健康价值观,直接影响着家庭成员对疾病的认识、就医行为和预防保健的执行,因此,正确的健康观,对促进家庭及成员的健康意义重大。

（二）家庭的功能

家庭的功能是指家庭对人类的功用和效能,是家庭成员为了维持和满足个体的需求,实现社会对家庭期望的行为或活动。它具体表现在如下几个方面。

（1）爱情功能　爱情是维系家庭的纽带,是满足性需求的基础。有了爱的滋润,家庭才会成为健康愉快的生活乐园,才有利于家庭成员的健康成长。

（2）经济功能　家庭为其成员提供衣、食、住、行、乐、教育、健康等方面经济支持,营造一个安逸的生活环境,为家庭成员健康成长创造了有利条件。

（3）情感功能 家庭成员之间彼此相爱，互相理解，满足爱与被爱的需求，每个人都认识到彼此都属于这个家庭，都应为家庭及其成员的健康尽力。

（4）赡养和抚养功能 每个家庭都要繁衍后代，孩子从出生到成人，需要家庭的抚养。每个人都会变老，家庭就需要为其养老送终。

（5）教育功能 家庭要为子女提供受教育的机会，包括文化教育和社会教育。文化教育是以获得文化知识为主，即完成学业。社会教育则是指导子女接触社会，融入社会，使其学会按社会标准规范自己的行为。

（三）家庭生活周期

家庭和人一样具有生活周期，同样遵循着生成、发展、衰退和消亡的过程。家庭的生活周期是从夫妻组建家庭开始，到孩子出生、成长、工作、结婚组建家庭，夫妻衰老，最后去世。旧的家庭消亡，新的家庭开始，如此循环。

杜瓦尔(Duvall)等将家庭生活周期分为八个阶段(表4-1)。

表 4-1 Duvall 家庭生活周期表

生 活 周 期	定 义	主 要 任 务
新婚	男女结合	双方沟通及适应，性生活协调，计划生育
第1个孩子出生	0～30个月	父母角色的适应，应对经济和照顾孩子的压力
有学龄前儿童	30个月～6岁	孩子上幼儿园，身心发育，孩子与父母部分分离
有学龄儿童	6～13岁	孩子的身心发展，孩子的社会化教育
有青少年	13～20岁	青少年的教育(包括性教育)，与异性交往
孩子离家创业	从最大孩子离家到最小孩子离家	适应孩子离家，父母与子女关系改为成人关系
空巢期	父母独处至退休	恢复仅夫妻两人的生活，巩固婚姻关系，适应新的家庭关系，与孩子保持联系，提供必要的支持
老年期	退休至死亡	适应退休后生活，经济和生活的依赖性较高，面对衰老、丧偶、孤独、疾病、死亡

（四）家庭资源

为了维持家庭的基本功能和应付压力事件或危机状态所必需的物质和精神的支持，称为家庭资源。家庭资源是否充足，直接影响到家庭及其成员的健康发展。家庭资源分为家庭内部资源和家庭外部资源两部分。

1. 家庭内部资源

（1）经济支持 家庭对成员提供的各种金钱、财物的支持。在家庭成员患有疾病时，或发生重大危机时，经济支持往往变得尤为重要。

（2）精神支持 家庭及成员的心理及精神的维护和支持。无论是疾病或生活上的变故，家人精神上的支持都是最有效的资源。

（3）医疗照顾 家庭担负着患病成员大部分的医疗照顾。通过医疗照顾可以帮助病人早日康复，减少家庭危机的发生。

（4）情感支持 家庭成员之间的关心和爱护可以满足家人情感需要。不过要注意表

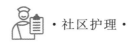

达的方式和程度,溺爱过度和漠视不管都会影响家庭成员的自我照顾和独立发展。

（5）信息和教育 受教育程度越高、知识和经验积累越丰富、信息资源越广的人,面对家庭危机或问题时,越能发挥资源的最大功效,从容地拟定出解决方案。

（6）结构支持 家庭为适应其患病成员的需求而改变住宅或设施,家庭成员应对意外状况进行角色补充等。有了这些结构支持,才能挽救家庭危机。

2. 家庭外部资源

（1）社会资源 家庭成员以外的亲朋好友、邻里街坊、同学同事、社会团体及政府的社会福利机构,提供精神支持和资金、物资、设备和医疗的帮助。

（2）文化资源 丰富多彩的文化资源如音乐、影视、图书等,可以提高家庭生活品质,缓解家庭成员的部分情绪和压力。

（3）宗教资源 家庭成员可以从宗教信仰中得到精神满足,从宗教团体中得到精神上的支持和帮助。

（4）经济资源 充足的经济资源可以保证家庭日常生活的经济需求,使家庭成员生活稳定。

（5）教育资源 通过各种不同方式的教育或培训,可以提高家庭成员的知识水平,从而提高应对各种生活困难和挫折的能力。

（6）医疗资源 建立易接近、易获得、易利用的完善的医疗体系,为家庭成员的健康提供保障。

（7）环境资源 良好的生活环境,可以满足家庭成员的工作、生活、学习、娱乐及家庭活动的需求,使家庭及成员减少疾病和意外事件的发生。

（五）家庭压力事件

家庭是人类赖以生存的重要资源,也是产生压力事件的来源。家庭压力事件来源于生活事件。所谓生活事件是指可以改变个人的生活风格和行为方式,要求个体去适应或应付的社会生活情境和事件。生活事件大致可分为如下四类。

1. 家庭生活事件

家庭生活事件包括家庭矛盾、离婚、丧偶等。无论哪一种事件发生,都会对家庭成员产生较大影响。比如,离婚可引起家庭成员产生愤怒、仇恨、罪恶、自我否定的心理。离婚就可能使其子女在生活上得不到很好的照顾,如果再加上精神上缺少关心,就容易产生忧虑的情绪,畏惧的心理,影响子女的正常生活和学习。再如,家庭矛盾可以导致家庭关系长期紧张,影响家庭成员的精神生活,从而容易引起精神问题,不利于身心健康。

2. 个人生活事件

个人生活事件是家庭成员个体状况的改变,如生病、生活环境改变等。其中,生病对家庭生活影响最大。病人担心疾病的预后,担心家庭的经济支持。家庭成员照顾病人需付出大量的精力、人力和经济资源,易引起身心疲惫,损害健康。

3. 工作生活事件

工作生活事件是家庭成员工作的变化,如退休、待岗、失业等。如失业则意味着家庭收入减少,可造成家庭经济支持出现问题。失业人员由于社会地位的改变而丧失自信,导致情绪不稳定,出现精神健康障碍。

4．经济生活事件

经济生活事件是指家庭经济支持发生较大变化，如投资失败、还贷压力、各种经济成本提高等。经济生活事件会引起家庭成员的精神紧张、身心疲惫，从而损害健康。

（六）家庭危机

家庭资源具有缓解家庭压力，解决家庭危机的作用。在家庭资源不足或缺乏时，家庭就会陷入危机。常见的家庭危机有如下四类。

1．意外事件引发的危机

意外事件引发的危机常常是一种无法预料的危机，一般由家庭外部的作用引起，如交通事故、火灾、自然灾害，甚至意外死亡等。

2．家庭发展伴随的危机

家庭发展伴随的危机主要是发生在家庭生活周期不同阶段特有的变化所引发的，一般具有可预见性。一类是必然发生的，如结婚、生子、退休、丧偶等。另一类是可预防的，如不道德的性行为、夫妻离婚等。

3．与照顾相关的危机

与照顾相关的危机常发生在家庭因为某些原因长期需要外部力量的帮助，一旦外部力量发生变化，而家庭没有做好准备，常会发生危机。

4．家庭结构造成的危机

家庭结构造成的危机起源于家庭结构，有反复发生的特点。常见于暴力、赌博、酗酒等家庭，以及反复用离婚、自杀、离家出走等来应付普通压力的家庭。

三、家庭对健康的影响

家庭对其成员的影响是多方面的，影响着每一个家庭成员的生理、心理及对社会的认识和适应，其中对健康的影响尤为重要。家庭健康不是单纯指家庭中每个成员的健康情况，而是以家庭作为单位来评价的。虽然家庭中每个成员都是健康的，但作为家庭这一整体，则可能存在问题。如家庭经济条件有限，不能支持家庭成员的教育和发展，就会影响家庭功能的发挥，就会引发家庭成员之间的感情纠纷，这就是家庭不健康的表现。

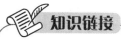 知识链接

健康家庭应具备的条件

（1）良好的沟通交流氛围：家庭成员能彼此分享理想、幸福，互相关心，缓解冲突。

（2）促进家庭成员的发展：家庭应给其成员足够的自由空间和情感支持，使其能健康成长。

（3）能积极地面对矛盾和解决矛盾：家庭成员不回避矛盾并积极解决矛盾。

（4）有良好的居住环境和生活方式：能够保证家庭生活的安全、营养、休闲、舒适。

（5）与社区保持联系：家庭不能脱离社会，家庭能充分利用社会资源满足家庭成员的需求。

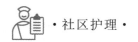

（一）遗传和先天的影响

每个人都传承其父母的基因：有些疾病通过家族遗传因素直接患病，如 21 三体综合征；有些疾病因为遗传因素发病率明显增高，如恶性肿瘤、糖尿病、高血压等；有些疾病是受到母亲孕期各种因素影响而产生的，如怀孕期间，孕妇服用抗凝剂或巴比妥类药物，易造成胎儿凝血障碍，出生后会发生颅内出血等。

（二）家庭对儿童发育的影响

家庭是儿童最重要的自然环境和社会环境，儿童的身心发育基本上是在家庭内完成的。儿童的心理、情绪、性格、行为、人格形成都受到家庭影响，家庭成员的思想、性格和行为对儿童的道德观念、情感、行为、价值观的形成具有重要影响。家庭成员不和、家庭暴力、单亲家庭等家庭状况对儿童成长极为不利，很容易使儿童产生自卑心理、精神压抑、道德规范较差，甚至无法适应各种环境。

（三）家庭对疾病发生和传播的影响

家庭中既可以发生疾病，又是传染病传播的主要场所。家庭成员生活在一起，接触密切，极易相互传染，如结核病、肝炎、流行性感冒、皮肤感染等。

（四）家庭对卫生和生活习惯、行为方式的影响

家庭成员的生活习惯、健康理念、求医行为相互影响。共同的生活条件、相似的生活习惯和行为方式与某些疾病的发生有直接的关系，如饮食含盐量高的家庭，可能使高血压的发病率增高，一些不良的行为方式往往是家庭成员的"共病"，明显影响着家庭成员的健康。

（五）家庭生活事件对健康的影响

家庭生活事件，尤其是较大事件，如离婚、丧偶等，对人的健康影响很大。1973 年霍尔姆斯（Holmes）对 5000 多人进行了社会心理调查，把人们在社会生活中所遭遇的事件依据身体的承受力归纳并划分等级，以生活变化单位为评分标准。研究发现，一年内生活变化超过 200 单位，发生疾病的概率明显增高，超过 300 单位，发生疾病的可能性可达 70%。

（六）家庭对疾病恢复的影响

家庭成员之间的相互关心对各种疾病特别是慢性病的治疗和康复影响较大。家庭成员的关爱会提高病人对医嘱的依从性。如糖尿病病人饮食的控制，高血压病人盐摄入量的控制，家庭成员的配合和监督至关重要。

（七）家庭环境对健康的影响

家庭环境对健康的影响也是一个不可忽视的因素。如果家庭居住过分拥挤，不仅为疾病提供了传播的条件，而且家庭成员之间的活动交往无法保持适当的界线和距离，由此引发的心理问题可能更为严重。

第二节　家　庭　护　理

家庭护理是社区护理的一部分，是把家庭作为服务对象，运用护理学、初级卫生保健、家庭治疗和行为健康学等基础理论和相关技术为家庭提供健康服务。

一、家庭护理的定义与相关理论

（一）定义

家庭护理是以家庭为单位,运用护理程序,对整个家庭中处于不同健康水平的成员提供专业性护理服务,以促进家庭及其成员达到最佳健康水平。上述定义说明,家庭护理是以家庭护理理论为指导思想,以家庭及其成员为服务对象,在病人的家中以护理程序为工作方法,由护士和家庭共同参与的护理活动。其最终目标是使个体和家庭单位保持最好的功能状态。

（二）家庭护理的相关理论

常用的家庭护理理论有家庭系统理论、生长发展理论、结构功能理论、相互作用理论和压力理论等。

1. 家庭系统理论

家庭系统理论强调整个系统特点,有助于对正常家庭和问题家庭的理解。家庭系统理论强调家庭成员之间的相互作用,主张某个家庭成员的变化会影响到其他家庭成员,甚至整个家庭。该理论包含整体性、系统性和境界等一般系统理论的概念。

2. 生长发展理论

生长发展理论指出,根据家庭的类型,应先评估发展阶段,再评估家庭在此阶段的发展状况,评估家庭的需求。同时指出,家庭系统的运作程度取决于每一个家庭成员的发展程度和角色作用。

3. 结构功能理论

结构功能理论是利用家系图和社会支持度等评估技术进行家庭的健康评估,通过爱情、生殖、经济、社会化及保护功能的实施程度等家庭基本功能的评估来评价家庭健康的程度。

4. 相互作用理论

相互作用理论主要评估家庭成员之间的相互作用、家庭角色、家庭应对能力、家庭社会化的形式与父母、兄弟及子女之间的相互作用。

5. 压力理论

压力理论发展了家庭压力模式,此模式强调所有家庭面临着影响家庭的生活事件,大部分家庭都具有解决这种压力的潜在能力。

二、家庭护理的目的、对象

家庭护理的特点是以家庭作为护理单位,遵循一定的护理程序,以个案管理的方式为病人提供在其家中的护理服务。服务对象常常需要长期或在一定时期内的连续性护理。此外,家庭护理的服务不仅仅局限在技术性的护理措施上,还包括维持、提高家庭的健康水平及自我保健。

（一）家庭护理的目的

家庭护理的核心是提高家庭健康的水平,因此,家庭护理的目的是帮助家庭获得最佳的健康水平、预防家庭成员患病、维持家庭的正常功能。虽然根据家庭健康的概念不同,家庭护理的目的有些不同,但他们的共同点是,都强调处于不同生活周期的家庭及成员的身

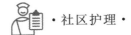

体、心理和精神方面的健康问题。家庭护理的根本目的是维护和促进家庭健康。社区护士在实施家庭护理过程中还应包括如下目的。

（1）参与家庭所经历的经验。

（2）提供服务时要考虑到社区和家庭的文化背景。

（3）为所有家庭提供健康服务。

（4）为家庭成员的相互作用调节环境。

（二）家庭护理的对象

家庭护理的重点是家庭中的个体、家庭单位和家庭群体，护理的对象虽然是以慢性病病人、残疾人、高龄老人和临终病人为主，但也包括家庭成员中的亚健康人和健康人。帮助他们适应各种急性或慢性疾病，以及各种原因所致的家庭结构和功能的改变。在家庭护理中护士既可为有护理要求的家庭成员服务，也可为单个家庭和具有相同问题的多个家庭服务。

（三）家庭护理内容

为提高护理质量和治愈率，社区护士要根据病人的病情和病人的需要制定护理等级。护理等级是贯彻家庭护理过程中的评价和管理依据，并依次作为病人或家属对护士服务及收费评价的可行性指标。

1. 家庭护理内容

护士要掌握病人的疾病诊断、化验结果、病情变化、治疗方法、饮食管理、护理措施。根据病人的病情需要测量体温、脉搏、呼吸、血压并详细记录，保持各种引流管的通畅，记录液体的出入量，做好当日小结。家庭基础护理要求护士做到"六洁"，即口腔、脸及头发、手足、皮肤、会阴和床单清洁。"五防"，即防压疮、防直立性低血压、防泌尿系统感染、防呼吸系统感染、防交叉感染。"三无"，即无粪石、无坠床、无烫伤。"一管理"，即膳食管理。对于病人的基础护理要有详实的记录以备查询。家庭基础护理表见表4-2。

表 4-2　家庭基础护理表

基础护理：
 护理等级：（家庭一级护理、二级护理、三级护理）
 护理方式：
 家庭访视：（连续访视）
 家庭护理：（连续护理）
 环境要求：（温度、湿度、声、光等）
饮食管理：
 基本饮食：（普食、软食、流食、禁食等）
 营养膳食：（无糖、高糖、低脂、低盐、低蛋白、高蛋白等）
食欲：（正常、增加、亢进、下降、厌食、有无吞咽困难、有无咀嚼困难等）
睡眠休息状态：（时间、方式等）
个人卫生：（"六洁"）
体位安排：（半卧位、侧卧位、引流位等）
运动方式：（床上、室内、户外等）
运动时间：
运动前脉搏：　　次/分　　　　运动后脉搏：　　次/分
对家属及看护人员的要求：

2. 家庭护理等级

家庭护理分为如下三个等级。

（1）一级家庭护理 根据病人的病情和实际需要制定护理计划,其中包括:①整体护理,用量化的表格,对循环系统、呼吸系统、神经系统、运动系统、心理、智力及日常生活等进行检查;②健康教育,纠正病人的不良习惯,指导自我护理,促进自我护理能力的提高;③安全管理,指导病人安全用药,安全有效地完成日常生活及活动,注意防止意外和损伤的发生;④保证"六洁"、"五防"、"三无"、"一管理"的实施。一级家庭护理每周 3～5 次或每天一次。

（2）二级家庭护理 根据病人实际存在的健康问题,指导和教会病人及家属做好基础护理中的某个单项护理的操作和掌握注意事项。二级家庭护理每周 1～2 次或隔日 1 次。

（3）三级家庭护理 观察病情并记录,检查医嘱执行情况。三级家庭护理每周一次或根据病人需要而定。

三、家庭护理程序

家庭护理程序是以家庭为一个护理单位的整体护理模式,是护士与家庭一起解决各类家庭问题的过程,是帮助家庭确认卫生保健需要和帮助家庭成功地适应家庭情况变化的过程。家庭护理程序包括家庭护理评估、家庭护理诊断、家庭护理计划、家庭护理的实施和家庭护理评价。

（一）家庭护理评估

1. 家庭护理评估内容

（1）家庭一般资料 包括家庭的结构,家庭经济状况,家庭成员的年龄、民族、受教育程度、职业、宗教信仰等。

（2）家庭环境 包括家庭居住的地理环境、气候状况,饮食习惯以及影响家庭健康状况的内部或外部物理环境;亦包括家庭成员之间的情感、尊重、支持、生活满意度和生活目标。

（3）家庭结构和角色 包括家庭的组成、劳动分工、权力分配和使用情况、决策方式和解决问题的方式等。

（4）家庭的社会文化形态 包括家庭目标、家庭文化、抚育子女、消费方式、宗教信仰、接受教育程度等。

（5）家庭沟通方式 包括家庭成员间的沟通和家庭与社区的沟通,通过沟通来解决各种冲突和应对生活变化。

（6）家庭健康行为 包括家庭成员的健康状况、家庭对健康资源的利用程度、家庭的健康信念和家庭健康档案的建立。

2. 家庭护理评估工具

家庭护理评估工具种类很多,主要是用于收集家庭结构和功能等方面的信息。较常用的是图表式家庭评估工具,它包括家庭结构图(图 4-1)、家庭圈、ECO-MAP 图、社会网络支持表、家庭关怀度指数等。

3. 家庭护理评估注意事项

（1）以家庭为整体 家庭健康不是家庭各成员健康的总和,每个家庭成员都健康,也

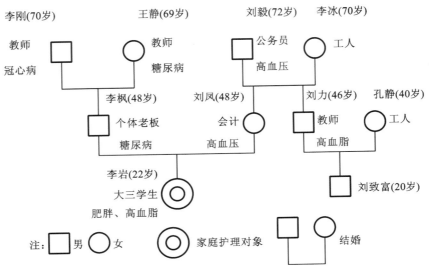

图 4-1　家庭结构图

不等于家庭健康。所以,家庭护理评估时,应该视家庭为一个整体。有些社区护士,在家庭护理评估时,仅注重家庭中患病成员材料的收集,而忽视了其他家庭成员的材料收集。另外,家庭及其成员的状况不是一成不变的,在家庭护理的整个过程中,应注意不断地对家庭进行再评估,及时调整护理计划。

(2)依据目的进行材料定性和定量　家庭评估时,应根据其目的预先准备相应的问题,收集家庭的定性和定量材料。如某家庭的饮食习惯是吃含油脂较高的食物,就应该问清楚是哪种油脂食物,同时,要问明摄入间隔时间和每次的摄入量。

(3)避免主观判断　在家庭评估时,某一问题在不同的家庭中可能表现相同,但因为家庭的多样化,导致问题的根源则不尽相同。社区护士应避免利用自身的经验和感受做出主观判断,从而导致结果错误。

(4)评估时间要充足　家庭评估是一项费时、费力和需要耐心的工作,它需要社区护士花时间耐心细致地、反复地与家庭沟通交流,这样才能得到一份完整的评估报告。

(二)家庭护理诊断和家庭护理计划

1. 家庭护理诊断

家庭护理诊断是根据收集的资料确定家庭存在的主要健康问题,针对此健康问题提出护理诊断。

(1)确定家庭健康问题　社区护士对家庭护理评估所收集的资料进行分析,判定哪些问题通过护理干预可以解决,哪些问题需要其他专业人员解决,哪些问题家庭能够自己解决。最后,提出护理诊断。

(2)确定护理诊断　社区护士提出护理诊断后,还应分清问题是现存的还是潜在的,是否可以再求改进,再根据护理问题的现状制定相应的护理计划。此外,还要根据问题的严重程度,采取由重到轻、由急到缓的原则将护理诊断进行排列,拟定计划,优先解决对家庭威胁最大、后果严重的健康问题。

2. 家庭护理计划

家庭护理计划以家庭护理诊断为依据,结合家庭日常生活实际情况,发挥家庭资源,解决健康问题。家庭护理计划包括制定护理目标,寻找家庭资源,确认运行方法,拟定护理措施。在制定护理计划过程中,应让家庭行使自己的权力并参与制定护理计划,护士为其提供指导,辅助家庭完成计划。此外,每个家庭的护理计划都应有其独特性,必须适合各自家庭的特点。

(二)家庭护理的实施和家庭护理评价

1. 家庭护理的实施

(1)家庭护理实施的内容 ①指导家庭营造一个具有教育性质的交流环境,指导家庭成员的行为与家庭目标协调一致;②为家庭成员提供情感支持,并给予安慰和鼓励,帮助家庭提高承担责任的能力和信心;③与家庭建立长期的合作关系,在家庭需要的时候提供帮助,为缺乏自我保护能力的家庭提供直接的照顾和护理。

(2)家庭护理实施的原则 ①要以家庭全体成员为服务对象,以家庭急需解决的健康问题为重点,选择合理的方式提供护理服务;②利用家庭资源,发掘家庭自我解决问题的能力;③与社区医生保持良好的沟通,提供相关的医疗和护理服务。

2. 家庭护理评价

(1)家庭护理评价的方法 家庭护理评价分为形成性评价和总结性评价。形成性评价是对护士与家庭交往时和在进行护理过程中的评价,它主要是依据阶段评价的结果,对护理诊断、护理计划和评价标准进行修改和补充。

(2)家庭护理评价的内容 ①确定收集资料的完整,评估是否有利于确定家庭主要的健康问题;②评价是否是围绕家庭主要的健康问题而提出护理诊断,制定的护理计划家庭成员是否都赞同;③运用评价标准评价家庭护理的结果。

(3)家庭护理评价的结果 ①为了使护理计划能为家庭所真正需要,要根据评价的结果将护理计划中的某部分进行修改;②通过评估,如发现护理计划对家庭是有效的,则需要继续实施该计划;③家庭原来的需求得到满足或部分满足,不再需要护理干预,问题得到解决。

(4)家庭护理结束 与一般护理程序不同的是,家庭护理结束也是家庭护理程序的组成部分。家庭护理结束,护士退出家庭系统,与家庭的伙伴关系暂时解除。在护理计划中清楚写明,让家庭事先知道在什么情况下护士结束对家庭的护理,使家庭做好充分准备,以适应护士撤出家庭的照顾和护理。

第三节　家　庭　访　视

家庭访视简称家访,是社区护士到服务对象的家庭里为其提供相应的护理措施,为提高个人、家庭和社区的健康水平,对访视对象及家庭成员提供的护理服务活动。家庭访视是家庭护理工作的主要方法之一。

一、家庭访视的定义

家庭访视是指在服务对象的家中,为促进和维护家庭及其成员的健康所进行的有目的

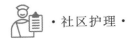

的交往活动。它是社区护士用以了解社区居民健康水平和对家庭进行健康评估、开展社区护理的重要方法。

二、家庭访视的目的和种类

通过家庭访视,社区护士可以实地考察家庭环境及设备,了解家庭结构和家庭成员的健康情况,从而发现家庭健康问题,结合家庭的实际需求,运用家庭资源,合理制定并实施家庭护理计划,使家庭问题得以解决,达到促进家庭健康的目的。

(一) 家庭访视的目的

(1) 早期发现家庭健康问题 通过家庭访视,收集家庭中关于个人及家庭健康的相关资料,从而了解家庭及其成员的健康状况,及早发现家庭健康问题并寻求解决问题的方法。

(2) 明确家庭健康相关因素 充分利用家庭资源,提供切实可行的家庭援助计划,努力发展足够的、有效的家庭支持系统。

(3) 提供社区护理诊断的相关资料 收集社区健康问题信息,为了解社区健康问题提供线索并给予相关健康促进和疾病预防的健康教育。

(4) 提供护理服务 通过家庭访视,为居家的病人或残疾人提供有效的护理帮助。根据家庭成员的相处关系、家庭环境及经济状况,进行有针对性的护理援助。

(5) 发挥家庭功能 社区护士应调动家庭及其成员提高自身健康管理能力的积极性,协助家庭充分发挥家庭功能,促进家庭及其成员正常成长,促进家庭成员之间关系和谐融洽。

(6) 与访视对象建立良好的信赖关系 社区护士在对家庭访视过程中,应与访视对象进行充分的沟通和交谈,使其能心态轻松,从而获得真实的材料。

(二) 家庭访视的种类

根据家庭访视的目的不同,可分为四种类型。

(1) 评估性家庭访视 目的是对家庭进行健康评估,是发现家庭健康问题的一种定性的评估方式,主要用于考察有家庭危机或心理问题的病人以及老年、体弱、残疾人的家庭。

(2) 预防性家庭访视 目的是进行疾病的预防、保健等方面的工作,主要用于妇幼保健和计划免疫等。

(3) 连续照顾性家庭访视 目的是为居家病人提供连续性照顾,一般应有计划地定期进行,主要用于患慢性病、需要康复护理的病人,残疾人以及临终病人。

(4) 急诊性家庭访视 目的是针对病人出现的临时和紧急情况提供照顾和护理,是一种即时性的家访,随机性比较大。

三、家庭访视的程序

家庭访视的程序包括访视前准备、访视工作、预约下次访视时间、访视记录和访视评价五个步骤。

(一) 访视前准备

成功的访视需要充分的准备。准备工作主要包括访视对象的选择、查看访视对象的材料、确定访视目的与目标、准备访视物品、联络访视对象及安排访视路线。

1. 选择访视对象

社区护士访视家庭的数量都较大,所以要充分利用有效的时间、人力、物力,有计划、有重点、有目的地安排访视的顺序。在安排访视顺序时应注意考虑如下几点。

(1)影响人数多的健康问题优先访视。

(2)对没能如期进行预约健康筛查的病人,其疾病的控制会影响今后生活质量或造成经济损失的,优先访视。

(3)对患病后留有后遗症的病人优先访视。

(4)致死率较高的健康问题优先访视。

2. 查看访视对象的材料

访视对象确定后,应先查看访视对象的家庭健康档案、住院的治疗和护理资料,也可以通过访视对象的邻居和街道办事处的工作人员等非正式途径,侧面了解访视对象的一些基本信息。

3. 确定访视目的和目标

在家庭访视前要根据家庭资料、住院资料和家庭记录,制定明确的访视目的和目标,再制定访视中的具体程序。对于需要连续护理的家庭,也要列出护理目标的具体要求。经过一段时间的护理后,可以根据目标评价效果,对计划进行适当调整。

4. 准备访视用品

社区护士在访视前要对访视用品进行认真的准备和核对。访视包内的物品应按访视的目的和家庭的具体情况进行准备。一般访视物品分为两类:一类是访视前准备的基本物品和根据访视对象及目的所增添的访视物品。基本物品包括:①体检工具,如体温计、血压计、听诊器、手电筒、量尺、压舌板等;②消毒物品和外科器械,如棉球、纱布、酒精、止血钳、剪刀等;③隔离物品,如消毒手套、工作衣、口罩、帽子等;④常用药物及注射器;⑤其他,如记录单、健康教育材料以及联络工具等。根据访视对象及目的所增添的访视物品,如对新生儿访视时,要增加体重秤、指导母乳喂养和预防接种的宣传资料等。另一类是可利用的家用物品,如浴巾、各种儿童玩具等。

5. 联络访视对象

在实施访视前,具体的访视时间原则上应与访视对象进行预约,让访视对象了解访视的时间,等候访视。如果因为预约使访视对象有所准备而掩盖想要了解的真实情况时,访视前无需联络访视对象。

6. 安排访视路线

社区护士应根据具体情况确定当天的访视线路,可由远而近或由近而远。其基本原则是先访视问题严重者或有时间性访视对象。传染病大多有上报时限要求,有时需第一时间访视。此外还要估计全程访视所需的时间,灵活机动,合理安排访视对象。

(二)访视工作

访视分为初次访视和连续访视。初次访视的主要目的是建立关系,收集资料,确定主要健康问题。一般来说,初次访视比较困难。面对一个陌生环境,社区护士要运用丰富的学识、诚恳的态度、良好的沟通技巧与访视对象建立互信关系,并通过提供护理服务达到访视目的。连续访视是社区护士对上一次访视计划进行评估和修订后,制定下一次的访视计划,并按新的计划进行护理和指导。同时不断地收集资料,为以后的访视提供充分的依据。

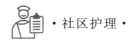

具体的访视工作如下。

1．确定关系

访视目标的达成往往依靠家庭成员的配合，所以在整个访视过程中与访视对象建立信任、友好、合作的关系是至关重要的。

（1）自我介绍　社区护士在初次访视时要向访视对象介绍自己所属单位的名称和本人的姓名，然后确认访视对象的住址和姓名。

（2）尊重访视对象　家庭访视时，要向访视对象明确他的权力。访视对象可以拒绝访视，可以决定在什么时候、由什么人访视。护士要分析拒绝的原因，耐心向访视对象解释访视目的和必要性、所提供的服务、所需时间等。在访视对象同意的情况下提供服务和收集材料。必要时可签订家庭访视协议。

2．评估、计划和实施

（1）评估　在访视过程中，要对访视对象进行个人、家庭、环境、知识水平、资源设备、家庭资源等进行评估，以便掌握现存的健康问题或上次访视后的变化情况。

（2）计划　依据评估结果与访视对象共同制定护理计划或对已制定的护理计划进行适当调整。

（3）实施护理服务　实施护理措施时，要严格执行无菌技术操作原则和消毒隔离制度，防止交叉感染。要向访视对象进行健康教育。

（三）预约下次访视时间

访视完毕后，根据访视对象健康问题的实际情况，在需要和同意的基础上共同决定下次访视的时间，并将预约的访视时间记录在病历卡上，或记录在访视对象家中的日历上，以便提醒访视对象做好准备。此外，访视者留下姓名、电话及社区服务站的地址，便于咨询。

（四）访视记录

访视过程中所收集到的主、客观资料以及进行护理服务的主要内容，用统一、规范的表格进行记录，并分析和总结护理效果和护理目标的达成情况，以便为日后的评价提供参考。

（五）评价

社区护士在访视的任何阶段都要随时进行评价，要经常与社区其他工作人员交流访视对象的情况，及时发现问题，商讨解决办法。如现有资源不能满足访视对象的需求，且该问题社区护士又无权处理和解决，则需对访视对象作出转诊或其他安排。通过评价，及时发现工作中的问题和不足并进行改正，提高访视的效果。

（六）家庭访视报告

在围绕一个家庭健康问题的多次家庭访视全部完成后，就应该根据每次家庭访视记录写出一份完整的家庭访视报告。在报告中资料要详实、完整，同时进行评价和分析，分析治疗护理的效果和预后，分析家庭关系和作用，提出解决问题的方法，总结服务的成败，为今后的工作积累经验。家庭访视报告表详见表4-3。

表 4-3　家庭访视报告表

户主姓名		档案编号	
家庭住址		联系电话	

续表

主访人员		协访人员	
访视日期		访视次数	

访视目的:(家庭结构和功能评价;家庭危机评价和解决方法;家庭健康教育方法;家庭治疗和护理措施;个别家庭成员的家庭诊疗护理服务项目)

健康问题:(家庭问题或个别家庭成员的问题)

家庭资料:(主、客观资料)

评估:(分析家庭健康状况和功能状况)

计划:(利用家庭资源,对多个家庭成员进行心理咨询、治疗护理、健康教育等)

预后:(观察患病成员的预后,家庭功能或家庭危机的预后,提出改善的建议)

家庭访视程序的五个步骤,实际上是一个循环往返的经过,它的循环如图 4-2 所示。

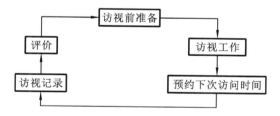

图 4-2 家庭访视程序

（七）家庭访视的注意事项

家庭访视首先要解决入户问题。现代城市生活人际交往逐渐减少,给入户工作带来许多困难。而访视技巧则是成功的关键。

1. 入户前要做好准备工作

（1）准备宣传材料,要写明社区服务中心的服务项目,医护人员的姓名、联系电话等。

（2）与家庭取得联系,通过电话询问家庭住址、方向、如何到达并告知访视时间。

（3）访视者准备,穿着得体,不佩戴贵重首饰,携带身份证、工作证。

（4）协防人员,如有必要,护士应有协访人员陪同,特别是访视家庭是一个单独的异性。

2. 选择最佳的地点和入户时间

（1）家庭访视时应避免去一些偏僻的场所，如遇到不安全因素，如打架、酗酒、吸毒等，可与访视对象预约下次访视时间，然后立即离开。

（2）访视时间选择也很重要，访视时间不宜过早，又不能太晚，避免吃饭和午休时间访视，遇到家中亲友聚会应改日再访。最好事先预约时间，请访视对象在此时间不做其他安排。

3. 选择熟人带领

为保证访视顺利进行，初次访视时，事先做好居委会或楼长的工作，请他们带领访视者入户，使其更容易接受。

4. 入户称谓、谈话得当

（1）称呼要根据年龄、性别、文化、性格等适当进行选择，要使对方得到心理满足，感觉到医护人员的亲近。但也不能对某一家庭成员表现出特别亲近，尤其是与自己年龄相近的异性家庭成员，以免影响家庭关系。

（2）谈话应轻松自然地从家常话开始，从访视对象性格和家居特点方面找到共同点，谈访视对象感兴趣的话题，然后逐渐步入正题。当然，要避免过多的闲聊，应技巧性地引导访视对象进入正题。

5. 把握好沟通技巧

初次家庭访视，不要强求一次获得所有资料，对居民整体情况的了解要循序渐进，在彼此信赖关系尚未牢固建立之前，不要介入过深，以免访视对象心存疑虑，无法访视到真实的问题。如果在访视过程中，发现访视对象心情烦躁，则家庭访视应改期进行。如遇患病的访视对象应予以护理体检，检查时多用关怀的话语，使病人感到温暖、亲切，增加信任感。此外，要让访视对象清楚自己的病情、用药情况、花费情况等，同时要进行健康教育。访视结束前，要了解访视对象是否满足了他的期望，并给予一些善意的建议，这样会有效地增进访视对象的信任。

6. 适时结束访视、注意宣传教育

访视过程中，要注意访视对象的反应。在访视对象滔滔不绝的闲聊时，要委婉地转移话题，告知访视对象自己还预约了其他住户。访视者要能掌控谈话主题，选择在访视对象感觉最好的时候告辞，不能等到不耐烦的时候再走。如访视的目的是调查某些材料，在调查结束时应给予一定的健康教育和指导，使其感觉到有所收获才能取得较好的效果。

7. 准确记录

根据职业范围做好相关记录和文件的签署，谨慎对待无把握或没有定论的信息，避免医疗纠纷。

小　结

家庭是构成社会的基本单位。家庭类型分为传统的家庭类型和非传统的家庭类型。家庭的主要功能包括：爱情功能、经济功能、情感功能、赡养和扶养功能、教育功能等功能。家庭健康对个人健康影响较大。家庭护理是为了促进家庭及成员达到最佳健康水平，以家庭及其成员为服务对象，以家庭理论为指导思想，以护理程序为方法，由护士和家庭共同参与的护理活动。家庭访视包括预防性家庭访视、评估性家庭访视、连续照顾性家庭访视和急诊性家庭访视。家庭访视的程序由访视前准备、实际家访、访视后工作组成。通过家庭访视发现家庭健康问题,制定护理计划,实施护理服务,解决家庭及其成员的健康问题,维护和促进家庭健康。

能力检测

A1 型题

1. 家庭构成的三要素是（　　　）。
   A. 血缘、婚姻、感情　　B. 婚姻、感情、经济　　C. 感情、经济、地缘
   D. 婚姻、血缘、经济　　E. 血缘、婚姻、地缘

2. 家庭的功能不包括（　　　）。
   A. 情感交流　　B. 经济支持　　C. 社会控制
   D. 抚育子女　　E. 卫生保健

3. 下列不属于家庭访视对象的是（　　　）。
   A. 有健康问题的家庭　　B. 不完整的家庭　　C. 功能不完善的家庭
   D. 有不良生活习惯的家庭　　E. 特别富裕的家庭

4. 家庭访视的种类不包括（　　　）。
   A. 预防性家访　　B. 评估性家访　　C. 连续照顾性家访
   D. 急诊性家访　　E. 慰问性家访

5. 在进行家庭健康护理时错误的做法是（　　　）。
   A. 从病人身上获得相关资料
   B. 护士用相关知识明确家庭存在的问题
   C. 所有健康问题相同的家庭,可用相同的护理模式
   D. 可从家属中收集资料
   E. 也可从邻居处收集家庭健康资料

6. 家庭访视顺序错误的是（　　　）。
   A. 以群体为先　　B. 以传染病为先　　C. 以急诊为先
   D. 以生活贫困者为先　　E. 一天访视多个家庭,以结核病家庭为先

7. 家庭护理评价不包括（　　　）。
   A. 评价方法　　B. 评价内容　　C. 评价结果
   D. 评价管理　　E. 家庭护理结束

8. 护士进行家庭访视时不妥的是（　　　）。
   A. 语言通俗易懂　　B. 内容涉及广泛　　C. 语速适中
   D. 态度诚恳　　E. 注意倾听

9. 家庭健康护理最重要的护理是（　　　）。
   A. 居家病人的护理　　B. 以家庭为单位的健康护理　　C. 筛选传染病病人
   D. 妇幼保健　　E. 筛选和指导计划生育对象

10. 家庭内在结构中错误的内容是（　　　）。
   A. 角色分配　　B. 权力　　C. 沟通
   D. 义务和责任　　E. 家庭价值系统

11. 社区护士制定家庭护理计划时应遵循的原则是（　　）。

A. 由全科医师制定　　　　　　　　　　B. 由社区护士制定

C. 由家庭决策者制定　　　　　　　　　D. 由家庭和社区义务服务者共同制定

E. 由社区护士和家庭共同制定

A2 型题

12. 宋先生夫妇、女儿及宋先生的父母共同生活，宋先生的家庭是（　　）。

A. 核心家庭　　　　　　B. 主干家庭　　　　　　C. 重组家庭

D. 联合家庭　　　　　　E. 同居家庭

13. 李先生夫妇无生育能力，领养一女儿，一家三口共同生活，其家庭类型为（　　）。

A. 核心家庭　　　　　　B. 主干家庭　　　　　　C. 重组家庭

D. 联合家庭　　　　　　E. 同居家庭

14. 某男，15 岁，初二学生，性格内向，胆小怕事，课堂不敢发言，学习不专心，与同学交往较少。究其原因，其父母长期不和，经常在孩子面前吵架。从家庭对健康影响的角度考虑应该是（　　）。

A. 家庭对儿童发育的影响　　　　　　B. 家庭对生活习惯的影响

C. 家庭对卫生习惯的影响　　　　　　D. 家庭对疾病发生的影响

E. 家庭对行为方式的影响

15. 某家庭，父亲因故去世，家中大小事情都由母亲承担，其权利结构为（　　）。

A. 传统权威型　　　　　　B. 情况权威型　　　　　　C. 分享权威型

D. 情感权威型　　　　　　E. 以上都不是

16. 一双下肢活动不便的病人，家人为使其洗漱和大小便方便，在卫生间的墙壁上安装了扶手，这种家庭内部资源是（　　）。

A. 经济支持　B. 精神支持　C. 医疗照顾　D. 情感支持　E. 结构支持

17. 某女，17 岁，诊断为单纯性甲状腺功能亢进症，口服药物治疗，医生要求其母亲监督女儿服药。经三个月的治疗，病情未见好转。究其原因，其父认为年纪轻轻，不用吃药，加强锻炼即可，所以服药断断续续，其母也不敢多言。请问是哪一种家庭权力结构对病情好转造成了影响？（　　）

A. 传统权威性　　　　　　B. 情况权威性　　　　　　C. 分享权威性

D. 情感权威性　　　　　　E. 以上都不是

A3/A4 型题

（18～20 题共用题干）

病人，男，67 岁，2010 年患脑血栓，经治疗后，现在病人左侧肢体中度活动障碍，语言交流轻度障碍，偶尔尿床。

18. 对该病人实施家庭一级护理，护理的时间为（　　）。

A. 每周 2 次　　　　　　B. 每周 3～5 次　　　　　　C. 每隔一天一次

D. 每周 1 次　　　　　　E. 每月 3～5 次

19. 对该病人进行家庭基础护理应做到的"六洁"，其中不包括（　　）。

A. 口腔清洁　　　　　　B. 头脸清洁　　　　　　C. 手足清洁

D. 会阴清洁　　　　　　E. 环境清洁

20. 对该病人制定护理计划时下列哪项不妥？（　　）

A. 制定护理目标　　　　B. 寻找家庭资源　　　　C. 确认运行方法

D. 适合家庭特点　　　　E. 由护士自己完成

（21～22题共用题干）

病人，男，54岁，因意外事故，腰椎骨折，双下肢瘫痪。经住院治疗，病情稳定。现在在家中康复治疗。

21. 如对该家庭访视，访视前准备工作不包括哪一项？（　　）

A. 查看病人病史资料　　B. 确定访视目的　　　　C. 准备访视物品

D. 安排访视路线　　　　E. 预约下次访视时间

22. 在家庭护理中，社区护士提供的建议哪项不是结构支持？（　　）

A. 不设门槛　　　　　　B. 地面防滑　　　　　　C. 床变低

D. 浴室置洗澡凳　　　　E. 训练使用拐杖行走

■ 杨北宁 ■

第五章　社区重点人群保健

学习目标

1. 准确说出社区各年龄阶段儿童的保健重点和具体护理措施及常见的健康问题。

2. 能够为新生儿家长进行有关母乳喂养、健康监测与沐浴等方面的指导,并可为新生儿实施预防接种,做到动作规范、准确,理论知识扎实。

3. 结合社会现实,理解对即将结婚的青年人进行婚前检查的意义。

4. 准确说出围婚期社区保健与护理。

5. 能够为孕期妇女进行产前检查与指导、心理及生理卫生、休息与饮食等方面的指导。

6. 能够为围绝经期妇女及其家庭提供必要的健康保健指导。

7. 结合实际,正确理解老年人存在的主要的健康问题。

8. 通过各种形式,能够对社区内的老年人进行有关日常生活保健方面的指导与教育。

重点难点

重点:儿童、妇女、老年人保健与护理措施。

难点:老年人的生理及心理特征。

　　社区护理工作的重点是家庭、学校或生活在社区环境的人群,人的一生要经过儿童期、青少年期、成年期直至老年期,每一阶段都有各自的生理发育变化和心理社会特征。人的成长发展是一个连续的过程,疾病与健康的动态变化也表现在这一过程中。社区保健和护理的重点人群主要包括儿童、妇女和老年人,这些人群的健康相对脆弱,容易遭受有害因素的侵袭,在社区健康评估中发现的健康问题也主要与这些人群有关。因此,对这些人群的保健和护理是社区护理工作的重点内容之一,而对社区人群提供促进健康、保护健康、预防疾病等服务,来提高社区人群的整体健康水平,也就成为社区护士的重要职责。

第一节 社区儿童保健

儿童是祖国的未来,是社会的希望,是家庭的纽带,他们的健康状况决定了一个国家未来人口的素质,是所有家长和卫生工作者所关注的问题,因此,儿童保健是社区护理工作的一个重要组成部分。儿童正处于生长发育的关键时期,身体及心理变化较大,机体各组织器官功能不太完善,对外界抵抗力差,患病率和死亡率较高,是社区中需要重点保护的一个群体。家庭是儿童成长的园地,社区是家庭的依托,儿童在成长过程中,需要从其周围获得生理、心理和社会文化方面的特殊照顾。社区儿童保健是根据儿童生理和生长发育的特点和规律,采取医疗和预防手段,提高儿童生命、生存质量,保护和促进其身心健康全面发展的健康保健和护理工作。其工作重点是通过健康教育、咨询、预防接种及儿童生长发育的筛查等措施,促进儿童的生长发育及健康人格的形成,增强儿童体质,降低婴幼儿的死亡率,减少儿童常见病及多发病的患病率,提高儿童的整体健康水平。

一、各年龄阶段儿童发育特点

儿童生长发育是一个连续的、呈阶段性发展的过程,这一过程既有量变,也有质变,各阶段具有明显的特点。他们随着身体形态与功能的逐渐完善,其心理和社会行为亦同步发展。

(一)新生儿期

自胎儿娩出结扎脐带开始至出生后 28 天为新生儿期。此期是胎儿出生后对生理功能进行调节并适应外界环境的时期。出生后生命内、外环境的巨大变化,加上身体各器官的功能发育尚不成熟,导致新生儿自身的调节和适应能力较差,抵抗感染的能力较弱,极易发生各种疾病,如窒息、出血、硬肿症、破伤风等。因此,新生儿期是小儿发病率和死亡率最高的时期。

(1)新生儿外貌 皮肤表面胎脂少,肤色红润,皮下脂肪丰满,胎毛少。因胎头在产道里受到挤压导致新生儿头部呈椭圆形,头部较大,占身长的 1/4,前额大而突出,头围平均为 34 cm,胸围平均为 32 cm。头顶前囟门很软,长 3~4 cm,宽 2~3 cm,后囟门长约 1 cm。

> 【课堂互动】
> 请同学们想想,刚出生的小孩有什么特点呢?

(2)生理性体重下降 足月新生儿体重平均为 3 kg,出生后 3~4 天体重会比刚出生时减轻 200~300 g,但不超过体重的 10%,属于生理性体重减少,是正常现象,一般 4 天后体重开始回升,7~10 天后恢复到刚出生时的体重,以后持续增长。

(3)呼吸、循环系统 胎儿在宫内不需要肺的呼吸,但有微弱的呼吸运动。胎儿肺内充满液体,出生时经产道挤压,1/3 肺液由口鼻排出,其余由肺间质毛细血管和淋巴管吸收,如吸收延迟,则出现湿肺症状。分娩后,新生儿在第 1 次吸气后紧接着啼哭,肺泡张开。其呼吸较浅快,频率为 40~60 次/分。常以腹式呼吸为主。胎儿出生后血液循环发生巨大变化,肺血管阻力降低,卵圆孔和动脉导管出现功能性关闭,心率波动较大,为 100~150 次/分,平均为 120~140 次/分,血压平均为 9.3/6.7 kPa(70/50 mmHg)。

（4）消化系统　足月新生儿消化道面积相对较大,有利于吸收。而胃呈水平位,容量小,食管下部括约肌松弛,幽门括约肌较发达,很容易发生吐奶、溢奶,这是正常的生理现象。新生儿肠壁较薄,通透性高,有利于吸收母乳中免疫球蛋白,也易使肠腔内毒素及消化不全产物通过肠壁而进入血液循环,引起中毒症状。胎粪呈墨绿色,由肠黏膜脱落上皮细胞、羊水及消化液组成。出生后 12 h 内开始排泄,3～4 天内排完,若超过 24 h 还未见胎粪排出,应检查是否为肛门闭锁。此外,足月新生儿除胰淀粉酶不足外,其余消化酶均已满足生理需要;足月儿肝葡萄糖醛酸基转移酶的活力较低,是出现生理性黄疸及对某些药物解毒能力低下的原因之一。

（5）神经系统　新生儿脑相对较大,重约 370 g,占体重的 10%～20%（成人仅 2%）,发育领先于其他器官,但功能却不成熟,存在泛化的不随意运动。睡眠时会不自觉地手足运动、皱眉或是微笑。一出生就具备了觅食、吸吮、吞咽、拥抱、手握持、踏步等原始反射,而这些反射则随着年龄的增长逐渐消失。新生儿巴宾斯基征、克尼格征、佛斯特征阳性属正常现象。感觉发育方面,对光感已有反应,强光可引起闭目,但视觉不敏锐,视力范围一般在 15～20 cm 内,在安静、清醒状态下可短暂注视物体;听觉灵敏度良好,在 50～90 dB 时可引起呼吸节律的改变;其皮肤触觉、温度觉及味觉都很灵敏,口周、足底等部位触之即有反应,能分辨母体的气味,会以啼哭表示不适或需要。

（6）免疫系统　胎儿可从母体通过胎盘得到免疫球蛋白 IgG,因此不易感染一些传染病如麻疹。而免疫球蛋白 IgA 和 IgM 则不能通过胎盘传给新生儿,因此新生儿易患呼吸道、消化道感染和大肠埃希菌（大肠杆菌）败血症、葡萄球菌败血症。新生儿网状内皮系统和白细胞的吞噬作用较弱,血清补体比成人低,白细胞对病原微生物的杀灭能力也较低,这是新生儿易患感染的另一个原因。人的初乳中含有较高分泌型免疫球蛋白 IgA,应提倡母乳喂养,提高新生儿的抵抗力。

（7）体温调节　新生儿体温调节中枢尚未发育完善,体温调节能力较差,皮下脂肪较薄,体表面积相对较大,容易散热;其产热主要依靠棕色脂肪的代谢。新生儿的环境温度要适宜,室温过高时足月儿能通过皮肤蒸发和出汗散热,但如体内水分不足,血液浓缩而发热则称为"脱水热";室温过低时则可引起硬肿症。

（二）婴儿期

从生后 28 天至 1 周岁为婴儿期,因这一时期一般是以乳汁喂养为主,故又称乳儿期。此期是一个人生长发育的关键时期,是体格发育的第一个高峰,体重成倍增长,对能量和蛋白质的需求量高,因此,被称为"人生中的第一个飞跃期"。但由于机体免疫功能不足,消化功能较差,极易患急性传染病及肺炎、腹泻、营养不良等常见病。感知觉相继出现并不断发展,有初步的记忆能力和明显的注意力,开始了最初的语言表达活动。

（1）婴儿期是人一生中生长发育最迅速的阶段,此期孩子的新陈代谢旺盛,满周岁时的体重可以达到出生时的 3 倍,为 9～10 kg。身长在出生时约为 50 cm,满周岁时可达出生时的 1.5 倍左右。头围在出生时约为 34 cm,满周岁时平均为 46 cm,以后增长速度减缓,到成年人时为 56～58 cm,而脑的重量从出生时 370 g 增加到 900 g。在前几个月内,婴儿前囟门会随着头围的增大而变大,6 个月以后逐渐骨化而慢慢变小,在 12～18 个月时闭合,后囟门一般在出生时或闭或微开,最迟在 2～4 个月时闭合。

考点链接

足月新生儿前囟门的闭合时间是（　　）。

A. 出生后就闭合　　　B. 2～4 个月　　　　　C. 10～12 个月

D. 12～18 个月　　　　E. 2 岁

答案：D

解析：前囟门闭合时间是 12～18 个月，而后囟门闭合时间是 2～4 个月。

（2）婴儿免疫力不足，母乳喂养终止后显得更为突出。从母亲获得的免疫力逐渐消失而后天免疫力尚未产生，且随着婴儿活动能力逐渐加强，接触感染源的机会也随之增加，故易患各种感染性疾病。

（3）婴儿的消化系统仍欠完善，从 6～8 个月开始长出乳牙，最晚 2 岁半出齐，婴儿出牙的时间可与生活的地区、营养状况及发育不同有关。在此期间需经历从乳食逐渐过渡到普通膳食的过程，因此，婴儿腹泻与营养问题较常见。

（4）婴儿 2 个月时已有光觉反应，长至 4～5 个月大时，开始认识自己的母亲，眼睛可以追寻活动着的物体、玩具。6～7 个月时，能分辨悦耳的声音和不高兴时发出的声音，当有人叫其名字时能做出反应，开始发出"爸爸"、"妈妈"等无意识复音，能听懂自己的名字。婴儿期的自主运动能力发育很快，逐渐能爬、站、握持和行走，但平衡能力较差，容易出现意外。接近周岁的小儿能对应别人的语言指出相应的东西，表明有了记忆。

（5）婴儿的感知觉发育很快，逐渐具备了接受学习的能力，表现出对陌生世界了解的欲望，是进行早期教育的适宜时机。认知、情感、意志活动三类心理功能逐渐协调，如对人、环境和事物的识别与定向能力逐渐加强，可表现特征明确的喜怒哀乐，可用行为或简单的语言表达亲近或拒绝的态度，逐渐建立了对亲人的依赖性和信任感。注意力容易随新奇事物的出现而转移，有一定程度的对本能需要的自控能力，可出现及时表达进食、排泄以及躯体不适等基本生理需求的能力。

（三）幼儿期

从 1 周岁到 3 周岁为幼儿期。此期体格增长较婴儿期缓慢，语言、行动、思维与交往能力的发育和发展较快，但识别危害或危险的能力较差。由于接触外界的机会增多、活动范围增大，而自身的免疫力仍较低，所以传染病发病率高，呼吸道感染亦多见，如流行性腮腺炎、百日咳、麻疹、水痘、肺炎、腹泻等。

1. 发育指标

幼儿期身体的生长速度较婴儿期慢，但机体各个系统功能进一步趋于完善，其体格生长发育指标主要有体重、身高、头围和牙齿等。

（1）体重　体重是反映儿童体格发育与近期营养状况的指标之一。临床给药、输液也常根据体重计算。正常新生儿出生，体重平均为 3 kg。三个月时为出生体重的 2 倍（6 kg），1 岁时约达 3 倍（9 kg），2 岁时达 4 倍（12 kg）。体重的增长在同一年龄幼儿中存在较大的个体差异，可有 ±10% 的范围的波动，同一年龄的幼儿，男孩较女孩重。2～12 岁体重估算公式为

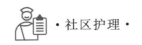

$$体重（kg）=年龄（岁）×2+8$$

（2）身高（长）　3岁以下仰卧位测量身长，3岁以后站立位测量身高。与体重一样，幼儿期身高增长速度也比婴儿期慢，一般1岁时达75 cm，2岁时达87 cm。2～12岁身高估算公式为

$$身高（cm）=年龄（岁）×5+75$$

（3）头围　头围反映脑和颅骨的发育情况，幼儿期头围增长比婴儿期慢：1岁时头围约46 cm；2岁时头围的增长速度逐渐平稳，约48 cm；5岁时约50 cm，15岁时接近成人头围，为54～58 cm。头围过大，常见于脑积水等；头围过小，可见于头小畸形等。

（4）牙齿　牙齿的发育与骨骼有一定的关系，但二者的发育速度并不完全平行。牙齿可分为乳牙和恒牙两种。小儿出生后4～10个月乳牙开始萌出，12个月尚未出牙可视为异常，最晚2岁半出齐，共20颗，2岁以内乳牙的数目为月龄减4～6。6岁左右开始出恒牙（即乳牙开始脱落换恒牙），17～30岁恒牙出齐，共28～32颗。营养缺乏和慢性病可影响牙齿的钙化，出牙过晚，可见于佝偻病、先天愚型等。

2．运动能力

幼儿运动能力的发育逐渐完善，使儿童能完成较精细的协调动作，会走、跑、跳、攀高，能握笔、持勺，会搭积木，与周围环境接触的机会大大增加。

3．免疫系统

2岁的儿童免疫系统发育已相当完善，抗病能力有所提高，感染性疾病的发生机会已呈逐渐下降趋势。但识别危险因素、保护自己的能力较差。

（四）学龄前期

从3周岁到6～7周岁为学龄前期，也称幼童期。此期儿童动作和语言能力发育较快，理解能力逐渐增强，并具有不少的抽象概念，如数字、方位、时间等。开始能用较复杂的语言表达自己的思维和感情，具有好动、好问、好模仿等较强的好奇心和求知欲。与外界接触、交往的机会明显增多，但感染病的机会增多，意外事故及某些免疫性疾病的发病也逐渐增多，如毒物中毒、溺水、烫伤、摔伤、风湿病、过敏性紫癜等。

（1）生理发育　3岁以后小儿体重、身高增长稳定，运动技能发育趋于成熟，3～4岁儿童试图画画，5岁以后绘画能力增强，有整体概念。跑、跳、攀登等动作比较灵活自如。6岁的儿童小肌肉逐渐发达，手眼合作完善，能熟练地用筷子吃饭，按音乐节奏跳舞和演奏简单乐器。

（2）感知觉发展　学龄前期儿童各种感觉都在迅速地完善，特别是一些复杂的感觉都有了进一步的发展。语言和思维能力进一步发展，学会讲故事、背诵儿歌、跳舞等。开始有初步抽象思维，想象的萌芽，记忆力好，好发问。对周围人和环境的反应能力趋于完善。

（3）心理发展　对生活基本需要、情感和安全需求，很大程度上来自对家长的依赖，但也会渴望独立，并初步形成参与社会实践活动的愿望和能力，具体表现在愿意帮助父母干活，独立生活能力有了很明显的发展。此期家长应给予理解支持和正确引导，通过玩具和游戏引导来培养儿童良好的神经心理品质。随着心理过程的不断发展，学龄前期即可具有最初的对事物的分析、综合与抽象概括的能力，这使他们在游戏等活动中，初步学着运用逻辑思维。儿童个性倾向在幼儿期萌芽，在学龄前期就可形成较为明显的个性倾向。

（五）学龄期

从 6~7 周岁入小学起到 12~13 周岁为学龄期,也称儿童期。此期儿童体格发育呈稳步增长,思维能力、分析能力、体力活动均有进一步的发展,能适应较为复杂的社会环境。对各种传染病的抗病能力增强,疾病的种类及表现基本接近成人。

（1）进入学龄期儿童体格仍稳步增长,除生殖系统外,其他器官发育到该阶段已接近成人水平,脑的形成已基本和成人相同。

（2）学龄期儿童思维特征是从形象思维为主要形式过渡到以抽象逻辑思维为主要形式,并以具体直观的形式理解概念、事物。学龄期儿童个性特征越来越固定,个性倾向也越发明显,是形成自信和自卑的关键时期。儿童通过学习、参加集体和社会活动,不断体验人与人、人与集体之间的关系,体验团结友爱、互帮互助的积极情感和友好氛围。

（3）视觉感受能力、听觉感受能力、视力调节能力不断发展,辨别音调的能力逐渐提高。知觉的目的性和持续性逐步加强,能辨认左右方向。儿童进入小学后,就改变了学前以游戏为主导活动的状态,而转变为以学习为主导活动的状态,这一改变对儿童心理发展有很大影响,表现在感知觉、注意力、语言、记忆、思维、人格、情绪、行为等方面的发展上。

此外,学龄期后便进入青春期,女孩一般从 12 周岁到 18 周岁,男孩一般从 13 周岁到 20 周岁。青春期是儿童向成人过渡的特殊时期,是人生当中生长发育的重要阶段,也是决定人一生的体格、体质和智力水平的关键时期。此期的特点是体格增长再度加速,继而生殖系统发育成熟,因此,被称为“人生中的第二个飞跃期”。女孩出现月经,男孩有精子排出,第二性征逐渐明显。这一时期由于神经内分泌调节不稳定,常会引起心理、行为、精神方面的不稳定等。此期应注意加强生理卫生、心理卫生和性知识教育,培养良好的道德情操,使之建立正确的人生观和价值观,促进身心健康。

二、各年龄阶段儿童的保健与护理

（一）新生儿期

新生儿期是小儿发病率和死亡率最高的时期,因此,提高接生技术,注意产后保暖,预防产后感染,合理喂养,精心护理,对增强新生儿的防御能力,确保健康成长显得尤为重要。新生儿出生后 28 天内一般需访视 3~4 次,如发现异常情况应增加访视次数。

1. 保暖

新生儿体温调节中枢发育不完善,体温常受环境影响,居室应阳光充足,空气新鲜,足月儿最适室温为 22~26 ℃,相对湿度为 50%~60%,体温应保持在 36~37 ℃。为防止发生脱水热,夏季应避免室温过高、衣被不宜过厚。冬季室温过低,可指导家长正确使用热水袋或代用品等保温方法,预防发生新生儿硬肿症,但同时也要注意防止烫伤。

2. 喂养

母乳是婴儿的最佳食品,营养成分与热量适宜,易消化吸收,可增强婴儿的免疫力,母乳中钙磷比例适当,温度适宜,喂养简单方便。因此,应大力提倡母乳喂养。母乳喂养应尽早进行,这样做有助于小儿的生长发育和提高免疫力,亦可促进母亲泌乳和产后母体康复,还可以同时建立良好的母子感情。一般情况下,若分娩的母亲和孩子一切正常,1~2 h 就可以开奶,每 3~4 h 哺乳 1 次,每次 15~20 min,以后随小儿的增长哺乳次数可适当减少,

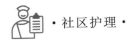

每次哺乳以吃饱为宜。社区医护人员应指导母亲掌握正确的哺乳方法与技巧,评估乳汁分泌及乳房、乳头的保护情况。例如,由于乳汁分泌不足或其他原因不能按时哺乳,可指导采用混合喂养,即每次应先哺母乳,待乳汁吸尽后,再补充其他乳品,但每日母乳喂养不可少于 3 次。若由于其他原因不能喂养,可用其他代乳品(如牛奶、配方奶粉等)进行人工喂养。但选用羊乳时要注意,喂养羊乳的同时还必须及时补充叶酸和维生素 B_{12},防止营养性巨幼红细胞性贫血的发生。

3. 脐部护理

新生儿出生后 4～7 天内脐带会自动脱落,末端留下一个脐窝。脐窝处应保持干燥,脐带未脱落前不可将新生儿浸泡在水中,以免弄湿脐带。若脐周皮肤红肿,出现渗血、脓性分泌物,应立即去医院就诊。

4. 排便护理

正常母乳喂养儿大便为黄色、粥样、微带酸味,新生儿期每日 3～5 次。牛奶喂养的婴儿大便呈淡黄色,较母乳喂养儿的大便干燥。如发现异常应及时到医院咨询或就诊。每次大便后用温水清洗臀部,勤换尿布,保持臀部干燥。

5. 皮肤护理

新生儿皮肤娇嫩,且排泄次数多,应每日沐浴,保持皮肤清洁,减少病菌的繁殖。沐浴的目的包括:清洁皮肤,增进婴儿舒适感;对婴儿一般情况进行观察与评估,早期发现问题,早期治疗,预防感染。沐浴的环境应避风,室温最好在 26～28 ℃。沐浴前应洗净双手,预防交叉感染。澡盆内应先倒冷水再倒热水,并以手腕内侧测试水温,一般应为 38～40 ℃。沐浴时间勿选择喂奶后 1 h 之内。沐浴顺序为先洗面部、头、颈、上肢、躯干、下肢,最后洗腹股沟、臀部及外生殖器。沐浴后可做抚触,以达到促进其生长发育的目的。抚触的步骤:①脸部(舒缓紧绷的脸部);②胸部(通畅呼吸促进循环);③手部(增加灵活反应);④腹部(有助于肠胃活动);⑤腿部(增加运动协调功能);⑥背部(舒缓背部肌肉)。

6. 早期教育

新生儿的视、听、触觉已初步形成,初步具备接受环境刺激的基础,母亲可通过哺乳、怀抱、抚触、多与婴儿说话逗笑及用色彩鲜艳、摇曳发声的玩具刺激其视、听觉等方式,增进母子间的情感交流,从而促进婴儿神经心理发育和智力发育。

7. 常见健康问题的保健与护理

(1)感染 足月新生儿机体免疫力低下,抗病能力差,容易发生感染,应避免接触感染者。母亲在哺乳和护理前应清洗双手;新生儿的用具要专用,食具每次用后要消毒;保持室内清洁,空气新鲜。

(2)新生儿黄疸 新生儿肝酶系统发育尚未成熟,生后 2～3 天,皮肤和眼睛巩膜会发黄,出现不同程度的黄疸,4～5 天达高峰,一般情况良好,至 7～10 天自然消退(足月儿在 2 周内消退,早产儿可延到 3～4 周),称为生理性黄疸,但也有一些

> 【课堂互动】
> 请说出生理性黄疸和病理性黄疸的区别。

新生儿不出现黄疸。若黄疸出现过早(尤其是在出生后 24 h 内)或消退过晚(足月儿超过 2 周,早产儿超过 4 周),黄疸持续时间长或退而复现,程度较重,且有疾病伴随症状,就有可能是病理性黄疸,应及时送医院诊治。提早喂哺,促进胎粪排出,有利于预防或减轻新生儿

黄疸。

（3）新生儿窒息　这是3个月内小儿最常见的意外伤害。社区护士应指导母亲保持正确的哺乳姿势,避免乳房堵塞小儿口、鼻;每次喂奶后要将小儿竖立抱起,轻拍后背,待胃内空气排出后再使小儿右侧卧位,防止发生呛咳而引起窒息;寒冷的冬季避免将小儿包裹得过紧、过厚、过严。如果发现新生儿意外窒息,应迅速去除引起窒息的原因,保持呼吸道通畅;若小儿心跳、呼吸停止,应立即做心肺复苏,同时送往医院抢救。

（二）婴幼儿期

婴幼儿期由于机体免疫功能不足,消化功能较差,极易患急性传染病及肺炎、腹泻、营养不良等疾病。其保健重点是提倡母乳喂养,及时补充适量的营养素,以预防为主,有计划地进行预防接种,积极预防疾病。

1. 合理喂养

婴儿期膳食以高能量、高蛋白的乳类为主,注意维生素D的补充。4个月以内的婴儿提倡纯母乳喂养,婴儿4个月左右,不论采取何种方法喂养,必须按由少到多、由稀到稠、由细到粗、由一种到多种的原则逐渐添加辅食,以补充营养,并为过渡到断奶后的饮食做准备。同时注意训练婴儿的咀嚼功能,指导家长掌握添加辅食的具体步骤和辅食制作方法（表5-1）。

表 5-1　婴儿辅食添加的顺序

月龄	添加的辅食	供给的营养素
1～3	鲜果汁、菜汁、鱼肝油制剂	补充维生素A、维生素C、维生素D
4～6	米粉糊、麦米、稀粥、蛋黄、鱼泥或鱼粉、动物血、豆腐、肝泥、菜泥、水果泥	增加热量;补充蛋白质、铁、维生素A、维生素B、维生素C,膳食纤维及矿物质
7～9	粥、面糊、饼干、面包、烤馒头片、鱼、蛋黄、蛋白、肝泥、碎肉末、黄豆制品、菜泥、水果泥	增加热能;补充动物蛋白质、铁、锌、维生素A、维生素B等
10～12	米粥、软饭、挂面、馒头、面包、碎菜、鱼、碎肉、碎肝末、油、豆制品	增加热能;补充矿物质、蛋白质、维生素、膳食纤维等

一般母乳喂养10～12个月可断奶,断奶季节选择秋、冬季较为适宜。断奶开始时,应逐步减少每天母乳的次数,以奶粉、粥等代替。断奶时不可采用骤然停止母乳或在乳头上涂苦、辣味等措施,要使之渐渐断奶,因为突然断奶会使婴儿难以承受食物突然变化造成的心理压力,导致其产生情绪变化。

2. 体格锻炼

婴幼儿要多做户外活动,进行空气、日光、水"三浴"锻炼,以增强体质,提高对外界环境的适应能力和抗病能力。进行户外活动的时间可由最初的5～10 min,逐渐延长到1～2 h,但要避免阳光直射面部。运动锻炼可以增强肌肉和骨骼的发育,加深呼吸,促进新陈代谢,还可以增强食欲,预防疾病。

3. 早期教育

婴幼儿期早期教育以感知、语言、动作训练为主,通过接触各种事物如玩具、图片、音乐及做游戏、讲故事、背儿歌等启发孩子用语言表达思想感情,多接触环境,促进智力和动作

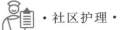

发育,培养良好的卫生、睡眠及排便习惯,培养婴儿的独立性和自主性。同时注意与周围人相互关系的培养以促进心理发育。动作是心理的外部表现,动作的发展可促进儿童心理发展,应指导家长按月龄生长发育的特征并结合婴儿的实际能力适时训练其动作,有计划地锻炼孩子的运动能力,从早期的被动体操逐渐过渡到训练其翻身、爬、坐、站立、握持、扶持行走等。在陪孩子玩耍时鼓励其主动与他人接触,耐心限制其危险行为,以培养良好的环境适应能力。

4. 常见健康问题的保健与护理

(1) 识别和预防常见病　加强婴幼儿"四病"(营养性缺铁性贫血、维生素 D 缺乏性佝偻病、小儿肺炎、小儿腹泻)的早期预防,通过加强营养、增强体格锻炼、培养良好卫生习惯、加强护理等,增强体质,提高防病能力。注意口腔卫生,预防龋齿,避免睡前吃甜食。此外,婴幼儿心理发育过程中出现的社会心理问题会影响他们的健康和正常生长发育,因此应指导家长在生活中多与婴幼儿沟通,多创造与他们交流的机会,强化语言训练和良好的行为训练,帮助其克服异常行为。

案例引导

　　4 个月小儿,冬天出生,出生后牛乳喂养。现腹泻半个月,近一周来夜间睡眠不安、多汗。体检:体重 4.9 kg,枕后秃发。

　　该患儿目前主要的健康问题是什么?请说出针对该患儿健康问题的主要保健护理措施。

　　(2) 预防意外　指导家长加强婴幼儿的看护,防止发生窒息、烫伤、中毒、咬伤等意外事故,并指导家长学习应对意外事故的院外急救技术。

知识链接

　　(1) 灼烫伤院外急救措施　应立即脱去被热液浸湿的衣物,然后将受伤部位浸入冷清水中降温,如衣物与皮肤粘在一起,切勿撕拉,可将未黏着的剪去,也不要将水疱刺破,应保护好创面,及早送医院治疗。

　　(2) 强酸或强碱灼伤院外急救措施　应马上用大量冷清水冲洗至少 20 min。如果是生石灰烧伤皮肤,应先用手绢、干毛巾揩净皮肤上的生石灰颗粒,再用大量清水冲洗,然后用清洁布品包好以保护创面,急送医院救治。切忌先用水清洗,因为生石灰遇水会发生化学反应,产生大量热量而灼伤皮肤。

(三) 学龄前期

　　学龄前期儿童体格发育速度减慢,独立活动范围扩大,智力发展快,好奇心、求知欲强,善模仿,易发生意外事故。其主要保健措施是,注意口腔卫生和眼的保护,加强安全教育,防止意外损伤,开展健康教育,促进心理发育,并继续做好饮食调理和传染性疾病的防治工作。

1. 营养与饮食

学龄前期儿童的膳食结构接近成人,与成人共进主餐,另加一餐点心即可,每天饮牛奶200 mL左右,以保证优质蛋白质的摄入,避免摄入过于油腻、辛辣、刺激性较大的食品。培养良好的饮食卫生习惯,纠正偏食、吃零食、暴饮暴食等坏习惯。膳食安排力求多样化、粗细搭配、荤素搭配,以提供儿童生长发育所需的平衡营养。

2. 加强安全教育

学龄前期儿童活泼好动、善模仿,但机体发育尚不完善,动作协调性不好,且缺乏实践经验,易发生意外。因此,要适时地对他们进行安全教育,如要遵守交通规则、不要玩电器或电源、不要去河边玩耍等。儿童家长和托幼机构应定期且及时地检修活动场所、玩具等,预防意外事故发生。

3. 进行学前教育

注意行为生活习惯和规律的培养。安排动静结合的活动内容,使儿童在游戏(时间以20~25 min为宜)中增加学习兴趣、开发智力,学习关心集体、团结协作、遵守纪律和如何与人交往等。培养分辨是非的能力、想象能力和思维能力,在日常生活中锻炼他们的毅力和独立生活能力,培养自尊、自强、自立、自信的品格,培养良好的心理素质和社会适应能力,为入小学打好基础。

4. 常见健康问题的保健与护理

(1)预防龋齿、弱视等常见病 社区护士应指导家长多注意让儿童参加适宜的户外活动,锻炼身体,预防水痘、腮腺炎等儿童常见传染病;培养学龄前儿童良好的口腔卫生习惯,并每年进行1~2次的牙齿检查,以便早期发现龋齿,早期治疗;教育儿童在读书、写字、看电视时要注意用眼卫生,预防弱视的发生,6岁前是治疗弱视的最好时机,儿童应每半年进行一次视力检查,以便及时发现视力问题,及时矫正。

知识链接

预防龋齿主要有四点。①正确的刷牙方法为竖刷法:即顺着牙缝刷下牙时牙刷毛向下,贴在牙龈和牙齿上往上旋转,刷上牙时则相反,刷牙面时牙刷毛放在牙面上,前后来回做小环形旋转推动刷洗,便于刷毛伸入牙面的沟窝裂中。②良好的口腔卫生习惯:3岁前学会餐后漱口,每年应进行1~2次牙齿检查;3岁后学会正确的刷牙方法,做到饭后5 min内刷牙;家长应注意给儿童选择适合其年龄的牙刷。③饮食营养要均衡:注意含钙丰富的食物的摄入及维生素D的补充,控制食物中的糖。④氟化物防龋:用氟水漱口或含氟牙膏刷牙。

(2)犬咬伤 被咬伤后,应立即用大量清水、肥皂水反复冲洗伤口,然后去医院注射狂犬疫苗,至少观察7周,如出现发热、头痛、恶心、呕吐、吞咽困难,对光、声、风、水有恐惧感须立即复诊。

(3)毒虫咬伤 仔细检查被毒虫咬伤部位有无毒刺并予以拔除或刮除,并注意观察儿童的生命体征。如果被蜜蜂、毒蝎蜇伤或蜈蚣咬伤也可用弱碱性溶液如肥皂水清洗伤口;被黄蜂蜇伤可用弱酸性溶液如食醋清洗伤口。剧痛者可以用冰块冷敷或用激素软膏外涂,

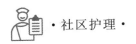

抬高患肢,以减少肿胀和疼痛。对有过敏反应者可口服抗组胺药。继续观察伤口和全身反应,如局部疼痛加剧、继发感染或出现呼吸困难、哮喘、荨麻疹等应立即就医。

(四)学龄期

学龄期儿童体格发育稳步增长,学龄期末除生殖系统外已接近成人水平。智力发育进一步成熟,求知能力增强,理解、分析、综合能力逐步完善,是增长知识、接受科学文化教育的重要时期,也是培养其优良品质、社会交往能力的关键时期。此期感染性疾病的发病率显著降低,但因学习负担较重,易出现视力及精神、行为等方面的问题。其主要保健措施是保证足够的营养和锻炼,注意坐立姿势,保护视力,合理教育,积极防治各种疾病等。

1. 营养与饮食

学龄期儿童基本上能够接受成人的饮食,但还应特别注意早餐的质量和数量,保证吃好早餐,通过课间加餐供应优质蛋白质,满足生长发育需要,并且有益于儿童学习时集中注意力。培养良好的饮食卫生习惯,强化平衡膳食的观念,纠正偏食、吃零食、暴饮暴食等不良习惯。多食富含钙的食物,加强运动,使骨的发育达到最佳状态。减少含糖饮料的摄入,饮用清淡饮料,同时重视户外活动以避免肥胖。

2. 心理保健与家庭教育

了解儿童发育期出现的不同心理特征,从小培养良好的心理素质十分重要。日常生活中对待儿童的过错,家长不要使用简单、粗暴、命令和生硬的语言对待孩子,否则,会造成儿童心理压力,严重时可导致心理障碍。针对其好奇心强和模仿性强的心理特点,可有针对性地开展性知识、文化知识、伦理道德和法制教育。正面引导以提高他们的责任感,充分发挥他们的创造性和主动性,形成健康的自我价值观。

3. 常见健康问题的保健与护理

(1)小儿肥胖症 小儿肥胖症是指体重超出同年龄、同性别参照人群均值的20%。肥胖不仅影响儿童健康,而且10%~30%的肥胖还可发展为成年肥胖症,继而引起高血压、冠心病、糖尿病等疾病。小儿单纯性肥胖的常见原因有摄入过多高脂肪、高热量食物,活动过少,出生时体重超重,不良情绪等。因此,应纠正家长不正确的营养观念,避免孕期营养过剩;指导家长培养儿童从小养成良好的饮食习惯,避免摄入过多油炸类和淀粉类食物、糖果、甜饮料等;忌用食品奖励或惩罚儿童;不要在吃饭时训斥儿童;鼓励儿童经常参加体育锻炼,合理安排看电视、玩电子游戏的时间;坚持对儿童生长发育进行监测,以利于早期发现体重增长过快的趋势,及时采取干预措施。

(2)近视眼 儿童近视眼的发生和发展主要是遗传和环境因素综合作用的结果。儿童学习负担重、睡眠时间短、不注意用眼卫生等是引起近视眼的重要原因。保护视力、预防近视应采取综合性措施。①合理安排生活制度,限制近距离用眼时间。用眼一段时间后(一般每隔1 h)应有短暂的休息,可向5 m以外的远处眺望,但应避免强光刺眼。②重视阅读、书写卫生。阅读或书写时,坐姿要端正,眼离书本的距离应保持在30~35 cm。不躺着看书,避免在光线过强或过弱的地方读写。③改善学习环境,开展体育锻炼,做好眼保健操,定期检查视力,及时采取矫治措施。④平衡膳食,合理营养。

知识链接

用眼卫生包括如下几点。①读写姿势要端正,注意"4个1",读写时眼书距离保持1尺(33 cm)左右,胸距桌边缘1拳,手指距笔尖1寸(约3 cm),连续看书1 h左右要休息片刻,做些轻松的全身活动或做眼保健操以缓解视疲劳。②看电视时应每0.5～1 h休息5～10 min,眼与电视机屏幕的距离应为电视屏幕对角线的5～7倍,屏幕高度应略低于眼睛,画面有良好的对比度和亮度,室内保持一定照明。③不要在暗弱光或强光下看书写字,不躺在床上、走路或乘车时看书。

(3)儿童心理卫生问题　主要指发生在儿童期的行为偏异。狭义上等同于行为问题,广义上则泛指所有的心理社会问题,也就是指那些在严重程度、持续时间上都超过相应年龄允许范围的异常行为,如学业相关问题、情绪问题、品行问题及不良习惯。这就需要家庭、学校、专业机构三方面的公共努力,开展心理治疗、教育和行为训练结合的综合性矫治,重点是提供行为指导。作为教师和家长应持接纳、鼓励态度,接纳其缺陷,重视他在其他方面表现出的优势能力,采用教育性治疗、心理辅导、游戏性行为治疗和社会技能训练等综合矫治手段,从而取得良好效果。

三、预防接种与计划免疫

(一)概念

(1)预防接种　预防接种是指利用人工制备的抗原或抗体,通过适当的途径接种于机体,使个体或群体产生对某种传染病的特异性的自动免疫或被动免疫。预防接种的种类有人工自动免疫、人工被动免疫和被动自动免疫三大类。常用疫苗:卡介苗(结核活菌苗)、脊髓灰质炎疫苗、百白破混合制剂、麻疹疫苗、乙型肝炎疫苗、流行性乙型脑炎疫苗、人用狂犬疫苗等。

(2)计划免疫　计划免疫是指根据传染病的疫情监测和人群免疫水平的调查结果分析,按照规定的免疫程序,有计划地利用疫苗进行预防接种,以提高人群免疫水平,达到控制和最终消灭相应传染病的目的。目前我国计划免疫工作的主要内容是儿童基础免疫,即对7周岁及7周岁以下儿童进行卡介苗(结核活菌苗)、脊髓灰质炎疫苗、百白破混合制剂、麻疹疫苗和乙型肝炎疫苗等五种疫苗的免疫接种,以及随着儿童成长适时地加强免疫,使儿童获得对结核病、脊髓灰质炎、百日咳、白喉、破伤风、麻疹和乙型肝炎等七种疾病的免疫力,预防相应疾病的发生,即所谓"五苗防七病"。

(二)儿童基础免疫程序

计划免疫程序主要包括儿童基础免疫程序(表5-2)和成人或特殊职业人群、特殊地区需要接种疫苗程序两种。儿童基础免疫程序又称常规免疫程序,其内容包括初次免疫的起始年(月)龄,全程免疫的次数、剂量、间隔时间和加强免疫的年龄等,以达到合理使用疫苗的目的。

表 5-2　儿童基础免疫程序表

年龄、月龄	接种疫苗	可预防的传染病
出生 24 h 内	乙型肝炎疫苗(1)	乙型肝炎
	卡介苗	结核病
1 月龄	乙型肝炎疫苗(2)	乙型病毒性肝炎
2 月龄	脊髓灰质炎糖丸(1)	脊髓灰质炎(小儿麻痹)
3 月龄	脊髓灰质炎糖丸(2)	脊髓灰质炎(小儿麻痹)
	百白破混合制剂(1)	百日咳、白喉、破伤风
4 月龄	脊髓灰质炎糖丸(3)	脊髓灰质炎(小儿麻痹)
	百白破混合制剂(2)	百日咳、白喉、破伤风
5 月龄	百白破混合制剂(3)	百日咳、白喉、破伤风
6 月龄	乙型肝炎疫苗(3)	乙型肝炎
8 月龄	麻疹疫苗	麻疹
1.5~2 岁	百白破混合制剂(加强)	百日咳、白喉、破伤风
	脊髓灰质炎糖丸(部分)	脊髓灰质炎(小儿麻痹)
4 岁	脊髓灰质炎疫苗(加强)	脊髓灰质炎(小儿麻痹)
7 岁	麻疹疫苗(加强)	麻疹
	白破二联疫苗(加强)	白喉、破伤风
12 岁	卡介苗(加强,农村)	结核病

注:括号中的数字是表示接种针(剂)次。

(三)预防接种的途径和禁忌证

(1)预防接种的途径　预防接种根据疫苗的特性和儿童对用药的敏感性,可采用口服、皮下注射和肌内注射等途径。

(2)预防接种的禁忌证　在注射疫苗时应注意:要在孩子身体状况好的时候进行;接种前要先测体温,若有发热要推迟接种,未完全恢复健康前暂缓注射,但应在病好后及时补接种;接种后,当天不要洗澡,也不能让孩子太疲劳;属过敏体质者,应向医生反映;极个别孩子可能会高热,给予对症治疗(指针对高热症状的治疗措施);如孩子正在发热,患有急性传染病、哮喘、风疹、湿疹或有心脏病、肾炎及肝炎等疾病时不能在此发热期间注射疫苗,暂时不要打预防针;孩子腹泻时不要吃小儿麻痹糖丸,等病好后 2 周才能补吃;有癫痫病史及药物过敏史的儿童不要进行预防接种。

(四)疫苗反应

疫苗虽经灭活或减毒处理,但毕竟是一种蛋白质或具抗原性的异物,对人体仍有一定的刺激作用,从而可引起一些异常反应。其实这也是人体的一种自我保护,就像感冒发热一样是机体在抵御细菌或病毒。

(1)正常反应　局部反应轻度肿胀和疼痛。百白破混合制剂接种后,小儿臀部会出现硬结,这是吸附制剂接种后常见的现象。接种疫苗后的全身反应有发热和周身不适,一般发热在 38.5 ℃以下,持续 1～2 天均属正常反应。无论局部还是全身的正常反应一般不需要特殊处理,多喂水并注意让小儿多休息即可。如果小儿高热,可以做物理降温,也可服用退烧药,摄入富有营养又易消化的食物,多喂水并注意观察孩子的病情变化。

(2)异常反应　有局部感染、无菌性脓肿、晕针、癔病、皮疹、血管神经性水肿、过敏性休克等。遇到晕针、过敏性休克时应立即让小儿平卧,头部放低,口服温开水或糖水,同时立即请医生做紧急对症处理;出现皮疹,可在医生的指导下给小儿使用脱敏药;出现过敏性休克,一般表现为接种后很短时间内,小儿面色发白、四肢发凉、出冷汗、呼吸困难,甚至神志不清、抽搐等,此时一般应立即给小儿进行皮下注射肾上腺素,同时给激素和脱敏药观察治疗。

第二节　社区妇女保健

随着社会的进步、医学科学的发展、妇女社会经济地位的提高及身心健康水平需求的不断增长,大力发展妇女保健事业,提高妇女的健康水平已经成为世界性的趋势,妇女的健康直接影响到家庭及整个社会的卫生健康水平。妇女占人口数量的一半,做好妇女保健工作、保护妇女身心健康,直接关系到子孙后代的健康、民族素质的提高、计划生育基本国策的落实和社会稳定。因此,妇女保健是我国卫生保健事业的重要组成部分,根据妇女生理特点运用现代医学和护理学知识及科学技术为妇女进行预防保健和护理工作是社区护士的重要任务。

一、青春期保健

青春期保健工作重点主要是针对女性在经期的保健。月经来潮时一般情况下不影响妇女的工作和生活,有时可引起下腹部的酸胀或下坠感,但月经期子宫内膜脱落、子宫颈口张开、盆腔充血,且大脑皮层兴奋性降低,全身抵抗力下降,容易疲劳和引起感染。因此,社区护士应指导妇女注意经期保健。

知识链接

月经是女性性功能成熟的一项重要指标,在神经内分泌激素调节作用下,子宫内膜周期性增生、脱落而引起的出血称为月经。月经初潮年龄受种族、体质、营养、遗传、精神因素、地理环境等多种因素的影响,一般在 11～16 岁。月经周期长短因人而异,一般为 28～30 天,月经期一般为 3～7 天,出血量平均为 30～50 mL,月经呈暗红色,黏稠但不凝,其中除血液外,还含有黏液、子宫内膜碎片和阴道上皮细胞等。

(一)注意经期卫生

经期中,由于子宫内膜脱落和血管破裂形成内膜创面,又因经血向下流出而使阴道内酸度降低,偏碱性,这种环境有利于病菌生长,易致感染,甚至导致生殖器官疾病。因此,月经期要做到:①保持外阴部清洁,每天晚上睡前用干净温水冲洗或清洗,清洗时应从前到后,从尿道口、阴道口至肛门周围顺序进行;勤换内裤,及时洗净,阳光下晒干。②用温水淋

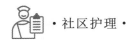

浴、擦浴,禁盆浴、坐浴,禁止性生活和不必要的妇科检查,以防上行性感染。③勤换卫生巾,使用清洁、柔软、吸水性好的卫生巾;少女不宜使用阴道内置的月经棉条等月经卫生用品。

（二）保持精神愉快

月经期可出现情绪不稳定、嗜睡、疲乏、腰酸、下腹坠胀、乳房胀痛等现象,这些均属正常生理现象,不必紧张,应通过自我心理调节,做到不因经期的生理变化而烦恼、担忧,并有意识地避免精神刺激和情绪干扰,保持情绪稳定和愉快。如情绪激动、抑郁愤怒会导致月经不调、痛经、闭经等。

（三）劳逸结合

月经来潮一般不影响正常的工作、学习和一般的体力劳动,适量的活动有利于促进盆腔血液循环,从而减轻腰背酸痛及下腹不适。但月经期剧烈运动或参加过重体力活动可使盆腔血流增加,引起经血过多或经期延长,所以月经期应注意适当休息,保证充足睡眠,以减轻经期不适和情绪波动。

（四）注意保暖,避免寒冷刺激

寒冷刺激可致子宫及盆腔内血管过度收缩,影响盆腔血液循环,从而可引起经血减少或突然停止,甚至可诱发痛经、经血过少或闭经。因此,经期应避免游泳、冷水洗澡、冷水洗脚、下水田、淋雨受凉等寒冷刺激,忌食生冷食物,夏天不食用冷饮和刚从冰箱中取出的食物,同时还要注意下肢和下腹部保暖。

（五）注意饮食营养

经期失血较多,为预防贫血,应注意增加营养,适当补充高蛋白、高维生素和多食富含铁的食物,如蛋类、瘦肉、豆制品等,同时还应多饮水,多吃蔬菜、水果和富含植物纤维的食物,少吃或不吃酸、辣等刺激性食物,以减轻盆腔充血,保持大便通畅,减轻下腹不适。月经期不可喝咖啡、浓茶,不可饮酒、吸烟,以免加重情绪反应。

（六）避免房事,勿乱用药

月经期子宫内膜剥脱出血,宫腔内有新鲜创面,子宫口微张,阴道酸度降低,防御病菌的能力下降,若此时进行性生活,则很容易将病原体带入阴道内,引起妇科疾病,如阴道炎、宫颈炎、宫体炎、附件炎、盆腔炎等。

一般妇女经期稍有不适,经后即可自行消退,不需用药,以防干扰其正常过程。若遇有腹痛难忍或流血过多,日久不止者,需经医生检查诊治。

（七）做好月经周期的记录

每位女性都应建立自己的月经卡,养成及时记录的习惯。月经卡用于记录初潮年龄、月经来潮日期、经量多少、经期天数、经血状况、周期变化等行经情况,这样可观察自己月经是否规律,也便于做好经前准备,能及时发现月经的异常变化,为诊断提供正确的病史资料,以便能及时治疗,也便于早期发现月经不调、妊娠等。

（八）其他

青春期生理变化很大,思想情绪也常不稳定（如早恋等）,家庭和学校应注意其身心健康。同时,此期还要做好贫血、痛经、闭经、功能失调性子宫出血和经前期紧张综合征等常见健康问题的防治。

二、围婚期保健

围婚期是指围绕结婚前后的一段时期,从婚前择偶、确定婚姻对象到结婚后怀孕前为止的阶段称为围婚期,一般分为婚前、新婚和孕前三个阶段。围婚期保健是结婚前后为保障婚配双方及其下一代健康所进行的保健服务,而其中婚前保健是围婚期健康促进的基础和重点,保护妇女儿童健康,提高出生人口素质。

(一)配偶的选择

优生始于择偶,择偶不仅要有感情和性爱的基础,而且还要有科学的态度与理智的思考,要考虑遗传因素、健康因素及其他因素对下一代的影响。为避免共同的遗传基因影响子代的优生,直系血亲或三代以内的旁系血亲之间不能通婚。且 20 岁以前不宜结婚,因为结婚年龄过早,身心发育尚不够成熟,容易造成婚姻与家庭的不稳定。此外,夫妻双方的健康是优生的根本条件,青年男女在交往时就应首先向对方介绍自己和家庭的健康状况,并了解对方的健康状况。

(二)婚前检查

婚前检查即对将要结婚的青年男女进行健康检查和婚前指导,参考《结婚登记条例》对健康检查包括询问病史、全身体检、生殖器检查及必要的化验。通过检查可以了解双方的健康状况,生殖

【课堂互动】
有必要进行婚前检查吗?

系统是否有疾病或缺陷,是否患有重要脏器的疾病或某种传染病,以及不宜立即结婚或生育等方面的问题。婚前检查是一项政策性、技术性很强的工作,一般对未婚女青年只做直肠腹部双合诊检查,对男女双方有关性方面问题应保密。社区医护人员应认真填写婚前检查记录,妥善保管,做好登记,同时帮助男女青年了解性生活的有关知识。

结婚前男女双方均应进行婚前检查,通过检查可及早发现、矫治影响结婚、生育的疾病,并根据疾病的情况和优生学原理提出医学指导意见,帮助制定计划生育方案,选择最佳受孕期,进行性教育,促进性健康。婚前检查的必要性:①有利于双方和下一代的健康。通过婚前全面的体检,可以发现一些异常情况和疾病,从而达到及早诊断、积极矫治的目的,如在体检中发现有对结婚或生育会产生暂时或永久影响的疾病,可在医生指导下做出对双方和下一代健康都有利的决定和安排。②有利于主动有效地掌握好受孕的时机和避孕方法。医生根据双方的健康状况、生理条件和生育计划,为他们选择最佳受孕时机或避孕方法,并指导他们实行有效的措施,掌握科学的技巧。对要求生育者,可帮助其提高计划受孕的成功率。对准备避孕者,可使之减少计划外怀孕和人工流产,为保护妇女儿童健康提供保证。③有利于优生,提高民族素质。通过家族史的询问、家系的调查、家谱的分析,结合体检所得,医生可对某些遗传缺陷做出明确诊断,并根据其传递规律,推算出"影响下一代优生"的风险程度,从而帮助结婚双方制定婚育决策,以减少或避免不适当的婚配和遗传病患儿的出生。

(三)最佳生育年龄和受孕时机

生理学研究表明,女性生殖器官一般在 20 岁以后才逐渐发育成熟,骨骼的发育成熟要

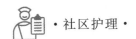

到 23 岁左右，如果在骨骼尚未发育成熟前怀孕，母子就会相互竞争营养，从而影响母亲的骨骼发育过程，而且所生的新生儿体重较轻，由子女染色体异常所引起的畸形也较多，因此生育年龄应稍晚一些。青年夫妇结婚后 2～3 年生育，有利于夫妇的健康、学习与工作，在经济与精力上不至于过分紧张，使个人和家庭在婚后有个缓冲的时间。

最好是将妊娠安排在双方工作或学习都不紧张的时期，生理、心理都处于最佳状态，同时避免与有害的物质接触，如一些放射线、化学物质等理化因素，如有接触，应与有害物质隔离一段时间后再受孕。受孕季节一般选在春季，男女双方精神饱满，这时的精卵细胞发育较好，而且有丰富的新鲜瓜果蔬菜可供孕妇选择，食品多样化且营养丰富，有利于胎儿的发育。一般冬末春初是各种病毒性疾病好发的季节，如风疹、流感、腮腺炎等，一旦孕妇感染了某些病毒就容易造成胎儿畸形。

（四）计划生育

计划生育是指采用科学的方法，有计划地生育子女，其要求是晚婚、晚育、少生、优生。计划生育技术是通过手术、药物、工具、仪器和其他手段，有目的地调节人的生育行为，并围绕生育、节育、不育开展相关的生殖保健服务技术。社区护士应将计划生育技术的有关知识和避孕方法的选择结合育龄期妇女的具体情况进行指导，实施知情选择避孕及节育措施，有计划地生育子女，防止意外受孕以保障育龄妇女身心健康，使计划生育工作顺利进行。目前，常见的计划生育措施有工具避孕、药物避孕和人工终止妊娠术（包括药物流产和人工流产术）等。

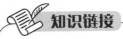

人工终止妊娠术

药物流产：目前最常用的药物是米非司酮和前列腺素联合使用，可使子宫蜕膜坏死，子宫收缩及子宫颈软化，促使胚胎排出。方法：米非司酮 25 mg，2 次/日，口服，连用 3 日，第 4 日上午再服米索前列醇 400 μg 1 次，用药后多数在 6 h 内排出胚胎。适用于妊娠 49 天以内 18～40 岁的健康孕妇。药物流产后出血时间过长和出血量过多是其主要不良反应，用药后应严密随访，出血量过多或确诊为不全流产时应及时行清宫术。

人工流产术：可分为负压吸引术（适用于妊娠 6～10 周内）和钳刮术（适用于妊娠 11～14 周）。禁忌证：①各种疾病的急性期、严重全身性疾病未好转者；②生殖系统急性炎症；③全身虚弱不能耐受手术者；④术前 24 h 2 次体温达到或高于 37.5 ℃者。

三、围生期保健

妇女围生期又称围产期，是指围绕孕产妇分娩前后（即新生儿出生前后）的一定时期。我国采用的是世界卫生组织（WHO）推荐、1976 年国际妇产科联合会同意并修改的围生期定义，是指从孕满 28 周至产后一周，在这阶段中的胎儿和新生儿称为围生儿。

妇女在围生期要经历妊娠、分娩及产褥等不同阶段，相应地出现一系列生理、心理变化。加强围生期保健，对于提高孕产妇的健康素质，减少孕产期的并发症，降低孕产妇死亡率,消除影响胎儿发育的各种有害因素,保证胎儿的正常生长发育,提高新生儿的健康素质,降低围产儿死亡率及残疾儿出生率是十分必要的。

(一)孕期保健

妇女孕期保健的目的是保护孕妇在妊娠期能顺利地承担因妊娠而增加的生理和心理负担,使孕妇和胎儿正常生长发育。社区护士主要是通过产前检查、产前访视和产前健康教育,对孕妇进行孕期卫生指导、用药与性生活指导、自我监护指导和营养指导,积极消除影响胎儿发育的各种有害因素,防治孕期的各种并发症,使其顺利度过妊娠期。

案例引导

28岁妇女,平时月经周期规律,现停经50天,近几日晨起恶心,厌油腻,有尿频症状,该病人感到焦虑不安。

对于该妇女,目前主要考虑她是早期妊娠,目前主要的保健护理措施是什么?

1. 产前健康教育

社区护士利用产前检查等机会,根据孕妇不同的妊娠阶段,将孕妇及其丈夫(亲属)集中在一起,通过讲课、座谈、看录像及科普小品等方式讲解有关妊娠、胎儿发育、分娩、产后的有关知识及注意事项。并针对其生理改变及需要,给予科学的保健指导,解除紧张、恐惧心理。介绍各种检查、化验、治疗、护理及服药的必要性,以取得她(他)们的理解与合作,听取并采纳社区护士的各项建议,防止发生并发症。

2. 产前检查

孕妇自怀孕初期至怀孕结束时要进行产前检查,评估孕妇的健康状况和胎儿的发育情况,加强对高危妊娠的监护管理。

(1)检查时间 初查时间在孕12周之前,复查时间为孕12周后每4周1次,孕28周后每2周1次,孕36周后每周1次。高危孕妇应适当增加检查次数。

(2)检查内容 首次检查应详细询问病史,如年龄、职业、孕产史、家族史、配偶健康史、用药史等。推算预产期。检查腹部,测量骨盆。复诊检查内容包括前次检查后有无不适症状,如水肿、阴道出血、胎动等。测量体重,检查生命体征,有无蛋白尿。检查胎位、听胎心率、测量腹围,必要时行B超检查。

3. 孕期营养指导

帮助制定合理的饮食计划。①热能:孕中、晚期每日增加热能0.84 MJ(200 kcal)。其中约65%来自谷物类,35%来自动物性食物、豆类及蔬菜和食用油,以保证体重的正常增长(即自孕中期开始,正常体重孕妇以每周增加体重0.4 kg、每月增加体重1.5～2 kg为宜)。②蛋白质:增加鱼、肉、蛋、奶、海产品的摄入,孕期每日每千克体重需蛋白质1.5～2 kg,每日总量需80～90 g(孕4～6个月每日增加蛋白质15 g,孕7～9个月每日增加20 g)。③注意铁、钙、磷、碘和维生素的足量摄取:自孕4～5个月开始口服硫酸亚铁0.3 g或富马酸亚铁0.2 g,每日1次,孕期不宜饮酒。

4. 孕期卫生指导

1)生理卫生

孕期卫生保健是保证胎儿正常生长发育的先决条件。孕妇对自己个人卫生和周边环

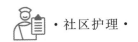

境卫生一定要注意,毕竟孕期是个特殊时期,此时孕妇的免疫力处在最低谷,孕期卫生情况很大程度上关系着胎儿的发育情况。

(1)个人卫生与衣着 孕妇的新陈代谢旺盛,汗腺及皮脂腺分泌增多,经常洗澡(尽量淋浴)能促进血液循环。阴道分泌物增多,应每日清洗外阴并更换内裤。孕妇衣着应宽松、舒适、透气性好,腰带不宜过紧,以免影响血液循环。穿平底、轻便的鞋,这样既舒适又安全。

(2)活动与休息 妊娠28周后适当减轻工作量,避免过重体力劳动、从事有害工种、从事长期站立及高度紧张的工作。适当的体育锻炼与做妊娠体操有助于增加肌肉张力和促进新陈代谢,但应以不引起疲劳为度。避免剧烈的跑、跳、打球等活动,以防止引起流产、早产、胎盘早期剥离等意外。睡眠应充足,夜间应有8～9 h的睡眠,午休1～2 h,睡眠时宜取左侧卧位。

(3)口腔卫生 预防因体内激素水平改变引起齿龈肿胀出血,如患龋齿或其他牙病,应及时就诊治疗,防止细菌因血行播散而引起全身性疾病。

(4)乳房护理 妊娠后乳腺继续发育增大,为哺乳做准备,每日锻炼乳头10～20次,用拇指及食指轻捏住乳头进行环形转动。为防止哺乳期发生乳头皲裂,于妊娠7个月开始,每日用温水毛巾轻擦乳头,增加皮肤韧性。如乳头扁平或凹陷,应每日坚持用一只手的食指与中指分开扶住乳头两旁固定乳房,另一只手的拇指及食指轻捏住乳头向外牵拉1～2次,帮助乳头凸出,以适宜哺乳。

2)心理卫生

社区护士应了解孕期的心理反应,并根据早、中、晚不同孕期的心理需要,给予孕妇适当的支持与协助,使之心情舒畅。

(1)孕早期(孕12周末以前) 孕早期孕妇常有心理矛盾,对怀孕有不确定的感受,同时因为身体的不适症状而感到焦虑。社区护士应做好心理疏导,使孕妇了解其担心和妊娠反应(一般孕6周左右出现,孕12周后自然消失)都是正常现象,克服紧张情绪,消除顾虑和恐惧,建立信心,尽快适应怀孕。

(2)孕中期(孕13～27周末) 孕中期孕妇适应能力增强,妊娠反应逐渐消失,可以感到明显的胎动,对怀孕分娩的事极感兴趣。此时社区护士应多给孕妇提供有关怀孕和分娩的知识以及与胎儿有关的信息,并分享孕妇对胎儿的想法与感受,解释其疑惑的问题,依孕妇的不同需要给予适当的建议。

(3)孕晚期(孕28周以后) 此期孕妇常会感到自己很脆弱且易受伤害,对分娩抱着期待而又恐惧的心理。社区护士应对孕妇做预防性心理疏导,解释分娩过程、注意事项、配合方法,使孕妇做好分娩前心理准备。同时做好家属的宣教,以便能给予足够的关心和支持,减少孕妇产时和产后的心理应激。

5. 孕期用药和性生活指导

孕期用药应慎重,特别是妊娠早期,用抗早孕反应药物、抗生素、激素类药、抗癫痫药等,可对胎儿有致畸作用,因而应在医师指导下合理用药,避免滥用药物。妊娠12周内和28周后应避免性生活。

6. 孕期自我监测方法

孕妇和家属数胎动、听胎心率是在家中对胎儿情况进行监护的可行手段。

(1) 数胎动　胎动是胎儿生命的象征。孕妇自妊娠 18～20 周开始感觉到胎动,正常情况下,每小时胎动 3～5 次。方法是自妊娠 28 周开始,嘱孕妇每日早、中、晚各数 1 h 的胎动次数,静坐或侧卧,注意力集中,每次胎动均记录,3 次的胎动次数总和乘以 4,即 12 h 胎动次数,如在 30 次以上,反应胎儿情况良好,如不足 30 次或继续减少,多有宫内缺氧情况,应及时到医院就诊。

(2) 听胎心　指导家属掌握听胎心的方法,每日定时听胎心并记录,正常胎心率为 120～160 次/分,过快或过慢均属异常,应及时到医院就诊。

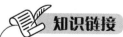 知识链接

　　指导胎教:胎教包括间接和直接两种。间接胎教是指孕妇的情绪对胎儿的影响,孕妇的丈夫及其家人要关心孕妇及胎儿,使孕妇能够保持愉快的心情和稳定的情绪。直接胎教是使胎儿本身接受刺激的训练,平时可以给胎儿听一些轻松柔和的音乐,并开展父母与胎儿间的对话等以促进胎儿的智力发育。

7. 孕晚期保健

(1) 识别临产先兆　分娩是妊娠中最重要的环节。临近分娩前,出现一些预示即将临产的症状,称为临产先兆。若产妇能在产前事先了解产兆及判断何时去医院,就可以比较从容地面对分娩。临产先兆有如下几种。①假阵痛:分娩前数天偶尔会有不规则宫缩,产妇感到轻微腰酸、腹痛和腹部阵阵发硬,持续时间短且不恒定,间歇时间长且不规则,常在夜间出现,白天消失,给予镇静剂可以抑制。②孕妇上腹轻松感:初产妇多见,表现为上腹部较前舒适,进食量增多,呼吸较轻快,是因胎儿先露部进入骨盆入口所致,常伴尿频症状。③见红:正式临产前 24～48 h,出现少量血性黏液自阴道流出,称为"见红"。这是因为不规则宫缩,使宫颈内口附近的胎膜与该处的子宫壁分离,毛细血管破裂,是分娩即将开始比较可靠的征象。

考点链接

　　以下不属于临产先兆的是(　　)。
　　A. 急性下腹坠痛　　　　　　　　B. 假阵痛
　　C. 孕妇上腹轻松感　　　　　　　D. 见红
　　答案:A
　　解析:产前先兆包括①假阵痛;②孕妇上腹轻松感;③见红。

(2) 分娩的准备　孕妇在妊娠晚期,对即将来临的生产常感到恐惧不安并伴有焦虑,身心的负荷很大,因此社区护士应教会孕妇正确运用分娩时的助产动作,主动根据孕妇的需要,提供相关的知识与信息。目前可协助减轻生产时疼痛的方法有多种,但都依据三个重要的前提:①孕妇在出现阵痛前便已得知将会发生什么情况,且已接受过宫缩时的呼吸运动训练,可减轻阵痛引起的不适。②如果宫缩时能够使腹部保持放松,阵痛等不适便可减少。③疼痛感觉可借分散注意力的技巧而得到改善。

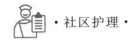

（二）产褥期保健

产褥期是指从胎儿、胎盘娩出到产妇全身各系统器官（除乳腺）自身恢复的一段时间，为产后6～8周。这一时期内是产妇身体各器官恢复的时期，同时还要抚育婴儿，加之产后角色的改变，产妇心理压力较大，又因为分娩后的整个产褥期一般都是在家庭中度过的，因此，社区护士应通过产后家庭访视等方式对产妇提供良好的产褥期保健，了解产妇及新生儿健康状况和哺乳情况，给予及时指导。

1. 产后家庭访视

产妇出院回家后，社区护士应进行产后访视，一般访视家庭1～2次，初次访视宜在产妇出院后3～7天内进行，第二次访视在产妇分娩后28～30天进行。高危产妇或发现异常情况时应酌情增加访视次数。产后访视的内容主要包括：了解产妇一般情况，包括精神、睡眠、饮食及大小便等；观察子宫复旧和产后排尿情况；观察恶露，有无产褥感染；检查腹部、会阴伤口愈合情况，乳房有无红肿、硬结，乳头有无皲裂，乳腺管是否通畅，乳汁的分泌量等。同时还要预防产后出血，它是引起产妇死亡的主要原因，必须加强防治与预防。

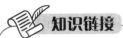**知识链接**

产后主要生理健康问题

子宫复旧：产后子宫恢复至未孕状态的过程，主要表现是子宫体肌纤维缩复和子宫内膜再生。正常为产褥期第1天子宫底为平脐，以后每天下降1～2 cm，产后10～14天降入骨盆，耻骨联合上方扪不到子宫底（一般产后1周子宫缩小至如孕12周大小，在耻骨联合上方可扪及。产后6周子宫恢复到正常非孕时大小）。

恶露：产后子宫蜕膜脱落，含有血液、坏死蜕膜组织的血性液体经阴道排出。正常恶露有血腥味，但无臭味，一般持续4～6周，总量250～500 mL，个体差异较大。恶露按出现时间先后分为三种。①血性恶露：色鲜红，含大量血液，量多，有时有小血块，有少量胎膜及坏死蜕膜组织，持续3～4天。②浆液性恶露：色淡红，含大量浆液和少量血液及较多的坏死蜕膜组织、宫颈黏液、阴道排液，且有细菌，可持续7～10天。③白色恶露：黏稠，色泽较白，含大量白细胞、坏死蜕膜组织、表皮细胞及细菌等，持续2～3周。如恶露变为浑浊，有臭味，恶露增多，持续时间长或伴有全身症状，提示产褥感染。

2. 主要保健措施

（1）母乳喂养　向产妇及家人提供有关母乳喂养的知识，阐明母乳喂养的重要性，并进行指导使其能顺利进行母乳喂养；注意吸吮的含接及喂养姿势是否正确，并给予指导；母乳喂养的次数可不固定，按需哺乳，夜间坚持喂奶，因为夜间喂奶可刺激乳汁分泌；指导产妇食用有助于乳汁分泌的食物，为保证各种营养素的摄取，协助设计食谱；注意乳房有无凹陷、损伤、肿胀、硬块等情况，应及时进行哺乳指导，一旦发生乳腺炎应动员其到医院就医。

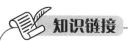

母乳喂养姿势：母亲取坐位、半坐位或侧卧位，全身肌肉放松，哺乳时小儿与母亲身体紧密相贴，母亲用乳头触及小儿嘴唇使其嘴张大并含住乳头及大部分乳晕，但小儿鼻部与母亲乳房之间要留有间隙，以防止小儿呼吸不畅导致溢乳，甚至窒息。哺乳后，将小儿抱起，轻拍背部 1～2 min，排出胃内空气防止吐奶。吸吮时间取决于小儿的需要，吃饱为宜，让其先吸空一侧乳房，然后再吸另一侧，下一次哺乳时则从另一侧乳房开始。

（2）营养饮食　产妇的饮食应清淡、易消化，富含各种营养素，特别要注意保证足够的热量、蛋白质和维生素，富含汤汁类食物可促进乳汁分泌。

（3）环境与活动指导　产妇休养的环境应安静舒适，保持适宜的温度和湿度，经常通风换气，使室内空气新鲜。产后 24 h 内以卧床休息为主，产后 2 天可在室内走动，并可按时做产后健身操。行会阴侧切或剖宫产的产妇可推迟到第 3 天起床和活动，待伤口愈合后做产后健身操。这些有助于体力恢复、排便排尿，避免或减少静脉栓塞的发生，并有助于盆底及腹肌张力恢复，可预防和矫正子宫后倾。

（4）个人卫生　产妇每天用温热水漱口、刷牙，坚持洗脚、擦澡，勤换衣服和床单；每日应冲洗外阴，使用消毒会阴垫，保持会阴部清洁，预防感染。

（5）心理保健　产妇产后数天至数周可因各种原因发生心理障碍，包括产后沮丧和抑郁，表现为情绪低落、易哭、失眠、对事物缺乏兴趣、自责自罪等，而且持续时间较长，因此，社区护士应在心理与社会诸方面采取相应的护理措施，减轻产妇心理负担和躯体症状，做好产妇心理疏通工作，指导产妇与婴儿进行交流、接触，培养产妇的自信心。症状明显者需要请心理医生或到相关医疗机构治疗。

（6）避孕指导　产褥期不宜进行性生活，哺乳期虽无月经，但仍要坚持避孕，最好采用工具避孕，以避孕套为好。

四、围绝经期保健

围绝经期旧称更年期，是指妇女 40 岁后出现的从卵巢功能逐渐衰退，生殖器官开始萎缩向衰退过渡的时期，是一个逐步变化的过程。围绝经期是女性一生中从生育期到无生育能力期之间的变更时期，一般发生在 45～55 岁，平均持续 4 年。围绝经期的妇女，由于卵巢功能衰退，导致雌激素水平下降，出现了由于性激素减少所致的一系列躯体及精神心理症状。为使妇女顺利度过围绝经期，社区护士应对这一特殊时期进行保健指导。

（一）心理改变

当雌激素水平降低后，可引起一系列情绪变化和精神症状。

（1）情绪变化　紧张、焦虑是围绝经期妇女常见的一种情绪反应，有的妇女甚至以"生气"、"敌对"的情绪来反映焦虑。以脑力劳动为主的妇女往往因记忆力减退，影响工作而产生悲观的想法，表现为情绪低落、易激动、情感脆弱。妇女进入围绝经期后由于家庭和社会环境的变化可加重身体和精神负担，引起心情不愉快、忧虑、多疑、孤独及情绪不稳定、自

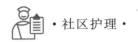

私、唠叨、急躁甚至有自杀的念头。

（2）精神障碍　常见的精神障碍有嫉妒妄想、迫害妄想和疑病妄想，或者表现为情绪忧郁、焦虑和紧张不安、坐卧不宁，终日惶惶不安似有大祸临头的感觉，常悲观厌世。

（二）常见健康问题

（1）功能失调性子宫出血　调节生殖神经内分泌机制失常引起的异常子宫出血，而全身及内外生殖器官无器质性病变存在。通常表现为月经周期不规则，经血量时多时少，如流血量过多、过频，可出现头昏、乏力、心悸等贫血症状，从而扰乱妇女平静的生活，影响健康。

（2）骨质疏松　绝经后骨质吸收速度快于骨质生成，促使骨质逐渐变为疏松，其发生主要与雌激素下降有关。骨质疏松主要是指骨小梁减少，最后可能引起骨骼压缩使体格变小，严重者导致骨折，桡骨远端、股骨颈、椎体等部位容易发生。

（3）围绝经期综合征　围绝经期综合征是由于卵巢功能衰退、性激素缺乏而引起的以自主神经功能紊乱为主，伴有心理症状的症候群。躯体症状主要表现为自主神经功能紊乱，如潮热、出汗、易疲劳、消瘦、便秘、头晕、肌肉紧张性或游走性疼痛等；心理症状主要表现为情绪不稳定、情感脆弱、易激怒、紧张或焦虑、抑郁、好哭泣、失眠、记忆力减退、注意力难以集中等。

（4）妇科肿瘤　围绝经期是妇科肿瘤的好发年龄，其中最常见的妇科肿瘤好发部位为子宫、卵巢、宫颈、子宫内膜、乳腺。妇科肿瘤早期多无症状，只有通过普查或定期健康检查才能早期发现。

（5）其他　绝经后冠心病发生率增高。因血液中胆固醇水平升高，各种脂蛋白增加，而高密度脂蛋白与低密度脂蛋白的比值降低，容易诱发动脉粥样硬化。

（三）保健措施

（1）健康教育　社区护士利用家庭访视和与病人交谈的机会，提供健康教育，建立互相信赖的关系，有针对性地给予正确疏导，并提倡科学健康的生活方式和培养良好的生活行为习惯。通过各种形式的健康教育使其了解到围绝经期是生命过程中一个自然正常的生理过渡阶段，正确认识由于卵巢功能衰退而产生的生理变化、心理特点以及常见症状，认识围绝经期的发生与消退过程，做好自我调节，并对其加强对常见病早期症状的识别，普及防治知识，适应面临的各种生理、心理变化及一些生活事件，解除不必要的顾虑。同时对家属提供健康教育，让病人家属也具备有关围绝经期的知识，使其了解女性围绝经期内分泌改变给病人带来的不适，谅解病人出现的急躁、发怒、焦虑、忧郁等消极情绪，提供精神心理支持，协助病人度过困难时期。

（2）营养与饮食健康　围绝经期是人们从生理和心理上比较明显地呈现衰老过程的一个起点，是人们一生中生理、心理变化比较剧烈的时期，因此除了给予必要的激素治疗、心理治疗之外，还应注意日常的营养饮食。应控制热能和刺激性食物的摄入，限制高脂肪、高胆固醇食物。少吃甜食，多食水果、蔬菜以及富含钙、维生素 D 和蛋白质的食物，适量补充钙剂；低盐饮食，每天食盐控制在 3～5 g。

（3）指导正确用药　围绝经期妇女应在医生的指导下合理、规律地使用对抗更年期症状和体征的药物，切忌滥用药物。补充雌激素是针对病因的预防性措施，适用于身体症状明显,排除禁忌证者,亦有助于改善生殖器官萎缩性改变,预防骨质疏松。因此,做好激素类药物治疗的护理十分重要,以防不良反应发生。

(4)避孕指导 该期妇女卵巢还没有完全丧失功能,仍有可能排卵,必须坚持避孕直到闭经满 1 年为止。首选屏障避孕如安全套、外用避孕药膜等,对已放置宫内节育器者可继续使用,于绝经后 1 年取出,45 岁以后禁用或慎用口服避孕药。

(5)健康检查与疾病普查 围绝经期妇女易并发泌尿生殖系统、心血管系统、骨骼系统等多种疾病,围绝经期也是女性常见恶性肿瘤的好发时期,因此应定期体检,每年至少 1 次妇科检查,有选择地进行宫颈细胞学检查、B 超检查及血、尿或内分泌检查等,以便早期发现疾病或肿瘤,及早治疗,控制病情发展。还应学会自我监测,如自查乳房,以每月检查 1 次为宜,如发现肿块,应及时就诊;定期测量体重,超过标准体重时应注意合理饮食、增加运动量,不明原因的消瘦亦应引起重视。

第三节 社区老年人保健

一、老年人的生理、心理特点

随着社会经济和医药卫生事业的发展,人群出生率和死亡率的下降,人类的平均寿命日益延长,人口老龄化已成为世界人口发展的普遍趋势,人口老龄化给世界各国带来了严重的社会问题,已受到人们的普遍关注。我国是人口大国,是众多老龄化国家之一,人口老龄化是我国在 21 世纪面临的主要社会问题之一,解决这一问题的最好办法是实现"健康老龄化",而实现"健康老龄化"的基础与重要一环是做好社区老年人的保健和护理工作。因此应重视研究老年人的生理、心理特点,有效地进行社区老年人的保健与护理,切实做好保健服务,并提高老年人的自我保健能力。全社会尤其是社区医务工作者,都应尊重和关心老年人,为他们创造良好的生活环境和社会环境,使他们能够健康地安度晚年。

老年人定义:联合国对老年人的划分标准是,发达国家 65 岁以上者、发展中国家 60 岁以上者为老年人;我国划分老年期的标准是,45~59 岁为老年前期(中年人),60~89 岁为老年期(老年人),90 岁以上为长寿期(长寿老人),超过 100 岁的长寿期老人又叫百岁老人;世界卫生组织(WHO)提出老年人划分的新标准是,44 岁以下为青年人,45~59 岁为中年人,60~74 岁为老年前期,75~89 岁为老年人,90 岁以上为长寿老人。

(一)老年人的生理特点

1. 体表外形变化

老年人在衰老过程中体表外形逐渐发生改变,身高与体重的下降是一种普遍现象。具体表现:毛发髓质和角质退化可发生毛发变细、稀疏及脱发,黑色素合成障碍可出现毛发及胡须变白;皮肤弹性减退,皮下脂肪量减少,细胞内水分减少,可导致皮肤变薄、松弛,皱纹加深,眼睑下垂,眼球凹陷;皮肤老化表现为弹性降低,皱褶粗糙,表面失去光泽,皮肤色素沉着,可见老年色素斑;牙龈萎缩,牙齿松动脱落;随着年龄增加,骨骼中无机盐含量增加,而钙含量减少,骨骼的弹性和韧性降低,脆性增加,关节活动不灵活,故老年人易出现骨质疏松症,极易发生骨折。

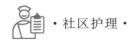

2. 各系统功能变化

（1）神经系统与感官变化　老年人大脑体积缩小，脑重减轻，脑沟增宽，脑膜增厚，神经细胞和神经递质减少，因而易出现自主神经功能紊乱，记忆力减退，注意力不集中，甚至发生老年性精神症状和老年性痴呆。老年人视力下降，视野缩小，出现老花眼；视力调节功能及辨色功能减退；眼底血管硬化、视网膜变薄，晶体浑浊，易患白内障、青光眼等眼科疾病。老年人听力减退，嗅觉、味觉迟钝，触觉、痛觉、温度觉的敏感性均减退。

（2）心血管系统变化　随着年龄增大，老年人的心血管系统发生一系列退行性改变和适应性改变。心房增大，心室容积减少，瓣环扩大，瓣尖增厚成为老年人心脏改变的四大特点。老化时心血管功能主要表现在对心脏功能、血管功能、心血管活动调节功能的影响上，从而使老年人心脏对负荷增加的适应能力及对药物的反应性明显下降。血管壁弹性纤维减少，胶原纤维增多，使血管系统容易发生硬化，从而容易导致高血压、冠心病、脑出血、脑缺血等病的发生。

（3）呼吸系统变化　呼吸功能减退。随着年龄的增长，由于呼吸肌与韧带萎缩，胸廓变形，肋骨硬化，肺和气管及支气管弹性减弱，肺组织中肺泡壁变薄，肺泡管扩张，毛细血管减少，无功能肺泡扩大使肺功能降低，气体交换能力下降，易形成肺气肿及呼吸道感染性疾病，使肺活量和肺通气量明显下降，肺泡数量减少，有效气体交换面积减少，静脉血在肺部氧气更新和二氧化碳排出效率下降。血流速度减慢，毛细血管数量减少，组织细胞功能减退及细胞膜通透性的改变，使细胞呼吸作用下降，从而对氧的利用率下降。

（4）消化系统变化　老年人唾液、胃液分泌减少，胃酸不足而导致食欲减退。胆汁、胰液分泌减少，对脂肪的消化能力明显减退；老年人胃肠活动减弱、排空时间延缓，小肠吸收功能减退，肛门括约肌松弛，故易发生消化不良、便秘、大便失禁等；肝代偿功能降低，肝细胞数目减少、纤维组织增多，故解毒能力和合成蛋白质的能力下降，致使血浆清蛋白减少，而球蛋白相对增加，进而影响血浆胶体渗透压，导致组织液的生成及回流障碍，易出现水肿。

（5）泌尿、生殖系统变化　随着年龄增大，肾脏萎缩变小，肾血管硬化，肾血流量减少，肾小球滤过率及肾小管重吸收能力下降，导致肾功能减退，加上膀胱逼尿肌萎缩，括约肌松弛，因而老年人常出现尿液稀释、尿频或尿失禁现象。老年男性由于睾丸萎缩及纤维化，前列腺多有增生性改变，常出现排尿困难或尿潴留；老年女性子宫、卵巢萎缩，阴道分泌物减少，其湿润性、弹性及酸性降低易致感染。此外，性激素的分泌自 40 岁以后逐渐降低，因而可致性功能减退。

（6）内分泌系统变化　老年人脑垂体重量减轻，激素合成与代谢发生退化。松果体钙化，脑腺垂体激素分泌减少，肾上腺皮质功能减退及性腺功能减退；甲状腺重量减轻，激素分泌与摄碘量都减少，甲状旁腺素及降钙素下降，基础代谢率降低；胰岛功能减退，胰岛素分泌减少，易患老年性糖尿病。

（7）血液系统变化　随着年龄的增长，机体血容量和血红蛋白轻度减少，红细胞平均容积、红细胞脆性及铁蛋白增加，骨髓红细胞摄铁减少；白细胞和淋巴细胞总数无明显变化；血小板寿命略微减少；骨髓细胞和粒细胞储备减少，骨髓造血功能减退。

（8）运动系统变化　老年人脊柱缩短，椎间盘变薄，故身高变矮。骨皮质变薄，骨小梁减少，骨质疏松或骨质增生，骨密度减小，骨强度下降，骨脆性增加，易发生骨质疏松症、骨刺、骨折及骨软化。肌肉组织随年龄增长出现肌细胞数量减少,重量减轻,骨骼肌萎缩,肌力减退,使功能减退而加速废用。韧带与肌腱变硬、僵直,易发生撕裂。关节腔变窄、滑膜变薄,活动范围缩小,易出现软骨损伤。

(9)免疫系统变化 老年人的免疫系统功能逐渐减退,免疫监护系统失调,防御能力低下,自我识别能力异常,易患感染性疾病。老年人胸腺萎缩和功能减退,细胞免疫效应减弱。

(二)老年人的心理特点

老年人随着年龄的增长引起生理性的衰老,由于社会、生活环境的改变和躯体疾病的影响,心理上也产生相应变化,表现出特有的心理特征。

(1)认知能力和智力衰退 ①运动反应时间延长;②感觉减退较明显,知觉的改变不大;③记忆力减退,其特点是以有意记忆为主,再认能力尚好,回忆能力较差;意义记忆完好,近期记忆力较差;④思维有退化,尤其是创造性思维、逻辑推理等;⑤智力有衰退,学习新知识、接受新事物的能力减退。

(2)情绪情感、意志和人格相对稳定 老年人的情绪情感过程和意志过程因社会地位、生活环境、文化素质、个性特点的不同而有较大差异。老年人的情绪情感与意志相对稳定,发生变化的主要原因是环境状况、生活条件、社会地位等发生了改变。而老年人的个性特征一般为稳定多于变化,主要表现为不同性质的行为障碍(如过于谨慎、固执、多疑、保守),以及各种原因引起的失落感、孤独感、焦虑恐惧感、消沉没落感、怀旧感、牵挂感和易发牢骚。

二、老年人保健

(一)心理保健措施

人到老年,生理功能开始衰退,出现视力、听力下降,记忆力减退,行动迟缓等变化。这些生理变化往往导致老人悲观失望、焦虑不安、精神不振、生活兴趣低下等。离退休、丧偶、体弱多病等可引起种种心理障碍,如情绪和适应问题,也会诱

> 【课堂互动】
> 总结老年人的生理和心理特点。

发或加重躯体疾病,并加速生理衰老。要克服这些心理障碍,老年人应该注意心理保健。具体表现:要有积极的生活目标;保持轻松、稳定的情绪;培养兴趣,坚持脑力活动;保持良好的人际交往;充实并有规律地生活;接受心理健康教育和心理咨询。

(二)生活保健措施

(1)居住环境舒适安全 老年人居住的环境应光线充足,每天定时开窗通气;门槛、石阶不宜过高,通道应平坦、防滑、无障碍物,通道上要有扶手;避免噪声、强光的刺激和蚊虫叮咬;使用厕所应方便安全,应选用坐便器,行动不便的老年人使用的便器应放在床边;根据家庭和老年人身体条件,采用合适的防暑、保暖措施,使室内温度保持在夏季 24~26 ℃、冬季 20~22 ℃,湿度为 50%~60%。

(2)沐浴安全 老人在饭后不宜立即沐浴,沐浴时水温宜在 42~45 ℃,浴室温度以 22~24 ℃为宜,沐浴时间不宜超过 30 min。冬季应先升高室温再沐浴,同时注意不要紧闭

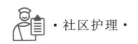

门窗而导致室内缺氧。沐浴时不必上锁,以便家人提供帮助。

(3)作息合理而有规律　老年人应按时作息、有规律有节奏地生活,保证充足的睡眠。睡眠时间一般随年龄的增长而相应延长,晚上应睡满 8 h,中午应休息 1 h 左右。一日之内的工作学习、活动锻炼、进餐饮水、休息睡眠都应科学合理,有规律。

(4)个人卫生习惯　保持口腔卫生,每日数次刷牙漱口,有义齿的老人要经常清洁义齿,夜间睡眠时摘下;晨起时主动咳嗽有利于支气管通畅和肺泡的扩张,有防止肺部感染的作用;注意眼睛卫生,定期检查以预防白内障、青光眼;保持皮肤清洁,防止感染及外伤;做到便前、便后洗手,清洁用具应专人、专物、专用;晨起一杯水,经常主动饮水。衣着应清洁、舒适、柔软、宽松,便于穿脱,内衣以纯棉为宜。还要注意戒烟和限酒。

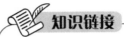

睡姿与睡眠

睡姿分为仰卧、俯卧、左侧卧、右侧卧四种。

仰卧:会影响肌肉放松,还会不自觉地将手放在胸前,易致噩梦,且熟睡后舌根易于下坠致呼吸不畅,发出鼾声及唾液流入气管可引起呛咳。

俯卧:使胸部受压,影响心脏功能,同时长时间将头扭向一侧,易致颈肌疲劳或损伤,出现落枕。

左侧卧:肌肉得到充分放松,但耳朵贴在枕头上,容易听到心脏搏动声,影响睡眠,且心尖部受压,易引起噩梦。

右侧卧:双腿微曲,脊柱略向前弯,全身自然放松,右手屈肘放枕前,左手自然放在腿上。这样做有利于心脏排血并减轻其负担,有利于肝脏供血,有利于新陈代谢。

当然,睡姿的优劣是相对的,适宜的睡姿应以自然、舒适、放松、不影响睡眠为原则。

(三)合理营养,平衡膳食

随着年龄的增长,老年人基础代谢率低,食物消化和营养吸收的功能减退,劳动与活动时间少,对各种营养素的需求量也有所减少。所以要保持老年人身体健康,必须合理地调配饮食,以保证老年人的健康需要,坚持食物多样化、进餐七成饱、油脂要适量、粗细要搭配、食盐要限量、甜食要少吃、饮酒要节制、三餐要合理的原则。

(1)老年人应适当限制总能量的摄入　老年人需要的能量一般为青年人的 70%,避免能量过剩导致身体肥胖。但蛋白质的供给必须充足,老年人每天蛋白质总量一般是 60～70 g,优质蛋白质应占摄入总量的 30% 以上。尤其应注意食物的用量和消化吸收率。

(2)少量脂肪饮食　老年人每日脂肪总摄入量应限制在总热量的 17%～20%。所需的亚油酸等饱和脂肪酸和不饱和脂肪酸应保持适当的比例,一般以 1.25:1 为宜,因此宜选用植物油和饱和脂肪酸少的瘦肉、鱼、禽以及野味肉,不宜多吃肥肉及猪油、牛油。

(3)应充分供给富含钙、铁及维生素 A、维生素 B_2、维生素 C 的食物　蔬菜和水果中含有丰富的膳食纤维,要适当增加。要经常选用海带、蘑菇、花生、核桃、芝麻等则可增加必需微量元素锌、硒、铜等的摄入量,也有助于防治高血压和动脉硬化。无机盐的摄入量要合理,老年人应保持低盐饮食,每天 5～6 g 为好。此外,还要补充足够的水分,老年人体内的总水量要比年轻人少 10%～20%,而且口渴感较迟钝,所以老年人要主动地补充水分,一般以每天 1500～2000 mL 为宜。

(4)食物要粗细搭配　老年人胃肠功能减退,应选择适宜消化的食物,以利于吸收利用。但食物不宜过精,应强调粗细搭配。

(5)食物烹调要符合老年人的要求　膳食应清淡少盐,柔软易消化,做到色、香、味俱全,以增进食欲。食物要细、烂、软、温,不吃过大、过硬、过黏、过热的食物,不吃或少吃油炸食物。可采用炖、煮、炒等方法烹调,少用油煎、油炸、烟熏、火烤等加工方法。

(6)要有合理的膳食制度　定时定量,少食多餐,细嚼慢咽,有适宜的进食环境,避免饮食过饱。一天可三餐主餐,两次加餐。食谱应多样化。早餐要注意质量,晚餐量不宜多,注意清淡。早、中、晚三餐总热能的比例分别为 30%、40%、30%。还应忌咖啡和刺激性强的食物。总之,平衡膳食是增强老年人体质和延缓衰老的基础。

(四)适量的运动

生命在于运动,保持适当的运动,不但能促进躯体健康,延缓衰老的进程,增强和改善各脏器的功能,增加抵抗力,还有助于保持积极的生活态度,起到调节精神、陶冶情操、愉悦身心、丰富生活的作用。参加群体性的体育锻炼有助于保持良好的人际交往,消除寂寞和失落感。

(1)运动的一般原则　安全第一;循序渐进;适量运动;适合个体;持之以恒;形成规律;自我监测。

(2)选择有氧运动　老年人适宜进行动作缓慢、运动量较小的全身性运动。一般的有氧运动有步行、慢跑、骑车、登楼、健身操、游泳、跳舞、爬山、小球类运动、太极拳和太极剑、扭秧歌、老年迪斯科等,可根据个人体能和爱好随意选择,其中以步行和太极拳最为常用和有效,如步行宜饭后 1 h 左右以散步的形式进行,按国际标准(每小时 4.8 km 的速度)步行 20 min 即可。

(3)运动注意事项　①处于疾病恢复期的老人应在医护人员的指导下进行运动。②避免空腹锻炼。③时间应安排在下午或傍晚,可减少大气污染的影响。④运动中若出现不适,应立即中止运动,并根据自身情况调整运动计划。⑤选用轻便、合体、舒适的运动衣,舒适、透气、防滑的运动鞋。⑥选择空气清新、安静清幽、噪声和污染少的运动环境和场地。

(五)安全用药

(1)用药量不宜过大,种类不宜过多　原则上老年人用药量及间隔时间均应根据年龄、身体状况而定,尤其是高龄老人,用药应参照成人常用量做适当减量,需要时应从小剂量开始逐渐加大剂量。由于实际用药效果与药物相互作用引起的不良反应往往难以预测,所以老年人用药种类应尽可能少而精。

(2)遵照医嘱服药　老年人不可自行滥用药物,不得随意更改用药剂量和时间。需终生用药者应在家中备少量药物,以防中断治疗。

(3)观察药物不良反应　老年慢性病病人在家庭自我护理时有必要了解一般常见的药物不良反应。对有些不可避免的不良反应应告知家人,应做好心理准备和应对准备。出

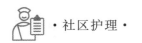

现严重不良反应时,应即刻与医务人员联系,避免意外发生。

(六)定期健康检查

人到老年,体质、抵抗力都有所下降,老年性疾病和慢性非传染性疾病的发病率增加,为预防和控制疾病,老年人必须进行定期健康检查。老年人定期体检一般每年进行 1～2 次,常规性检验项目最好每季度检查 1 次,要注意保管好体检记录和化验单,以便进行比较。老年人可根据个人情况做有重点的检查。

三、老年人常见健康问题及护理

老年人生理功能老化,脏器的储备功能降低,对外环境改变的适应和反应能力减退,对内环境刺激的反应调节能力缓慢及减退,对感染的防御能力减退,同时也出现了不同程度的心理障碍。老年人常有跌倒、便秘、腹泻、尿失禁、失眠、安全等问题,常见的疾病也比较多,如高血压、冠心病、脑血管意外、慢性老年肺心病、糖尿病、高脂血症、老年性痴呆、老年人骨质疏松症、前列腺肥大、癌症等。

(一)跌倒

跌倒是指在平地行走或从稍高处摔倒在地的现象,是老年人最常见也是最严重的健康问题之一。据美国老年协会统计,在 65 岁以上的居家老年人中,有 1/3 发生过跌倒,其发生率随着年龄的增长而增加。跌倒是最常见的意外事故,也是老年人死亡的常见原因之一,跌倒在 65 岁以上老年人的死因中排在第六位。老年人跌倒多发生在室内尤其在浴室、厨房、卧室和厕所内。跌倒后可发生软组织损伤、骨折、关节脱位等,严重的可导致脑部组织损伤、肢体瘫痪和意识障碍,对老年人的心理、社会健康带来极大的负面影响,尤其因跌倒而长期卧床的老年人往往易引发压疮、肺炎、尿路感染等严重的并发症,以致死亡。所以,积极探讨有关跌倒的危险因素、预防和护理措施,对维护和促进老年人健康,提高老年人生活质量有积极作用。主要护理措施:改善居家环境和社区环境;积极防治引起跌倒的疾病;指导日常生活;合理适当的运动锻炼;教会跌倒后的自我处置与救助。

(二)便秘

便秘是指排便困难,排便次数每周少于 3 次且粪便干结,便后无畅快感。便秘是老年人的常见症状,出现于 1/3 的老年人群,以功能性多见。老年人随着年龄的增长,对一些内脏的感觉有减退的趋势,难以察觉每天结肠发出数次的蠕动信号,错过了排便的最佳时机。而各部分的肌群,包括横膈、腹壁、盆底横纹肌和结肠平滑肌的收缩力均减弱,这就更加增加了排便的难度。此外,心理、社会因素均会影响正常的排便。便秘可导致腹部不适,食欲降低及恶心,全身症状有头晕、头痛、乏力、焦虑、坐卧不安等。老年人便秘的主要并发症是粪便嵌塞,这会导致肠梗阻、结肠溃疡、溢出性大便失禁或矛盾性腹泻。长期便秘还可导致大肠癌、痔、乳腺癌、高血压等疾病,甚至可诱发心绞痛、脑血管意外,从而将直接威胁老年人的身心健康。主要护理措施如下。①鼓励老年人每日饮水 6～8 杯,保证每天的饮水量在 2000～2500 mL。饮食要有规律,以利于形成有规律的胃结肠反射及胃肠蠕动,防止便秘发生。②腹部按摩:在清晨和晚间排尿后取屈膝仰卧位,放松腹肌,以双手食指、中指、无名指重叠沿结肠走向(自右下腹向上至右上腹,横行至左上腹再向下至左下腹,沿耻骨上回到右下腹)环形按摩推揉,每日数次,每次按摩 10 min 左右,促进肠蠕动,以利排便。③对于饮食与行为调整无效的慢性便秘,应该用药物治疗,常用药物有容积性泻药,如甲基纤维素、乳果糖、山梨醇等,通过阻止肠腔水分吸收,使肠中容积增大,促进肠蠕动。④保证有良好的排便环境和姿势,重建良好的排便习惯。

（三）尿失禁

尿失禁是指排尿失去控制,尿液不自主地流出,是老年人常见的一种病症。女性的发病率高于男性,这与女性尿道短,盆底肌肉较薄,雌激素水平下降有关。许多老年人认为尿失禁是人体正常老化的结果,尤其是一些女性羞于就医,故而就诊率远低于发病率。老年尿失禁不仅损伤老年人的皮肤,增加感染的概率,而且由于身体异味和自尊心降低而影响老年人的社会交往,困扰老年人的生活,故有人称其为"社交癌"。尿失禁对大多数老年人的生命无直接影响,但可造成皮肤糜烂,反复尿路感染,导致老年人孤僻、抑郁。主要护理措施如下。①尿失禁最大的危害就是导致皮肤溃烂,压疮发生,继发感染,因此应引起护理人员的高度重视,应密切观察会阴部和受压部位的皮肤变化,并注意勤翻身、勤按摩。②饮食要清淡,多食含纤维素丰富的食物,并指导老年人适量饮水,一般每天摄入 2000～2500 mL 水,晚 7 时后应减少饮水,少饮咖啡和茶,以免因夜尿增多影响睡眠。③指导老年人做膀胱训练和盆底肌练习,鼓励老年人有规律地定时排尿。开始可每隔半小时到 1 小时排一次,以后可逐渐延长间隔时间,直至每隔 2～3 h 排尿一次,促进正常排尿功能恢复。在非规定排尿时间内,让病人尽可能憋住尿液,到预定时刻再排尿。排尿时可用手掌轻揉下腹,自膀胱底部持续向后向下压迫,使膀胱尿液被动排出。

案例引导

病人,女,73 岁。10 年前开始于咳嗽、打喷嚏、提重物时出现尿液不自主地流出,并随健康状况的好坏而时轻时重,但在腹压未增加的情况下能正常控制排尿。近 1 年来症状呈进行性加重,甚至在改变体位时也有尿液流出,身体常有异味,因而自卑很少出门。

就该病人的健康问题,试制定一份保健护理措施的方案。

（四）老年期痴呆

老年期痴呆是指发生在老年期由大脑的退行性病变、脑血管性病变和脑外伤、肿瘤、感染、中毒或代谢障碍等病因所致的以痴呆为主要临床表现的一组疾病。而老年痴呆症是脑功能障碍而产生的获得性智能损害综合征。主要包括阿尔茨海默病（AD,简称老年性痴呆）、血管性痴呆（VD）、混合性痴呆和其他类型痴呆,如帕金森病、酒精依赖、外伤等引起的痴呆。其中以 AD 和 VD 为主,占全部痴呆的 70%～80%。该病程进展缓慢,病情逐渐加重,一般经过 5～10 年死亡,该病目前无特异的治疗方法,一旦发病,难以恢复。主要护理措施如下。①调试心理,保持良好的心态。积极参加集体活动,不断接受来自外界的各种刺激,维持大脑的兴奋状态,增强大脑的反应速度,以有利于防止精神衰退,减少老年性痴呆的发生。②保持良好的行为习惯。戒烟,因为香烟中的尼古丁可干扰脑内信息的传递。不饮酒,即使是啤酒也要少饮,因为经常饮用啤酒,可使血液中的铝含量增高,铝是引起老年性痴呆的重要因素。保持大便通畅,养成定时大便的习惯。作息要有规律。注意保护听力,治疗听觉疾病,听觉损害与老年性痴呆在某种程度上有一定的因果关系。③饮食上要定时定量,不要暴饮暴食。要注意食用高蛋白、高不饱和脂肪酸(如食用豆油、麻油、菜油)、高维生素(如新鲜蔬菜和水果)的食物,以及低盐、低热、低脂肪(少食动物油,如猪油等)食物。此外,核桃、黑芝麻、海参、藕粉等食物对老年性痴呆也有预防作用。④运动防治。老年性痴呆病人或预防老年性痴呆,可采用散步、慢跑、做徒手操、打太极拳等方式进行锻炼。大脑皮层与手指联系十分紧密,因此要特别注意锻炼手指。⑤要保证每天正常的饮水量。长期的饮水不足会加速和导致大脑老化,增加老年性痴呆发生的可能。

(五)老年骨质疏松症

骨质疏松症是一种以骨量减少、骨组织的细微结构被破坏使骨骼强度降低和骨折危险性增加为特征的代谢性骨病。骨质疏松症可分为原发性和继发性两类,继发性病因明确,常由内分泌代谢疾病或全身性疾病引起。原发性骨质疏松症包括如下三类。①青少年型骨质疏松症:罕见。②特发性骨质疏松症:比较少见。③成年型骨质疏松症:又称退行性骨质疏松症,占总病例的75%以上,多见于绝经后女性和老年人。退行性骨质疏松症又分为1型骨质疏松症(绝经后骨质疏松症)和2型骨质疏松症(老年性骨质疏松症),老年性骨质疏松症多见于60岁以上的老年人,女性的发病率为男性的2倍以上。

骨质疏松症是老年人的常见疾病,如果不采取人为干预,几乎所有的老年人都会有不同程度的骨质疏松。主要护理措施如下。①观察病情:观察活动时有无疼痛、压痛、肌紧张、关节僵硬、疼痛性痉挛及红肿,或全关节运动范围缩小等。②饮食护理:老年人每天必须保证与骨营养有关的营养素的供应,如蛋白质、各种维生素、钙和少量微量元素等,特别要鼓励老年人多摄入含钙和维生素D丰富的食物。此外,还要戒烟并少喝酒和咖啡。③运动锻炼:长期参加运动或体力劳动的人,到了老年,骨质丢失的程度比不运动或少进行体力活动的人要轻,因为一般在经常进行运动或参加体力劳动的情况下,可增加骨质的形成,其程度超过骨质吸收,因此运动可减少骨质的丢失,但老年人运动种类和运动量要根据体质和心肺功能而定。同时,适当地增加户外活动,可促进维生素D的合成,有利于预防骨质疏松症。④药物护理:目前治疗老年性骨质疏松症的药物主要有钙制剂(如碳酸钙、葡萄糖酸钙等)、钙调节剂(如降钙素、维生素D和雌激素)和二磷酸盐(如依替磷酸二钠、帕米磷酸钠、阿仑磷酸钠等)等,需根据老年人体质差异和病情,在医生指导下,正确使用药物治疗,同时还要教会老年人观察各种药物的不良反应,明确各种不同药物的使用方法和疗程。

小 结

社区保健和护理的重点人群主要包括儿童、妇女和老年人,这些人群的健康相对脆弱,容易遭受有害因素的侵袭,在社区健康评估中发现的健康问题也主要与这些人群有关,因此,对这些人群的保健和护理是社区护理工作的重点内容之一。本章重点是社区各年龄阶段儿童的保健和社区妇女各期的保健及老年人常见健康问题及护理。本章难点是婴幼儿期常见的健康问题和具体护理措施、妇女各期常见健康问题和具体护理措施及老年人的生理及心理特征。学生在学习过程中应注意把握这些人群的保健要点,通过角色扮演初步学会对新生儿和产妇及老年人的家庭访视。

能力检测

A1 型题

1. 小儿出生后,生长发育最快的阶段是(   )。

A. 新生儿期   B. 婴儿期   C. 幼儿期   D. 学龄前期   E. 学龄期

2. 小儿脊柱的自然弯曲全部出现的时间为(   )。

A. 新生儿   B. 生后 3 个月   C. 生后 6 个月

D. 生后 12 个月   E. 3 岁

3. 关于母乳喂养,以下哪项叙述不正确?(   )

A. 先给小儿换尿布,然后清洗母亲双手和乳头

B. 在婴儿满月前提倡按需哺乳

C. 母子采用平卧位喂哺

D. 让婴儿先吸空一侧乳房再吸另一侧

E. 哺乳完毕,将婴儿直抱轻拍其背让吸入空气排出

4. 正常婴儿完全断乳的年龄是(   )。

A. 4~5 个月   B. 6~8 个月   C. 10~12 个月

D. 12~15 个月   E. 15~18 个月

5. 一新生儿,冬季出生,现已三周,母乳喂养,应开始添加的辅食及添加目的是(   )。

A. 米汤:补充热量   B. 菜水:补充矿物质   C. 蛋黄:补充铁

D. 肉末:补充蛋白质   E. 鱼肝油:补充维生素 D

6. 脊髓灰质炎疫苗初服年龄是(   )。

A. 生后 2~3 天   B. 生后 2~4 月   C. 生后 3~5 月

D. 生后 4~8 月   E. 以上都不是

7. 关于妇科检查的注意事项,哪项是错误的?(   )

A. 检查前做好解释工作   B. 所有病人均做阴道检查   C. 老年妇女防摔伤

D. 月经期一般不做阴道检查   E. 取膀胱截石位

8. 下列不属于月经临床表现的是(   )。

A. 月经周期一般为 28~30 天,提前或延后 3 天属于正常情况

B. 正常月经一般持续 2~7 天

C. 每次月经量一般为 30~50 mL

D. 多数妇女月经期无特殊症状,少数妇女可有下腹及腰骶部下坠感,一般不影响工作和学习

E. 月经血呈暗红色,血凝块状

9. 符合雌激素的生理作用的是(   )。

A. 降低妊娠对缩宫素的敏感性   B. 使子宫内膜增生

C. 使宫颈黏液减少变稠   D. 使阴道上皮脱落加快

E. 通过中枢神经系统有升温作用

10. 我国采用的围生期概念可以界定为(   )。

A. 自胚胎形成至产后 7 天　　　　　　B. 自孕满 20 周至产后 28 天

C. 自孕满 28 周至产后 28 天　　　　　D. 自孕满 28 周至产后 7 天

E. 自孕满 28 周至产后 20 天

11. 产褥期是指(　　)。

A. 从胎儿娩出到生殖器官恢复正常

B. 从胎盘娩出到生殖器官恢复正常的一段时间

C. 从第二产程到生殖器官恢复正常的一段时间

D. 从胎儿娩出到全身(除乳腺)恢复正常的一段时间

E. 从胎盘娩出到全身(除乳腺)恢复正常的一段时间

12. 围绝经期综合征典型的临床症状是(　　)。

A. 月经改变　　　　　　B. 潮红、潮热　　　　　　C. 精神神经症状

D. 心血管系统症状　　　E. 骨质疏松

13. 属于心脏老化的是(　　)。

A. 咳嗽　　　B. 头晕　　　C. 心率加快　　　D. 下肢水肿　　　E. 心脏传导阻滞

14. 关于老年人的饮食,不宜的是(　　)。

A. 少吃油炸、油腻、过黏的食物

B. 每日午餐后半小时内食用新鲜的水果

C. 每日摄入蛋白质为每千克体重 1～1.5 g,优质蛋白质占 50% 以上

D. 总热量随年龄增加而适当减少

E. 老年人食盐摄入量应为 6～8 g/d,高血压、冠心病病人应在 5 g/d 以下

15. 关于老年人的休息与睡眠,正确的是(　　)。

A. 按时上床休息,保证足够的睡眠时间,60～70 岁老年人应睡 8～9 h/d,91 岁以上的老年人应睡 12 h/d

B. 老年人体力差,累了就该休息,睡眠就是休息

C. 夜间睡眠欠佳者,白天可补足睡眠

D. 为使老年人有一定疲劳感,睡前可安排运动或活动,以利于入睡

E. 睡前可放松一下,听音乐和喝茶

A2 型题

16. 一健康女孩,身长 65 cm,体重 7 kg,开始出牙,前囟 2 cm×2 cm,能伸手取玩具,可独坐片刻,发出"爸"等唇音,其年龄是(　　)。

A. 3～4 个月　　　　　　B. 6～7 个月　　　　　　C. 8～9 个月

D. 10～12 个月　　　　　E. 1～1.5 岁

17. 病人,女,60 岁,患老年性阴道炎,该病人问护士发病原因,护士告知直接影响阴道自净作用的激素下降,这个激素是(　　)。

A. 孕激素　　　　　　B. 雌激素　　　　　　C. 促性腺激素

D. 促卵泡素　　　　　E. 促性腺激素释放激素

18. 一女性,30 岁,意外妊娠已 13 周,无患严重疾病史,但有服用避孕药史,测体温 36.8 ℃,病人来院咨询想终止妊娠,但以后仍想怀孕。以下说法中正确的是(　　)。

A. 可使用药物流产终止妊娠　　　　　　B. 可采用负压吸引术终止妊娠

C. 可采用钳刮术终止妊娠   D. 可行输卵管绝育术

E. 以上说法都不正确

19. 某孕妇,妊娠31周,无痛性阴道流血4次,检查发现,胎心在正常范围内,子宫无压痛,阴道流血量少于月经量,正确的护理措施是(　　)。

A. 卧床休息,左侧卧位   B. 肛检,了解宫口有无开大

C. 阴道检查   D. 缩宫素引产

E. 立即剖宫产

20. 产妇孙女士,自然分娩。产后2h观察内容不包括(　　)。

A. 生命体征,特别是血压   B. 子宫收缩情况   C. 阴道出血量

D. 乳汁分泌情况   E. 一般情况及精神状况

21. 张某,男,84岁,无高血压、心脏病、糖尿病病史。夜间在厕所排尿时发生晕厥而跌倒,随后自行爬起,无意识障碍和肢体活动障碍。其跌倒的原因可能是(　　)。

A. 发生脑血管病   B. 站立时血糖增高

C. 膀胱排空发生排尿性晕厥   D. 精力过于集中造成脑供血不足

E. 精力过于集中造成呼吸加快

A3型/A4型题

(22～24题共用题干)

孙某,阴道顺产一男婴,产后出院14天来我院复查,一般情况良好,睡眠、饮食、大小便正常,阴道排出物呈淡红色,浆液性,有血腥味,但无臭味。

22. 孙某处于产褥期,此期变化最大的器官是(　　)。

A. 乳房   B. 子宫   C. 心脏   D. 肾脏   E. 肝脏

23. 关于孙某子宫复旧情况,以下说法中不正确的是(　　)。

A. 产褥期第1天子宫底为平脐,以后每天下降1～2 cm

B. 根据孙某情况查体,子宫应将入骨盆,但耻骨联合上方仍能触及子宫底

C. 产后1周子宫缩小至如孕12周大小,在耻骨联合上方可扪及

D. 产后6周子宫恢复到正常非孕时的大小

E. 胎盘娩出后,宫底即达脐平,呈前后略扁的球形,随子宫肌纤维的缩复,子宫逐渐变小

24. 关于孙某的恶露情况,以下说法正确的是(　　)。

A. 为血性恶露   B. 为浆液性恶露

C. 为白色恶露   D. 为异常恶露,提示产褥感染

E. 以上说法都不正确

B型题

(25～27题共用备选答案)

A. 3 kg   B. 12 kg   C. 32 cm   D. 34 cm   E. 50 cm

25. 一个年龄为2岁的幼儿正常体重约是(　　)。

26. 足月新生儿出生时,正常身高约为(　　)。

27. 足月新生儿出生时,正常头围约是(　　)。

（28～29题共用备选答案）

A. 3～7天 B. 7～14天 C. 14～21天

D. 产后10～14天 E. 产后3周

28. 正常血性恶露持续（ ）。

29. 正常白色恶露持续（ ）。

（30～31题共用备选答案）

A. 高血压脑病 B. 脑卒中 C. 老年性痴呆

D. 直立性低血压 E. 心源性休克

30. 一位67岁的老年男性,突然出现智力明显减退,你考虑最可能的是（ ）。

31. 病人,女,72岁,高血压药物治疗,服药后起床时晕倒,片刻后清醒,首先考虑（ ）。

張旭军 王海龙

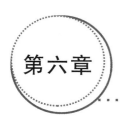

第六章 社区慢性病病人的管理与护理

随着医学科学的发展和社会文明的进步,环境及饮食卫生的改善,以及生活方式的改变,疾病谱和死亡谱发生了变化,慢性病已逐步取代传染性疾病而成为人类的主要健康问题。许多国家也逐渐认识到,慢性病不仅是发达国家,而且是发展中国家的重要公共卫生问题,已经成为威胁人类健康的首要疾病。因此,对慢性病病人实施社区管理和护理已经成为社区护理的一个重要内容。

第一节 慢性病的概述

慢性病是一组病因不明确、发病潜伏期长、病情迁延不愈的非传染性疾病,主要包括心脑血管疾病(如高血压、冠心病、脑卒中等)、糖尿病、恶性肿瘤和慢性阻塞性肺疾病、肥胖、精神病等。慢性病通常是终身性疾病,疼痛、伤残、昂贵的医疗费用等严重影响着慢性病病人的健康状况与生活质量,对有限的卫生资源造成持久的连续消耗,对社会经济持续发展产生不利影响。

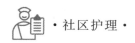

知识链接

　　资料表明,我国慢性病病人已经超过了 2 亿人,接近全国总人口的 20％。其中恶性肿瘤、心脑血管疾病死亡人数就已占到全国目前因病死亡人数的 63.40％。2000 年全国死亡人数 731 万,慢性病死亡数将近 600 万。近十年来,中国慢性病死亡人数占总死亡人数的比例呈现持续上升趋势,而且慢性病已成为城乡居民死亡的主要原因。城市和农村慢性病死亡的比例分别为 85.3％和 79.5％。

一、慢性病的概念和特点

(一)慢性病的概念

　　世界卫生组织(WHO)称慢性病为非传染性疾病。我国称其为慢性非传染性疾病,它不是特指某种疾病,而是对一类起病隐匿,病程长且病情迁延不愈,病因复杂,但缺乏确切证据的疾病的概括性总称。

　　美国疾病控制与预防中心(CDC)的定义:慢性非传染性疾病为进行性的不能自然痊愈及很少能够完全治愈的疾病。慢性非传染性疾病一般是指,不是由微生物引起的而是以生活方式、环境危险因素为主引起的恶性肿瘤、心脑血管疾病、糖尿病、慢性阻塞性肺疾病等疾病。

(二)慢性病的特点

　　(1)病因不明确　慢性病的病因迄今未明。现代病因学研究证明,其发病与遗传因素、环境因素、生活方式因素和卫生服务因素等多种因素有关。其中生活方式是主要因素。

　　(2)潜伏期与病程长　慢性病由于早期无明显症状,难以发现,其潜伏期较长,患病时间也较长,可达数年或数十年,甚至终生。

　　(3)症状和体征不明显　发病初期,慢性病的症状和体征一般不明显,部分病人常在体检时被发现,或某些症状反复迁延并逐渐加重,病人不能忍受就医时得以确诊。

　　(4)病理改变不可逆　慢性病是一个长期不可逆转的病理改变过程,在目前医疗条件下是不可治愈的,最终将导致功能障碍或丧失。但是,经过良好的健康管理与护理,积极地进行治疗,可以控制疾病的发展,缓解症状,降低致残率和死亡率。

　　(5)不可治愈　目前医疗水平,慢性病是很难治愈的,需要长期的治疗和护理。慢性病最终会导致身体不同程度的残障,需长期用药和康复治疗,并根据病情需要给予病人生理、心理和社会三个方面的指导、帮助。

　　(6)预防效果明显　实践证明,实施"三级预防"措施,积极控制慢性病发生的危险因素,可以有效地降低慢性病的发生率和死亡率。

二、慢性病的分类及危险因素

(一)慢性病的分类

　　根据慢性病对病人产生影响程度的不同,可将慢性病分为三类:致命性慢性病、可能威胁生命的慢性病和非致命性慢性病。每类慢性病又按发病情况分为急发性与渐发性两种。

1. 致命性慢性病

（1）急发性　急性白血病、胰腺癌、乳腺转移癌、肺癌、肝癌等。

（2）渐发性　肺癌转移中枢神经系统、后天免疫不全综合征、骨髓衰竭、肌萎缩性侧索硬化等。

2. 可能威胁生命的慢性病

（1）急发性　血友病、恶性贫血、脑卒中、心肌梗死、先天性心脏病等。

（2）渐发性　肺气肿、慢性酒精中毒、老年性痴呆、1型糖尿病、原发性高血压等。

3. 非致命性慢性病

（1）急发性　偏头痛、痛风、支气管哮喘、胆石症、季节性过敏等。

（2）渐发性　帕金森病、骨关节炎、类风湿性关节炎、溃疡性结肠炎、慢性支气管炎、胃溃疡、青光眼等。

（二）慢性病的危险因素

慢性病的主要危险因素可分为行为因素、环境因素、精神心理因素和不可改变因素四大类。其中年龄、性别、遗传因素是不可改变的,而行为因素、环境因素和精神心理因素是可以改变的。

1. 行为因素

（1）吸烟　烟草中的有害成分达4000多种,危害最大的是一氧化碳、尼古丁和焦油等。一氧化碳使人经常处于低氧状态;尼古丁可以刺激交感神经,引起血管栓塞、血管内膜损害和心律不齐;焦油可以导致肺癌、喉癌、口腔癌、食道癌等。吸烟会加重糖尿病,引起老年性痴呆。吸烟对女性有特殊危害。女青年吸烟可导致痛经、月经紊乱、子宫和卵巢疾病。孕妇吸烟会影响胎儿的正常发育,导致胎儿生长发育延缓,早产、流产、畸胎、死胎增加。

（2）过量饮酒（酗酒）　酒对人有益还是有害取决于饮酒量的大小。过量饮酒（酗酒）能促使中性脂肪的合成旺盛,引起动脉硬化,还会大量沉积于肝脏中,降低肝脏的解毒功能,甚至造成肝硬化。饮酒与脑卒中、冠心病、原发性高血压密切相关,中度饮酒可增加脑卒中和原发性高血压的危险性。饮酒可增加某些恶性肿瘤的发病率。

（3）不合理膳食　高动物脂肪、高胆固醇饮食与动脉硬化发生呈正相关。高盐饮食可致原发性高血压。刺激性饮食可使血液中游离脂肪酸增加,导致动脉硬化。烟熏和腌制的鱼、肉、菜等,含有较高的亚硝胺,长期食用易致恶性肿瘤的发生。另外,营养失衡也会造成一些相关慢性病发病率升高。

（4）运动量不足　运动可促进机体的新陈代谢,维持各器官的健康。现代人多采取静坐的生活方式,能量摄入增加而消耗减少易导致体重超重或肥胖,使体内胆固醇和中性脂肪增加,引起机体早衰,适应能力减退,抵抗能力下降,易发生2型糖尿病、原发性高血压、冠心病和某些类型的恶性肿瘤。世界卫生组织研究显示,每年全世界有200多万人因为运动量不足而死亡。每个国家有65%～85%的成年人由于没有足够的体力活动而使健康受损。

2. 环境因素

（1）自然环境　环境污染破坏了生态平衡和人们的正常生活条件,对人体健康产生直接、间接或潜在的有害影响。空气污染、水源污染、土壤污染、生活污染、噪声污染和放射性物质污染等都与恶性肿瘤或肺部疾病的发生密切相关。

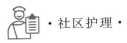

（2）社会环境　国家的卫生政策、卫生资源配置,医疗卫生服务的水平、社会风俗习惯、文化教育的程度、社会经济地位、人口的构成与流动状况等都不同程度地影响着人们的健康。

3．精神心理因素

精神紧张、情绪激动及各种应激状态,特别是经历紧张生活事件,会使人的心理活动失去平衡。长期处于强度过大的压力中,可使血压升高、心率加快、血中胆固醇增加,还会降低机体免疫功能。

4．不可改变因素

不可改变因素包括年龄、性别及遗传因素。这些因素在目前的医疗条件下是不可改变的。例如,许多慢性病的发病率与年龄成正比,年龄越大,患病的机会越大。

三、慢性病对病人和家庭的影响

慢性病对病人和家庭的影响与慢性病的性质、病人的年龄及个性、是否发生残障及残障的程度等密切相关。对病人的影响不仅仅局限于身体功能的损害,而且涉及病人的各个方面,包括身体、心理、社会、经济。病人的家庭、家属、照顾者也会受到不同程度的影响。

（一）慢性病对病人的影响

长期患慢性病,使病人的身体抵抗力降低,容易发生感染及并发症,又因疗效不佳出现后遗症,如疲劳、疼痛、畸形和残疾等。慢性病造成的永久性病理损害可影响病人的日常生活及自理能力。

慢性病不仅给病人带来身体上的改变、疼痛及不适,而且对病人的心理产生一定的影响,尤其当疾病发展到对病人身体结构或功能产生影响时,病人会产生忧郁、无助感等其他多种心理变化。慢性病对病人带来的多方面的影响,单纯靠临床治疗来控制疾病是远远不够的。它需要病人进行整个生活方式或生活形态的调整以适应慢性病的病程或疾病所带来的变化,如对不断发展的症状进行处理或控制、长期服用药物、处理突然出现的病情变化、适应身体外观的改变、改变长期形成的生活方式或习惯、改变或重新修正自己的人生目标等。这些改变势必会影响病人的情绪、伤害病人的自尊,势必对病人的工作性质、工作时间、工作责任等方面产生影响。有时需要用合理的方式进行发泄、需要病人调换工作,或放弃自己的工作提前退休。另一方面,社区护士要掌握沟通交流的技巧,关心病人,尊重病人,帮助病人提高自我照顾和症状管理的能力,减轻病人的精神压力,减轻个人、家庭和社会的负担。

（二）慢性病对家庭的影响

慢性病病人在很多方面与急性病病人不同,因此,慢性病会对病人的整个家庭产生一定的影响。当某一家庭成员生病时,整个家庭必须全力应对疾病所造成的角色改变、精神心理压力、经济压力等问题,每一位家庭成员都会受到不同程度的影响。

（1）对家庭成员情绪的影响　每个人、每个家庭成员对疾病的反应是不相同的。当家庭中有一位慢性病病人时,由于病人的痛苦、对病人的照顾及经济等方面的问题,会影响其他家庭成员的情绪。家庭成员一般对患病后的亲人会出现内疚、焦虑不安、否认、退缩、愤怒等情绪反应。

（2）对家庭角色、家庭功能及关系的影响 在日常生活中，每个人在家庭中都承担着一定的角色，疾病必然会影响病人的家庭角色。在疾病进行期间，病人的病情不断发生变化，需要家庭成员角色的重新调整及适应，这种角色的变化及调整可能会改变家庭原有平静与和谐的气氛，产生家庭适应困难或问题。

（3）对家庭、社会经济的影响 慢性病病人需要长期的治疗及疗养，医疗费用的支付具有长期性，慢性病病人因病对工作产生影响使收入减少，同时家庭成员因照顾病人而影响收入，加上病人的营养需要，各种医疗器具的购入，都会给家庭造成沉重的经济负担，甚至使病人的家庭陷入贫困，对社会经济造成不利影响。

四、慢性病的居家护理

慢性病病人一般经过一段时间的医院治疗后，常会回到家中疗养，病人在家中要接受相应的医疗及相应的护理协助，以帮助病人在家中有一个良好的环境。

（一）慢性病居家护理的意义

（1）提供病人安全而熟悉的社会心理环境，使病人在自己熟悉的家庭环境中休养，拥有个人的尊严及选择的自由，并学会自我护理及照顾。

（2）减轻因为住院而造成的经济负担，减少家人在医院、工作地点及住所之间的奔波劳苦。

（3）通过居家护理服务，缩短慢性病病人的住院天数，提高医院床位的周转率。

（4）通过居家护理服务，使慢性病病人与提供医疗护理服务的人员共同合作，并根据病人及家庭的实际情况及实际需要，结合病人所在社区的资源情况及病人的社会经济状况等，最大限度地提高医疗护理服务的连续性。

（二）慢性病病人居家护理的目的和类型

对慢性病病人提供居家护理的主要目的包括：对慢性病病人及生活不能自理的病人提供安全的支持环境；提高病人的自主能力、机体的功能及生活质量；尽可能稳定或延缓慢性病的进展；防止慢性病的复发及恶化，并在复发及恶化时为病人提供及时的诊断及护理。

根据慢性病病人接受居家护理时间的不同将居家护理服务分为两类：短期居家护理，一般护理时间在6个月内，如脑卒中病人、临终病人、痴呆病人等。长期居家护理，一般护理时间在6个月以上，包括各种慢性病病人。

（三）居家护理中心的基本要求

居家护理服务为各种慢性病病人提供了良好的护理服务，因此，护理人员在居家护理中扮演着重要的护理角色，但要做好慢性病的居家护理服务，除护理人员外，还需要有其他专业人员的密切配合以形成居家护理中心。由于病人所在社区的资源情况不同，居家护理服务机构的形式也不尽相同。一般居家护理中心要求有如下配制：①医疗护理人员和其他辅助人员，一个中心有1~2名主任、2~3名医生、数十名护士等；②社会性的服务人员如家庭卫生服务、餐饮服务及访问服务人员；③康复服务网络，包括理疗师、语言治疗师、呼吸治疗师、营养治疗师等方面的服务。

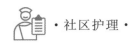

（四）居家护理程序

1. 护理评估

对于居家护理的病人，只有在护士全面了解病人的情况后才能有效地进行护理技术指导或为病人提供全面的护理。慢性病病人的病情并非一成不变，因此，护理评估一般要在病人进入居家护理中心时开始，并在实施护理的过程中不断地完善，并依据病人的病情变化，重新修改或拟定护理计划，并指导病人自我护理。慢性病病人评估的主要内容有病史、临床表现及治疗情况、日常生活情况及心理社会史、家庭环境及社会经济状况、病人对疾病及居家护理的认识、体检及有关的实验室检查结果。

2. 护理诊断

护理诊断是对服务对象生命历程中所遇到的生理、心理、社会文化等方面的，并能用护理手段进行解决的问题的陈述。当护士全面地收集了慢性病病人的有关资料后，就可进行综合整理分析，并根据服务对象的具体情况及问题做出护理诊断。护理诊断的陈述方法包括健康问题、病因、症状或体征三个部分。

慢性病病人护理诊断的内容更为广泛，除了考虑个人情况外，还要考虑家庭及所在社区的资源。

3. 护理计划

护理计划是对服务对象所存在的问题、护理目标及护士所要采取的护理措施的一种书面说明。通过护理计划，可以使护理活动有组织、系统地满足服务对象的具体需要。护士在收集到有关慢性病病人的资料后，经过认真的归纳、整理及分析后，可发现病人有许多不同的护理需要。根据病人健康问题的急重情况，首先满足病人最急、最重要的问题，并安排护理活动的先后次序。

护理目标是对希望达到的护理效果的准确描述。设立护理目标是护理计划的重要内容。慢性病病人由于疾病的迁延特点，居家护理目标常分为远期目标及近期目标。远期目标是对某一护理诊断病人所能达到的最佳护理效果的描述，是一系列分阶段的近期目标的最终结果。近期目标是针对某一护理诊断，病人分阶段所能达到的目标，是一系列具体护理活动而引起的病人行为的具体改变。对于要进行居家护理的慢性病病人，在设立护理目标时一定要注意远期目标和近期目标的结合，这样做不仅护理目标明确，还增加了病人达到目标的信心，从而有利于病人的康复。

4. 护理措施的实施

护理措施是护士对服务对象的护理诊断所要从事的护理活动的具体描述。护理措施必须从科学的角度出发，以科学原理为依据。

慢性病的护理重点是预防及减少身体残疾的发生，维持机体或器官的功能，促使病人保持正常生活及社会功能。如果能在发病的初期就给予积极的治疗、护理及康复功能训练，就可以预防残疾或功能障碍的发生。对生活自理有障碍的病人，应鼓励他们从最简单的日常生活做起，并着力于对病人进行功能训练。对发生畸形或残障的病人，应实施功能康复训练，尽可能地恢复病人的功能，防止畸形或残障的进一步加重，并预防其他并发症的发生。

慢性病病程长，可能会使病人产生各种心理适应不良反应。居家护理人员应该以真诚的服务热情，培养病人的生活兴趣，增加病人对未来生活的信心。如让病人根据自己的具体情况,选择恰当的衣着和装饰,以增加病人的自信心,使病人产生积极的生活态度,适应疾病带来的不适及变化,并参加社交活动。

加强病人的营养是慢性病护理的一个重要内容,在食物烹调时,应注意病人的生活习惯,使食物具有良好的感官性状,安排恰当的进食时间及进食环境,最好在病人心情安静时,让病人自行进食。根据病人的具体情况和营养素的供给标准,严格计算及记录病人的营养摄入、热能的消耗,使病人摄取足够且平衡的营养。

健康教育是慢性病病人护理的重要内容。这类人群由于受到疾病的困扰,身心处于不同程度的痛苦之中,他们渴望尽快治愈疾病或减轻症状和痛苦。因此,围绕慢性病不同阶段的特点帮助病人正确认识自己的病情,消除急躁、依赖或悲观的情绪,指导病人积极配合治疗,有利于病情的缓解或疾病的康复。

指导病人及家属掌握一般居家医疗护理器械的使用方法和发生紧急情况时的处理方法。建立完善的慢性病病人护理记录及档案。

5. 护理评价

护理评价是居家护理程序的最后一步,是根据已经制定的居家护理目标,对所实施的居家护理服务进行对比、总结、修改的过程。护理评价通常有定期随访性评价和年度总结性评价两种。定期随访性评价是每隔1~2个月对每个接受居家护理的病人进行全面的评价,以评价其接受居家护理后有无改善。根据评价的结果,重新开始制定护理计划。年度总结性评价是对长期接受居家护理的慢性病病人,至少每年要进行一次年度回顾总结性评价,以了解病人病情变化、治疗护理措施的效果、健康教育的效果、康复的效果。并根据病人情况决定是否继续接受居家护理,是否需要转诊服务,是否需要经济援助等。

第二节 社区常见慢性病病人的社区管理与护埋

不可治愈是慢性病的特点之一,慢性病一旦被确诊,病人就要在思想上与疾病进行终生斗争,进行终身治疗。对于慢性病病人,重要的不仅是控制症状,而是能够满足正常的生活。良好的医疗卫生条件和病人的积极参与,可以减轻慢性病对病人的影响,提高病人的生存质量。以社区护理为中心,对社区常见慢性病病人实施健康教育、规范治疗、系统干预、动态管理,促进病人采用健康的生活行为方式,可延缓或避免并发症的发生。

一、心脑血管疾病病人的社区管理与护理

心脑血管疾病是社区人群中的常见病、多发病,严重地威胁着社区人群的健康,也是致残和致死的主要原因。社区常见的心脑血管疾病有原发性高血压、冠心病、脑卒中。资料显示,我国每年新发脑卒中200万人(现患病700万人),新发心肌梗死50万人(现患病200万人),每年死于心脑血管疾病的人数约260万,此外,尚有大量病人残疾,失去劳动力和生活能力,成为社会的巨大负担。每年心脑血管疾病的医疗费用达1300亿元人民币。因此,心脑血管疾病是造成社会和家庭沉重负担的重要因素。

(一)原发性高血压

原发性高血压是慢性病中最常见、最具有普遍性和代表性的疾病。国内外流行病学研究证明:在原发性高血压的病因中,遗传因素占30%~40%,生活方式占60%~70%。因

此,原发性高血压在很大程度上是可以预防的疾病,健康教育、健康干预、健康管理对原发性高血压的预防有非常重要的意义。

据统计,全世界原发性高血压患病人数已达 6 亿,我国现有原发性高血压病人约 1.6 亿人,已成为我国居民的头号杀手。95％以上的高血压病人起病隐匿,病因不明,这类高血压称为原发性高血压。5％左右的高血压继发于某些疾病,或有确定的病因,称为继发性高血压,如肾血管性高血压等。我国人群中,原发性高血压的患病特点为"三高三低一复杂",即患病率高、致残率高、致死率高,知晓率低、治疗率低、控制率低,发病机制复杂。我国居民中对原发性高血压的知晓率、治疗率、控制率分别只有 30.2％、24.7％、6.1％,明显低于发达国家水平。

1. 原发性高血压的临床表现与诊断

（1）临床表现　原发性高血压大多起病隐匿,进展缓慢,早期多无症状,可在精神紧张、情绪波动或劳累后血压增高,去除病因或休息后降至正常。随着病情进展,可出现症状。原发性高血压病人常见的症状有头痛、头晕、耳鸣、心悸、注意

力不集中、记忆力减退,手脚麻木、烦躁易怒、失眠、乏力等,也可出现视力模糊、鼻出血等较重症状。严重的原发性高血压可致心、脑、肾等靶器官损害。症状的轻重与血压升高的程度未必一致。体检时可闻及主动脉瓣第二心音亢进,长期持续血压增高可有左心室肥厚并可闻及第四心音。

（2）诊断　1999 年 2 月,世界卫生组织和国际高血压学会提出新的高血压分类标准（表 6-1）。将高血压诊断标准定义如下:在未服用抗高血压药物的情况下、安静状态下,收缩压达到或超过 140 mmHg 和（或）舒张压达到或超过 90 mmHg,测量两次或两次以上非同日血压,均符合上述标准,即可诊断为高血压。

表 6-1　血压水平的定义和分类（WHO/ISH,1999 年）

类　　别	收缩压/mmHg	舒张压/mmHg
理想血压	<120 和	<80
正常血压	<130 和	<85
正常高值	130～139 或	85～89
高血压		
1 级高血压（轻度）	140～159 或	90～99
亚组:临界高血压	140～149 或	90～94
2 级高血压（中度）	160～179 或	100～109
3 级高血压（重度）	≥180 或	≥110
单纯收缩期高血压	≥140 和	<90
亚组:临界收缩期高血压	140～149 和	<90

注:当收缩压和舒张压分属于不同分级时,以较高的级别作为标准。

2. 原发性高血压病人的社区管理

我国根据《WHO/ISH 高血压处理指南,1999》和《美国预防、检测、评估与治疗高血压全国联合委员会第六次报告》,结合国情和原发性高血压患病的实际情况,制定了《中国高血压防治指南》。社区卫生服务工作者,应按照《中国高血压防治指南》的要求,对社区的高血压病人进行规范化的管理。

1)建立健康档案

认真、细致地采集原发性高血压病人的详细资料,包括:病人的基本信息,如年龄、性别、职业、劳动类型及强度、文化程度、详细住址、通信联系方式;主要危险因素,如原发性高血压既往史、家族史、生活方式因素、社会心理因素等;相关疾病,如脑血管疾病、心脏病、肾脏病、血管疾病等;实验室检查,如血糖、血脂、肾功能、心电图、眼底等检查;基本体检记录,如血压、身高、体重及体重指数等。借助计算机数据库等信息资源,建立原发性高血压病人档案,为原发性高血压的治疗和护理提供依据。

2)健康教育和健康促进

(1)健康教育   健康教育应以社区人群为对象,针对原发性高血压病人重点进行,提高原发性高血压防治知识的普及率,改善不良的生活方式,以降低主要危险因素的水平。要从儿童做起,将防治原发性高血压健康教育列为学校健康教育内容。对中小学生、家庭主妇、中老年人、原发性高血压病病人实施规范教育,逐步完善教育→参与→行为改变的健康教育模式。

(2)健康促进   社区卫生保健人员采取干预措施,帮助原发性高血压病人将高血压防治知识落实到实际生活中。干预措施主要有限制食盐摄入量、戒烟和提倡不吸烟、限制饮酒、加强体力活动和体育锻炼、膳食预防、药物治疗等。

(3)原发性高血压病人的随访管理   定期随访,根据最初血压定时、定点(或上门)免费测量血压,并做详细记录。科学管理随访资料,对资料进行动态管理。指导病人学会自我测量血压。通过健康教育方式动员家属参与,为患病亲人调整生活方式,督促病人认真执行社区保健工作者制定的干预措施。指导病人通过经验交流,提高自我管理能力和战胜疾病的信心。对 3 级高血压(表 6-1)病人,除坚持健康生活方式外,应强调长期、规律、按医嘱正确服药,不随意停药。对病情较重、伴有并发症、血压控制不理想的病人应积极建议病人住院进行检查治疗。做好原发性高血压的监测,对具备危险因素的人群(有原发性高血压家族史、高脂血症、重度吸烟、肥胖者)每年至少测量一次血压。

📝 **知识链接**

原发性高血压的保健处方"三个三",即"三个半分钟"、"三个半小时"和"三杯水"。"三个半分钟"是指早晨起床时,睁开眼睛后,继续平卧半分钟,在床上再坐半分钟,然后双腿下垂坐于床缘半分钟,最后方可下地。"三个半小时"是指早晨走半个小时,中午睡半个小时,晚上散步半个小时。"三杯水"是指晚上睡前饮一杯温水,半夜醒来饮一杯温水,早晨起床饮一杯温水。此处方简单易行,行之有效。

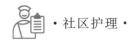

3. 原发性高血压病人的社区护理

原发性高血压病人的社区护理,应充分体现以病人为中心的现代护理观念,提高病人的生存质量。

1) 护理评估

(1) 健康史及身体、心理-社会评估　包括:病人家族史和既往病史;一般情况与生命体征;生活方式与行为习惯;家庭与社会状况;心理状态及医疗状况等。

(2) 实验室和辅助检查　三大常规,血糖、血脂、肾功能、心电图检查等。

2) 护理诊断

(1) 疼痛(头痛):与血压升高有关。

(2) 有受损的危险:与头晕、急性低血压反应、视力模糊或意识改变有关。

(3) 活动无耐力:与长期原发性高血压致心功能减退有关。

(4) 焦虑、恐惧:与血压控制不满意,已发生并发症有关。

(5) 知识缺乏:缺乏改善生活行为及服用降压药的相关知识;缺乏自我监控血压的知识。

(6) 潜在并发症:原发性高血压急症、脑血管病、心力衰竭、肾功能衰竭。

3) 护理目标

护理目标:病人情绪稳定;每日膳食中食盐量不超过5 g;已戒烟;能坚持遵医嘱合理用药,血压控制在合适的范围,头痛减轻;能说出非药物疗法时原发性高血压控制的意义;无并发症的发生。

4) 护理措施

(1) 血压及症状监测　指导正确的血压监测,测量血压要求定体位、部位、时间,每天测量两次,相对固定测量人员、测量仪器并及时准确记录。评估病人头痛、头晕程度,持续时间,是否伴有眼花、耳鸣、恶心、呕吐等症状,是否出现视力模糊、鼻出血等严重症状。

(2) 饮食护理　指导病人以低热量、低脂肪、低胆固醇、高维生素食物为主,多吃水果、蔬菜,增加食物纤维的摄入,控制体重,养成良好的饮食习惯,细嚼慢咽,避免过饱,少吃零食等,限制食盐摄入量,戒烟限酒。

(3) 运动指导　环境要安静、舒适,室内空气新鲜、温度适宜;保持愉快的心情,避免情绪激动;工作要劳逸结合,不做剧烈活动,以免血压突然升高。根据个人健康情况坚持适度有规律的体育锻炼,如慢跑、骑自行车、游泳、健美操、练太极拳等。

(4) 用药护理　按照医嘱坚持按时服药,将血压控制在理想水平,同时注意药物的副作用。警惕服用降压药后出现急性低血压反应。

(5) 心理护理　心理健康与否决定高血压病人治疗与康复的效果。心理护理的主要内容是指导病人学会自我调节,减轻精神压力,避免情绪激动、紧张等不良刺激,保持健康的心理状态。提高病人和家庭对高血压的认识和对治疗的重视程度,树立与疾病长期斗争的信心,自觉、积极地参与治疗与护理,从而达到有效地控制血压、预防并发症、提高生活质量的目的。心理护理是非药物治疗中十分重要的内容。应根据病人的年龄、性别、人格特征、家庭功能等情况,选择适合病人的有利于原发性高血压的治疗与护理方法,如心理训练、缓慢呼吸、情绪治疗、松弛疗法、音乐治疗等。

5) 护理评价

检查病人身体状况是否达到护理目标,如未达到需查找原因,及时修正护理目标和护理措施。在评价过程中,应体现以病人为中心的理念,重视病人及家属对护理的满意度。

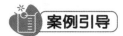

病人,男,65岁,吸烟10年,长期大量饮酒,喜食咸菜,近日来出现头痛、头晕、耳鸣、心悸、注意力不集中、记忆力减退、手脚麻木、烦躁易怒、失眠、乏力等症状,两日平均血压:收缩压168 mmHg、舒张压105 mmHg。问题:

1. 该病人应考虑什么病?
2. 该病人应该采取什么样的护理措施?

4. 原发性高血压的三级预防

(1)一级预防　一级预防的目的是避免或延迟原发性高血压的发生。一级预防可以使原发性高血压的发病率下降55%,并发症的发病率也随之下降。对一般人群,通过以倡导健康生活方式为主要内容的健康教育和健康促进活动,提高自我保护意识和防护能力。合理膳食,适当运动,戒烟限酒,心态平衡是对健康生活方式的最好概括。每年至少应测量一次血压,可以早期发现,早期诊断高血压。对高危人群,实施危险因素筛选和监测,如血脂、体重指数等。开展行为干预,如指导戒烟、低盐饮食、减轻体重等。

(2)二级预防　对已患有原发性高血压的人通过建立健康档案、定期随访、用药指导和健康教育等手段,进行规范化治疗和管理,防止原发性高血压加重,预防并发症。对原发性高血压人群的血压动态变化、影响因素变化、认知情况变化、行为变化等进行监测。社区护士可以进行培训社区血压测量员,义务为居民测量血压。

(3)三级预防　抢救重度原发性高血压病人,有效防治并发症,同时进行康复治疗。对于原发性高血压病人,除坚持健康的生活方式外,遵医嘱服药也非常重要。在原发性高血压病人当中存在着三大误区,即不愿服药、不难受不服药、不按医嘱服药。除了少数早期发现,病情轻,又能遵照科学生活方式生活的病人外,绝大多数原发性高血压病人都需终生服药。一旦停药,血压会升高,反反复复,不仅损害心、脑、肾等靶器官,而且还会使治疗难度加大,正确的方法是在医生的指导下,根据病情、季节、工作情况调整药物用量。提高病人的服药依从性是社区护士的重要工作。

(二)冠心病

冠状动脉粥样硬化性心脏病又称缺血性心脏病,简称冠心病,是由冠状动脉狭窄或阻塞引起的心肌缺血缺氧或坏死的心脏病。根据冠状动脉病变的部位、范围、血管阻塞的程度和心肌供血不足的发展速度、范围和程度的不同分为不同的临床类型,其中以心绞痛和心肌梗死最为常见。发病年龄多在40岁以后,男性多于女性,脑力劳动者多于体力劳动者。随着生活方式的改变,我国冠心病的发病率和死亡率呈逐年上升趋势,发病呈现年轻化的趋势,冠心病已严重威胁着人们的生命健康。

1. 冠心病的临床表现与诊断

1)临床表现

(1)心绞痛的临床表现　以发作性胸痛为主要临床表现。①部位:胸骨上段或中段可波及心前区,范围如手掌大小,其边界不清,可放射至左肩、左臂内侧。②性质:典型的胸痛呈压迫性不适或紧缩、发闷、堵塞感,偶伴窒息感。③诱因:常因情绪激动或劳累而诱发,也可在饱餐、寒冷、阴雨天气、吸烟时发病。④持续时间:呈阵发性,多为 3～5 min,一般不少于 1 min 和不超过 15 min,可数天、数周发作一次,亦可一日内多次发作。⑤缓解方式:休息或舌下含服硝酸甘油后 1～5 min 内缓解。

(2)心肌梗死的临床表现　胸痛症状持久而严重,伴有濒死感,休息和含服硝酸甘油多不能缓解,可发生心律失常、休克或心力衰竭。

2)诊断

主要通过病史、临床表现、心电图和心肌酶检查诊断心绞痛或心肌梗死。随着医学技术的发展,许多新的检查方法在临床上应用,如放射性核素检查、超声心动图和冠状动脉造影等。

2. 冠心病病人的社区管理

冠心病病人社区管理的中心是在社区人群中开展健康教育,控制危险因素,减少冠心病的发生。管理上要做到有较强的针对性、较高的可行性、检查评估方便。

(1)建立健康档案　通过对社区人群的健康体检,发现病人并及时登记,同时,借助人群健康档案资料、计算机数据库等信息资源,建立冠心病病人档案。

(2)健康教育与健康促进　向病人宣传冠心病防治的最新知识,贯彻冠心病三级预防保健措施,增加病人的自我保健和自我救治的能力,使其坚持药物治疗,控制病情发展;通过行为和生活习惯的改变,减少和控制危险因素;动员病人参加社区慢性病健康促进活动,把健康教育所获得的知识落实到实际行动当中。

(3)高危人群的监测和相关疾病的防治　对存在高血压、吸烟、某些饮食习惯(特别是摄入大量饱和脂肪)、血中高胆固醇、缺少体力活动、肥胖和糖尿病等冠心病主要危险因素的高危人群,应利用健康档案和人群监测资料进行重点监测,并针对性地制定并实施行之有效的干预措施进行预防和治疗。

(4)效果评价　对社区管理效果进行及时、准确的评价,根据评价结果及时调整防治方案,确保个体化治疗、保健方案的针对性和可行性。

3. 冠心病病人的社区护理

1)护理评估

(1)健康史及身体、心理-社会评估　询问病人是否存在冠心病的危险因素,如肥胖、高血压、高脂血症、糖尿病、吸烟及家族史等。询问病人是

【课堂互动】
心绞痛和心肌梗死的病人在表现有何区别? 保健措施是否相同?

否存在冠心病的诱发因素,如出血、休克、脱水、严重心律失常、重体力活动、饱餐和情绪激动等。评估病人心前区疼痛的时间和特征。评估病人是否有恐惧、焦虑的心理表现。

(2)实验室和辅助检查　严密监测病人心电图的动态变化,定时采集血样检查心肌酶,并监测血清电解质、血糖、血脂的变化,根据病情需要做放射性核素检查、超声心动图和冠状动脉造影等检查。

2)护理诊断

(1)疼痛、胸痛:与心肌缺血、缺氧有关。

(2)活动无耐力:与心肌氧的供需失调有关。

(3)知识缺乏:缺乏控制诱发因素及预防疼痛发作的知识。

（4）有便秘的危险：与进食少、活动少、不习惯床上排便有关。

（5）恐惧、焦虑：与剧烈疼痛反复、频繁发作有关。

（6）潜在并发症：如心律失常、心力衰竭。

3）护理目标

病人主诉疼痛减轻或消失，活动耐力逐渐增强，活动后无不适反应；了解冠心病的有关知识；保持排便通畅；恐惧、焦虑消失；无并发症发生。

4）护理措施

通过对病人健康指导、康复护理、心理护理，制定科学合理的护理措施。调整病人的心理状态，消除恐惧和焦虑等心理负担。使病人真正从身体、心理及生活上接近正常的生活状态。

（1）健康指导　①摄入低盐、低脂、低热量、高纤维素饮食，保持大便通畅、戒烟限酒，控制体重。②合理休息与活动，保证充足的睡眠时间，避免劳累、精神紧张和情绪激动。③坚持正确用药，注意药物的作用与副作用。④定期进行血糖、血脂、心电图检查，积极治疗原发性高血压、糖尿病和高脂血症。⑤避免诱发因素，减少危险因素。⑥熟悉心肌梗死发作时的自救措施：立即停止一切活动，就地休息，即刻舌下含服硝酸甘油或消心痛（硝酸异山梨酯）；保持情绪稳定，全身放松；及时与急救中心联系，争取抢救时间。

（2）康复护理　早期的康复护理有利于疾病的预后，可增加病人的运动耐力，改善心理状态，减少心肌缺血和并发症的发生，达到改善和提高病人的生存质量的目的。主要措施有：指导病人进行适当的体力活动，为病人及家属提供心理支持等。

（3）心理护理　心绞痛、心肌梗死发作时，病人容易产生濒死感，出现恐惧、焦虑等心理反应。护理人员应向病人介绍病情、治疗方法，解释不良情绪对病情的不良影响，给予心理支持。指导病人保持乐观、平和的心情，正确对待自己的病情。及时了解病人及家属的需要，并尽量予以满足，促进病人及家属应对危机的能力，保持心理健康。

5）护理评价

是否达到上述护理目标，未达到目标应及时修改计划，病情出现变化时应重新确定问题，制定计划。

案例引导

病人，女，53岁，高血压病史10年，近一周来出现频繁的胸骨后压榨性疼痛，每次发作经休息缓解，持续时间1～3 min，心电图检查：S-T段压低0.2 mV。问题：

1. 该病人患的是什么病？

2. 该病人下一步应该做何检查？

3. 该病人应该采取什么样的护理措施？

4. 冠心病的三级预防

（1）一级预防　通过体检、门诊检查等找出人群中有危险因素的个体，如原发性高血压、高脂血症、糖尿病、长期吸烟和体重超重者，针对危险因素，通过药物和非药物方法控制原发性高血压、高脂血症、高血糖。体重超重的人要增加体力活动，改善饮食结构，减轻体重。预防冠心病要从儿童、青少年入手,培养良好的生活习惯,坚持运动,合理膳食,不吸烟、不酗酒,防止肥胖和高脂血症;在成人中宣传吸烟对人体的危害,做到不吸烟或主动戒烟。避免长期精神紧张,避免情绪过分激动。

(2)二级预防　采取药物和非药物方法预防冠心病复发或加重。如高脂血症合并冠心病,首先应治疗原发病,控制高脂血症,然后才是冠心病的治疗。冠心病的治疗原则是改善冠状动脉的供血,减轻心肌耗氧,同时治疗动脉粥样硬化。

(3)三级预防　抢救危重病人,防止并发症发生和病人死亡,其中包括康复治疗。对已确诊的病人,通过健康教育和指导,使其坚持药物治疗,控制病情,最大限度地改善生活质量。

(三)脑卒中

脑卒中又称为中风或脑血管意外,是一组突然起病,由急性脑循环障碍所致的局限或全面性脑功能缺损综合征。根据病理性质可分为缺血性和出血性脑卒中,前者较为多见。脑卒中是最常见的神经病变,是成年人失能的首要原因。脑卒中发病率、死亡率和致残率较高。由于脑卒中急性期在医院进行治疗,因此,在社区中主要以缓解期或有后遗症的病人常见,如脑卒中偏瘫、失语、意识障碍等。

1.脑卒中的临床表现与诊断

1)临床表现

(1)缺血性脑卒中的临床表现　好发于中老年人,多见于50岁以上的动脉硬化者,且多伴有原发性高血压、冠心病或糖尿病;多数病人在安静休息时发病,不少病人在睡眠中发生。缺血性脑卒中分为三种类型。①短暂性脑缺血发作:表现为突发单侧肢体无力、感觉麻木、失语、眩晕、步态不稳、耳鸣等。②可逆性缺血性神经功能障碍:病变具有可恢复的特点,其表现与短暂性脑缺血发作相似,但持续时间长。③完全性脑卒中:表现为意识障碍、神经功能障碍。

(2)出血性脑卒中的临床表现　50岁男性多见,是原发性高血压病人的主要死因。脑出血多突然发病,往往在数分钟至数小时内病情发展到高峰,多有血压明显升高,常伴有头痛、呕吐、肢体瘫痪、失语、意识障碍和大小便失禁等。蛛网膜下腔出血时突发剧烈头痛,伴恶心、喷射状呕吐、面色苍白、全身冷汗。半数以上病人有不同程度的意识障碍或烦躁、谵妄等精神症状,脑膜刺激征阳性。

2)诊断

根据病史、临床表现、颅脑CT即可明确诊断,必要时进行颅脑MRI、脑血管造影等检查;对条件不具备者,可行腰椎穿刺进行诊断。目前,颅脑CT扫描是诊断脑卒中的首选方法。

2.脑卒中病人的社区管理

脑卒中病人的社区管理,主要是提供心理支持、生活重建和预防再发脑卒中。对中度或重度致残的后遗症病人,应该提供家庭护理和功能康复,延缓生命,提高生活质量。主要做法有如下几点。

(1)建立健康档案　认真仔细地采集脑卒中病人的资料,包括基本信息,借助计算机数据库等信息资源,建立脑卒中病人档案,同时,在社区人群中进行疾病监测。

(2)健康教育和健康促进　坚持三级预防的原则,加强早期干预,降低危险因素的水平。通过健康教育,使社区人群懂得脑卒中的基本知识,保持情绪稳定,自觉改变不良的生活方式和行为习惯,预防脑卒中的发生,同时及时为病人提供保健技能指导和必要的药物。指导病人家属,对病人进行家庭护理,预防并发症的发生。

(3)生活重建 指导病人和家属进行肢体功能锻炼,逐步提高病人生活自理能力。帮助病人树立战胜疾病的信心,改变不良的生活方式,以科学、乐观、积极的态度,面对现实,重建生活,促进康复。

(4)效果评价 对管理过程与结果进行客观、公正的评价,根据阶段性评价的效果,及时调整和完善保健方案,以取得更好的效果。同时加强各种危险因素的监测。

3. 脑卒中病人的社区护理

1)护理评估

(1)健康史及身体、心理-社会评估 观察病人意识,测量体温、脉搏、呼吸、血压等生命体征;观察病人瞳孔变化、眼球的运动及位置;病人有无疼痛、呕吐和肢体运动障碍,进食及大小便情况等;病人的精神与心理反应、行为变化;家庭功能与医疗资源利用情况,自我照顾能力及日常生活活动能力。

(2)实验室和辅助检查 血常规、电解质、腰椎穿刺、CT 扫描、MRI 等检查。

2)护理诊断

(1)清理呼吸道无效:与意识障碍有关。

(2)生活自理缺陷:与偏瘫有关。

(3)便秘、潜在皮肤完整性受损:与长期卧床有关。

(4)恐惧、焦虑:与心理压力和对疾病预后的认识有关。

(5)知识缺乏:缺乏自我护理知识。

3)护理目标

能识别引起血压升高的危险因素,并在生活过程中能避免这些因素;病人及家属能掌握脑血管疾病的膳食原则;心态平稳,恐惧和焦虑症状减轻;病人能说出自理缺陷的感受及预防并发症的方法;病人能自觉戒烟,并接受康复护理指导;病人生活基本上能自理或部分自理;无并发症发生。

4)护理措施

脑卒中病人在得到良好的治疗后,多数病人会留下不同程度的后遗症。因此,康复护理在护理措施中极为重要。

(1)发病时的家庭救护 保持心肺功能,尽快清除口腔、鼻腔的分泌物和呕吐物,保持呼吸道通畅;有条件的情况下给予氧气吸入。昏迷病人头偏向一侧,避免呕吐物逆流窒息。观察生命体征,必要时建立静脉通道。对病人及时给予心理疏导,稳定情绪。搬运病人时保持平卧位,避免体位突然改变,卧位者切勿坐起或站立,避免头低脚高,以减少脑部充血。

(2)基础护理 ①注意口腔卫生,清除呼吸道分泌物,保持呼吸道通畅,预防呼吸道感染;②保持会阴部清洁,勤换衣裤和床单;③防治便秘,帮助病人养成定时排便的习惯,鼓励病人床上或床旁活动,增强胃肠道蠕动,促进食欲,多食新鲜蔬菜、水果,多饮水;④防止肺部感染和压疮的发生,定时翻身、拍背;⑤提供营养支持,不能进食者给予鼻饲。

(3)心理护理 了解病人心理活动特点,耐心倾听病人及家属的诉说,给予适当的心理支持;告诉病人所患疾病的类型、治疗措施和康复计划,促使病人产生康复动机,克服依

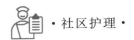

赖心理,改善情绪反应。制定合理的心理护理措施,使病人尽快稳定情绪、接受现实、树立信心,并通过自身的努力尽早开始独立生活,摆脱依赖,做到残而不废并能够精神愉快地生活。

（4）康复护理指导　中枢神经系统的功能有巨大的可塑性和代偿性,通过康复治疗可促进神经系统的功能恢复,最大限度地减少其损害。

社区护理人员应与康复治疗人员及病人家属积极配合,共同制定康复训练计划,做好病人的康复护理工作,最大限度地促进病人的康复,达到回归家庭、社会的理想目标。发病初期注意保持良好的肢体功能位,以防止肢体废用畸形。尽早帮助病人被动运动,协助病人练习床上翻身、床上坐起、床边行走及小关节的精细运动。鼓励病人每天做十指交叉握手的自我辅助运动及桥式运动训练,并辅以理疗、按摩、针灸,以促进肢体功能早日康复。

康复过程是一个艰苦而漫长的过程,护士及家属应在护理病人过程中细心发现病人的每一点进步,给予及时鼓励和表扬,以帮助病人建立战胜疾病争取早日康复的信心。

5）护理评价

血压稳定;病人对疾病的认识及其行为得到改善;无并发症;病人达到基本或部分生活自理。

4.脑卒中的三级预防

（1）一级预防　在社区进行健康教育和健康管理,加强早期干预,使社区中的每位居民都能了解脑血管病的基本知识,避免一些危险因素,如高血压、高脂血症、糖尿病、寒冷、吸烟等;提倡合理饮食;适当运动;根据存在的各种危险因素,按照不同的严重程度,坚持治疗,坚持进行护理干预。

（2）二级预防　具有脑卒中危险因素,但未合并其他慢性病者,要加强脑血管疾病危险因素的监测。其主要监测内容为血压、血糖、血脂和暂时性脑缺血发作。通过监测,争取做到早期发现,及早采取有效的干预措施,避免脑卒中的发生。脑卒中病人的家属也被纳入高危人群进行管理,尤其是已患有高血压、糖尿病、高脂血症的家属,应与病人同步管理,并加强脑血管疾病的预防措施。

（3）三级预防　三级预防的目标是减少后遗症和并发症的发生,提高生活质量。通过健康教育使病人和家属尽快稳定情绪,明确脑卒中的管理目标,主动地配合治疗和护理,并加强肢体功能的康复,预防复发。

案例引导

病人,女,70岁,高血压病史20年,昨日晨起出现右侧肢体无力、感觉麻木、步态不稳、语言不清,继之右侧偏瘫,短暂意识丧失。问题:

1. 该病人患的是什么病?
2. 该病人下一步应该做何检查?
3. 该病人应采取什么样的护理措施?

二、糖尿病病人的社区管理与护理

糖尿病（DM）是由于胰岛素分泌不足和（或）胰岛素抵抗引起的以高血糖为主要特点的

全身性代谢紊乱病。糖尿病可导致眼、肾、神经、血管和心脏等组织、器官的慢性并发症,以致最终发生失明、下肢坏疽、尿毒症、脑卒中或心肌梗死,甚至危及生命,是继心脑血管病和肿瘤之后的第3位"健康杀手"。

临床上将糖尿病分为1型糖尿病、2型糖尿病、妊娠糖尿病和其他特殊类型糖尿病四种类型,其中2型糖尿病占90%以上,是预防与健康教育的重点。

▌知识拓展▐

随着人口老龄化及人们生活方式和生活水平的改变,糖尿病病人的人数正逐年增加,其中2型糖尿病发病率的增长远高于1型糖尿病。据现有资料显示,世界不同地区1型糖尿病的发病情况差异甚大,以北欧国家最高,而东南亚国家相对较低。我国是1型糖尿病发病率最低的国家之一,但由于人口基数大,故1型糖尿病病人的绝对数并不少。近年来,世界各地2型糖尿病病人的快速增加是造成全世界糖尿病病人总数快速增加的主要原因。WHO报道,目前全世界有糖尿病病人约1.75亿,预测到2025年将上升到约3亿。我国糖尿病患病率从20世纪80年代至90年代中期增加了4~5倍,估计现有糖尿病病人约4千多万,居世界第二位。糖尿病已成为严重威胁人类健康的世界性公共卫生问题。

(一)糖尿病的临床表现与诊断

(1)临床表现　1型糖尿病多见于青年、幼年,起病急、病情重、症状明显,出现"三多一少"的典型症状,即多饮、多尿、多食和体重减轻。2型糖尿病多见于成年人,起病慢、症状相对较轻,容易被忽视。糖尿病病人还会有一些不典型的症状,如经常感到疲劳、视力模糊、皮肤瘙痒、性欲减退、月经失调、便秘、四肢酸痛、麻木、伤口愈合缓慢、容易饥饿等。也有一部分病人无明显症状,只是在体检时偶然被发现。

(2)诊断标准　我国糖尿病学会采纳的诊断标准如下:①糖尿病症状加上任何时间血浆葡萄糖水平达到或超过11.1 mmol/L(200 mg/dL);②空腹血浆葡萄糖水平达到或超过7.0 mmol/L(126 mg/dL);③口服葡萄糖耐量试验中,2 h血浆葡萄糖水平达到或超过11.1 mmol/L(200 mg/dL)。符合上述三条中的一条且在另一日再测一次证实,即可诊断为糖尿病。儿童糖尿病的诊断标准与成人一致。

(二)糖尿病病人的社区管理

糖尿病属终身性疾病,需长期甚至终身进行综合治疗。因此,糖尿病的社区预防和非住院治疗是主要的控制措施,糖尿病病人社区管理的根本目标是预防糖尿病并发症的发生。要尽可能做到早期诊断,要规范对糖尿病的治疗和护理,要纠正代谢紊乱,预防发生急性并发症,阻止或延缓慢性并发症的发生和发展,提高糖尿病病人的生存质量。其具体方法如下。

【课堂互动】
学生说出自己知道的糖尿病的相关知识,老师根据学生了解的情况讲解糖尿病的临床表现及1型糖尿病和2型糖尿病的区别。

(1)建立健康档案　通过社区糖尿病筛查发现病人并及时进行登记,每位糖尿病病人建立健康手册,记录体重、血压、血糖、饮食内容、运动量、用药情况及自觉症状等,为定期检

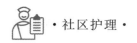

查和治疗提供依据,并借助计算机数据库等信息资源建立糖尿病病人的档案。

(2) 制定实施干预方案　根据病人的基本信息和健康档案,结合实际情况,为病人制定个体化的干预方案,及时为病人提供保健知识、保健技能和药物。

(3) 健康教育和健康促进　通过健康教育,使病人懂得糖尿病的危害性,懂得控制糖尿病的保健知识,懂得糖尿病的主要危险因素,懂得定期与社区医师联系的重要性,使病人学会自测血糖、自己注射胰岛素等自我护理技能与技术,培养良好的生活习惯,自觉控制饮食,进行有规律的体育锻炼,调整心理压力,树立战胜疾病的信心。

(4) 防治并发症　如糖尿病酮症酸中毒、高渗性昏迷等。

(5) 定期随访与复查　糖尿病病人一般每 2～3 个月复检糖化血红蛋白,若原来血脂异常,应每 1～2 个月监测 1 次,若原血脂无异常,应每 6～12 个月监测 1 次。体重每 1～3 个月测定 1 次,以了解病情控制情况,及时调整用药剂量。每 3～6 个月门诊定期复查,每年全身检查 1 次,以便尽早防治慢性并发症。

(6) 效果评价　进行阶段性评价,根据效果及时调整和完善个体化治疗与干预方案,使其具有更好的针对性、个体性和可行性。

(三) 糖尿病病人的社区护理

1. 护理评估

(1) 健康史及身体、心理-社会评估　详细询问病人患病的有关因素,如有无糖尿病家族史、病毒感染等;了解病人的生活方式、饮食习惯、体力活动情况;病人对疾病的认知程度,有无焦虑、恐惧等心理反应;了解病人的检查和治疗经过及效果;病人有无"三多一少"症状;病人有无皮肤瘙痒;病人睡眠、运动及膳食情况;病人有无并发症;病人生命体征、体重、精神和神志状态等情况。

(2) 实验室及辅助检查　空腹及餐后血糖、糖化血红蛋白、血脂、肾功能、电解质;心电图;眼底情况。

2. 护理诊断

(1) 营养失调(低于或高于机体需要量):与胰岛素分泌或作用缺陷引起糖、蛋白质、脂肪代谢紊乱有关。

(2) 有体液不足危险:与血糖升高、尿渗透压增高有关。

(3) 生活自理缺陷:与视力障碍有关。

(4) 焦虑:与糖尿病慢性并发症、长期治疗导致经济负担加重有关。

(5) 知识缺乏:缺乏对糖尿病的预防和自我护理知识。

(6) 有感染的危险:与血糖增高、脂代谢紊乱、营养不良和微循环障碍有关。

(7) 潜在并发症:低血糖;糖尿病足;酮症酸中毒;高渗性昏迷。

3. 护理目标

病人体重恢复至正常水平并保持稳定,血糖正常或维持理想水平;焦虑减轻或消失,能正确对待当前的健康状态;病人能采取适当措施预防和控制感染;增强对糖尿病的认识并积极配合治疗;未发生糖尿病急性并发症或发生时能被及时发现和处理。

4. 护理措施

对明确诊断的糖尿病病人,应让病人明白糖尿病是终身性疾病,目前尚不能根治,需长期甚至是终身的治疗。糖尿病健康教育是糖尿病治疗手段之一。良好的健康教育和充分调动病人的主观能动性,使其积极配合治疗,有利于疾病控制,防止各种并发症的发生和发展,提高病人的生活质量。

1)饮食护理

饮食护理的目的是限制病人总热量,改善胰岛素的敏感性,降低血糖。饮食控制是重要的基础治疗措施,必须严格并长期执行。饮食护理的原则如下:平衡膳食,合理营养;严格限制高糖食物、油腻食物,多吃富含膳食纤维的食物;烹调以清淡为主;定时定量,少量多餐;达到和维持理想体重。

2)用药护理

(1)口服降糖药治疗 经饮食控制和运动非药物治疗 2～3 个月,血糖下降不理想者,可服用口服降糖药。应了解各类降糖药物的药理作用、剂量、用法、药物的不良反应和注意事项,指导病人正确服用。口服降糖药分为磺脲类降糖药和双胍类降糖药。磺脲类药物的主要副作用是低血糖反应,宜在餐前半小时口服,从小剂量开始。双胍类药物的主要副作用为食欲不振、恶心、呕吐、腹泻等胃肠道反应,应在餐中或餐后服用,以减少胃肠道刺激。

(2)胰岛素治疗 胰岛素是治疗糖尿病的一种效果最明显的药物。1 型糖尿病病人必须采用胰岛素治疗,否则会出现酮症酸中毒,危及生命。2 型糖尿病病人在严重高血糖、妊娠合并感染、创伤和大手术等情况下,需采用胰岛素注射。①给药方法:胰岛素于餐前半小时皮下注射,中长效胰岛素于早餐前一小时注射。②注射部位:宜选择皮肤疏松部位,如上臂三角肌、臀大肌、大腿前侧、腹部等,注射部位应经常更换,以免形成硬结、脂肪萎缩,影响药物吸收与疗效。③胰岛素的不良反应:低血糖反应;过敏反应;注射部位脂肪萎缩或增生。④胰岛素的保存:未开封的胰岛素放于冰箱 4～8 ℃冷藏保存,正在使用的胰岛素在常温下可使用 28 天,无需放入冰箱,应避免过冷、过热、太阳直晒,否则可因蛋白质凝固变性而失效。

3)并发症的护理

(1)低血糖 低血糖是糖尿病治疗过程中常见的并发症。一般血糖低于 2.8 mmol/L 时出现低血糖症状:头昏、肌肉颤抖、心悸、饥饿感、出汗、软弱无力等,严重时可出现抽搐、昏迷。如出现低血糖症状,意识清醒的病人应尽快给予糖水、含糖饮料或饼干、面包等。病情重,神志不清者,应立即给予静脉推注 50%的葡萄糖 40～60 mL 或静滴 10%葡萄糖。病人清醒后改为进食米、面食物,以防止再度昏迷。要注意检查低血糖的原因,予以纠正。

(2)糖尿病足 糖尿病病人因血管病变和神经病变造成足部供血不足、感觉缺失并伴有感染。糖尿病足的主要表现有下肢疼痛、皮肤溃疡,间歇跛行或足部坏疽,这是糖尿病病人致残的主要原因之一。预防糖尿病足,要做到每天检查双脚 1 次,选择合适的鞋袜,避免足部受压;保持足部清洁,避免感染,促进肢体的血液循环;对于小伤口应先用消毒剂彻底清洁,然后用无菌纱布覆盖。避免使用碘酒等强烈刺激性的消毒剂。不要使用鸡眼膏等腐蚀性药物,以免发生皮肤溃疡。若伤口在 2～3 天仍未愈合,应尽早就医。

4)运动疗法护理

(1)运动疗法的作用 规律运动可促进血液循环,缓解轻度和中度高血压;有助于 2 型糖尿病病人减轻体重;提高胰岛素的敏感性,减轻胰岛素抵抗,改善糖代谢,降低 1 型糖尿病病人的胰岛素用量;降低血脂;降低血小板凝集因子,减少血栓形成的机会,减少患心

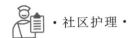

血管疾病的危险,改善心肺功能,促进全身代谢。

（2）运动的方式　最好进行有氧运动。有氧运动是指在运动过程中,通过呼吸所得到的氧,能够连续不断地供给运动肌肉,如散步、慢跑、骑自行车、做广播操、打太极拳、进行球类活动等。其中,散步安全而有效,可作为首选的锻炼方式。

（3）运动的注意事项　①运动时间相对固定,餐后 0.5 h 开始运动为宜。②进行高强度运动,应在运动前后测血糖,血糖低者应先加餐后运动,血糖过高时暂不运动。③运动时衣裤、鞋袜穿着舒适、和体。④运动中出现胸痛、胸闷、视力模糊等症状,应立即停止运动,并及时处理。⑤发生低血糖时,应立即停止运动,口服含糖饮料或食物,若不能缓解,应立即就医。⑥运动时,随身携带糖尿病急救卡,卡上写有本人姓名、年龄、家庭地址、电话号码和病情等信息以备急用。⑦运动后检查皮肤、足部、关节。⑧运动后应做运动日记,以观察疗效和不良反应。

5）心理护理

糖尿病病人因疾病的慢性过程,常存在精神紧张、忧虑、恐惧、愤怒、孤独、忧郁、绝望等心理问题。应针对病人的具体情况给予支持和指导,帮助病人摆脱不良情绪的困扰,保持乐观、稳定、积极向上的情绪。①将糖尿病的常识、预后告诉病人,使他们了解糖尿病虽不能根治,但可通过终身治疗、饮食控制、规律生活、适当的体育锻炼而避免并发症的发生。②耐心倾听病人的诉说,并与之沟通、交流,指导病人学会转移和宣泄。③不轻视生活中极小的活动,往往小的行为可解决大的情感问题,很小的成功即可增加对生活和健康的信心。

5. 护理评价

评价护理目标是否达到,若未达到需查找原因、修改计划,如病情出现变化,需请示医生或与其协商,重新制定计划。

案例引导

病人,男,28 岁,身高 170 cm,体重 100 kg。近一月来出现多饮、多尿、多食,体重减少 15 kg。查空腹血糖:9.8 mmol/L。问题:

1. 该病人患的是什么疾病?

2. 该病人下一步应该做何检查?

3. 该病人应该采取什么样的护理措施?

（四）糖尿病的三级预防

（1）一级预防　一级预防的目的是纠正可控制的糖尿病危险因素,预防糖尿病的发生。针对一般人群,加强糖尿病知识的宣传,提高居民对糖尿病及其危害的认识;提倡健康的生活方式;定期体检,一旦发现有糖耐量受损或空腹血糖受损,及早实施干预。针对高危人群(如糖调节受损失、肥胖者等),开展糖尿病教育,强调控制糖尿病危险因素的重要性,如肥胖、缺乏体力活动、不合理的膳食及不健康的生活方式等。加强筛查,尽早检出糖尿病。进行生活方式干预,如减少主食摄入、增加运动时间、减少体重等。

（2）二级预防　二级预防的目标是预防糖尿病的并发症。对每一位糖尿病病人,都应确立血糖控制目标。为病人制定饮食计划、运动计划、血糖监测计划;教会病人如何监测血糖及尿糖;纠正可能导致并发症的危险因素;进行并发症筛查。

（3）三级预防 三级预防的目标是减少糖尿病的致残率和死亡率,提高糖尿病病人的生活质量。督促病人定期进行肾功能、视网膜、周围血管、周围神经等检查,发现问题及时处理,减少糖尿病肾病、糖尿病眼病、周围神经病变等慢性并发症的发生。

三、恶性肿瘤病人的社区管理与护理

恶性肿瘤是机体在各种致瘤因素长期作用下,某一正常的组织细胞发生异常分化和过度无限增生的结果。这种现象一旦形成,具有向周围组织乃至全身侵蚀和转移的特性,其生长变化快慢与机体的免疫功能有关。随着疾病谱的改变,恶性肿瘤已成为严重威胁人类健康最严重的疾病之一。世界卫生组织统计资料显示,2000年全球新发恶性肿瘤病人约1010万人,死亡620万人,现患病例2240万人。统计资料表明,我国每年新发恶性肿瘤病人约160万人,死亡130万人,现患病例200多万人。平均每死亡5个人中,就有一个死于恶性肿瘤。恶性肿瘤位居我国居民死因的第一位。我国以肺癌、肝癌、胃癌、食管癌、结直肠癌、宫颈癌最为多见。社区人群的防癌普查管理,能够早期发现恶性肿瘤病人,可得到根治或通过有效治疗而减轻痛苦、延长生命、提高生存质量。

▌**知识拓展**▐

恶性肿瘤是由环境、营养和饮食、遗传、病毒感染及生活方式等多种因素相互作用而引起的疾病,约80%以上是由环境因素所致。世界卫生组织专家指出:约1/3恶性肿瘤可以得到预防,约1/3若早期诊断可以治愈,约1/3得以改善症状和延长生命。

（一）恶性肿瘤的临床表现与诊断

（1）临床表现 大多数恶性肿瘤早期无明显症状,但应注意恶性肿瘤的早期征兆:①全身任何部位发现质地坚硬、较固定、无明显压痛、短期内明显增大的肿块;②无明显外伤、炎症的自发性出血;③经久不愈的溃疡、突然增大的黑痣、长期不吸收的肺部阴影;④原因不明的低热、消瘦、贫血;⑤上腹隐痛、胸骨后疼痛、吞咽困难、大便性状改变及便血等;⑥不正常的出血或分泌物;⑦无痛性血尿;⑧持续发热、肝脾和全身淋巴结肿大等。晚期恶性肿瘤病人因原发病灶及转移部位不同会出现各种局部症状、非特异性全身症状。

（2）诊断 通过社区预防肿瘤普查能够早期发现恶性肿瘤病人。通过详细询问病史、全面的体格检查诊断恶性肿瘤。影像学检查(如X线、B超、CT、MRI等)、内镜检查、酶学检查、免疫学检查、病理学检查及细胞学与组织学检查,均为诊断恶性肿瘤的重要方法。

（二）恶性肿瘤病人的社区管理

恶性肿瘤病人在社区中实施非住院治疗的主要措施为术后康复、综合治疗、体能支持、无痛治疗、临终关怀。恶性肿瘤病人的社区管理目标:坚持综合治疗,提供优质护理服务,提高治愈率和延长生命;定期复查早期发现肿瘤转移;加强健康教育,做好心理护理,预防不良事件发生;最大限度地减少病人痛苦,提高生存质量,做好临终

【课堂互动】
　　与恶性肿瘤相关的致病因素有哪些?

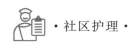

关怀。

（1）**建立健康档案**　通过普查或门诊发现病人，详细记录病人的资料，包括基本信息，并借助计算机数据库等信息资源建立恶性肿瘤病人的档案。

（2）**加强健康教育**　通过对病人及家属进行健康教育，使他们了解恶性肿瘤的相关知识，正确认识到自觉改变不良的生活方式和行为习惯等恶性肿瘤的高危因素，可降低其发病率和死亡率，使病人能够积极配合医护人员的治疗和护理工作，以提高疗效，延长寿命。

（3）**加强心理护理**　一些确诊的恶性肿瘤病人，大多会处于抑郁状态，对前途悲观失望，并有可能轻生，社区卫生工作人员应对病人进行心理上的疏导，端正态度，帮助其树立战胜疾病的信心，保持乐观开朗的情绪，积极配合治疗和护理，最终战胜恶性肿瘤。动员病人加入到社区活动中去，积极参与力所能及的社区活动，释放心理压力，乐观豁达，消除顾虑，以利于疾病康复。

（4）**指导病人积极配合治疗**　肿瘤的治疗过程是很痛苦的，例如广泛的手术切除给病人造成的伤残（如失语、截肢、人工肛门，甚至损容等），化疗、放疗时带来的巨大副作用（如乏力、恶心、呕吐、厌食、脱发、白细胞下降等），可使本已脆弱的机体又遭受严重的打击，造成心理伤害，因此许多病人不予配合治疗。所以，应在治疗之前给病人讲清治疗的原理以及综合治疗的重要性，以帮助病人权衡利弊，及早、全程接受正规治疗，以提高治愈率。

（5）**定期随访检查**　恶性肿瘤经治疗后，肿瘤被切除或病情缓解，但有可能复发或转移，社区医护人员应定期随访检查（治疗后的近期2～3个月检查1次，两年后4～5个月检查1次，5年后每半年或一年检查1次），监测病情的发展变化。

（6）**对晚期病人给予医疗照顾**　多数晚期恶性肿瘤病人愿在家中与亲人一起度过生命的最后时光，社区护理人员与其他专业人员一起制定姑息治疗计划，采取确实可行的有效措施，减轻病人痛苦。

（三）恶性肿瘤病人的社区护理

1. 护理评估

（1）**健康史及身体、心理-社会评估**　了解病人的家族史；了解病人有无吸烟、长期饮酒；了解病人有无不良的饮食习惯或与职业因素有关的接触与暴露史；了解病人有无重大精神刺激、剧烈情绪波动或抑郁；了解病人有无慢性炎症、溃疡病等病史；了解病人有无疼痛及疼痛的部位、性质、程度；了解病人有无咳嗽、咯血及呼吸困难；了解病人有无排尿及排便困难或失禁等；了解病人有无贫血、乏力、心悸、消瘦或体重减轻；观察放疗、化疗的疗效及副作用；了解病人认知程度和心理反应；评估家庭对病人治疗的经济承受能力。

（2）**实验室及辅助检查**　血常规、尿常规、大便检查，酶学、免疫学、病理学（包括细胞学与组织学）检查；心电图、X线、B超、CT、MRI、内镜检查等。

2. 护理诊断

（1）**焦虑、恐惧、绝望**：与担心疾病预后和手术、放疗、化疗、在家庭与社会地位及经济状况改变有关。

（2）**营养失调**（低于机体需要量）：与恶性肿瘤所致高分解代谢状态和消耗增加、病人食欲减退、营养摄入减少有关。

（3）**疼痛**：与恶性肿瘤生长侵及神经、肿瘤压迫及手术创伤有关。

（4）**知识缺乏**：缺乏有关术后的康复、放疗、化疗及肿瘤防治的知识。

（5）潜在的并发症：感染、出血、皮肤和黏膜损伤、静脉炎、静脉栓塞及脏器功能障碍。

3. 护理目标

（1）病人的焦虑、恐惧的程度减轻。

（2）病人的营养状况得以维持或改善。

（3）病人疼痛得到有效控制，病人自述舒适感增加。

（4）病人能复述各项检查、手术、放疗、化疗、介入治疗以及康复等方面的知识。

（5）病人的皮肤和黏膜保持完整，未发生感染、出血、静脉炎、静脉栓塞及脏器功能障碍等并发症。

4. 护理措施

（1）手术后病人的护理　手术治疗的创伤可导致自我形象紊乱。社区护士要了解病人所接受的手术的方式、范围，耐心、细致地介绍手术的重要性、必要性。评估病人伤口愈合情况，制定护理计划。指导病人和家属掌握正确护理造口的方法。

（2）放、化疗病人的护理　接受放、化疗的病人，常出现副作用，如头晕、乏力、恶心、呕吐、骨髓抑制、组织坏死、脱发、栓塞性静脉炎等。指导病人及家属密切观察放、化疗的副作用，并掌握应对措施。出现严重的副作用时应及时就医。注意检测病人的白细胞、血小板计数。若白细胞计数过低，应限制活动注意休息，给予升白细胞药物治疗，如药物效果不佳时应暂停放、化疗治疗。有呕吐、腹泻的病人要注意防止脱水和水电解质失衡，有口腔溃疡的病人要保持口腔清洁，防止并发感染。

（3）心理护理　乐观、积极的心态对于恶性肿瘤病人的康复和提高生存质量大有促进作用。社区护士应通过认知疗法、心理暗示的放松疗法、社区集体心理干预疗法，使病人保持乐观、积极的心态。

（4）恶性肿瘤病人的家庭支持与饮食护理　为恶性肿瘤病人给予家庭支持，创造整洁、舒适、温馨的家庭生活环境；根据身体情况适当运动，帮助行动不便的病人经常到户外呼吸新鲜空气，多晒太阳；保证高热量、高蛋白质、高维生素、易消化的饮食，充分进食新鲜蔬菜与水果。

（5）恶性肿瘤病人的康复护理　康复护理是恶性肿瘤病人术后护理的重要措施，应根据病情，尽早进行病人的康复护理。如：乳腺癌根治术的手术范围广，组织损伤严重，术后多发生不同程度的肩关节活动障碍，进行早期康复训练，出院后应坚持循序渐进地用术侧上肢刷牙、洗脸、进食等自理功能训练；喉癌病人术后接受人工喉发音的训练。社区护士根据病人和家属的需要，制定个体化的康复护理计划，协助病人尽可能最大化地恢复功能，必要时让病人去专门的康复医院治疗。

5. 护理评价

评价病人及家庭整体情况改善是否达到目标，如未达到目标应及时修改计划，病情出现变化应重新确定问题制定护理计划。

案例引导

病人，男，60 岁，吸烟 25 年，每天平均 1 包烟，近 2 月来出现刺激性咳嗽、咳痰、痰中带血，伴有胸痛。X 线检查：右肺上叶有一个 2 cm×3 cm 大小的高密度阴影，边界不清。问题：

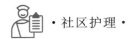

1. 该病人患的是什么病?

2. 该病人下一步应该做何检查?

3. 该病人应该采取什么样的护理措施?

．．

（四）恶性肿瘤的三级预防

（1）一级预防 一级预防的目的是认识危险因素,采取健康生活方式,防止恶性肿瘤的发生。社区护士要评估社区、家庭及个人恶性肿瘤的危险因素,在社区中开展各种形式的活动,帮助社区居民发现危险因素,采取措施给予纠正。一级预防的内容包括社区环境监测、戒烟指导、乙肝疫苗接种、营养咨询、健康生活方式、职业卫生监督等。

（2）二级预防 二级预防的目的是早发现、早诊断、早治疗。社区护士的主要任务是通过各种形式的健康教育帮助居民掌握恶性肿瘤的一些早期表现及自我检查的方法。组织社区卫生服务人员对社区高危人群进行恶性肿瘤的普查。

（3）三级预防 三级预防的目的是延长生存时间,提高生活质量。恶性肿瘤病人在医院接受手术、放疗和化疗后,回到社区生活,社区护士要根据病人的情况进行伤口护理、造口护理、管道护理,对照顾者进行必要的家庭护理指导,使病人树立信心,积极配合护理治疗,尽快回到社会,和健康人一样地生活和工作。对于那些选择在社区临终关怀病房或家中度过人生最后阶段的病人,社区护士要与其他专业人员一起制定姑息治疗计划,采取有效措施,控制症状,减轻病人的痛苦。

四、慢性阻塞性肺疾病病人的管理与护理

慢性阻塞性肺疾病（COPD）简称慢阻肺,是常见的呼吸系统疾病,严重危害病人的身心健康。慢阻肺是一种具有气流受限特征的可以预防和治疗的疾病。其气流受限不完全可逆,呈进行性发展,与肺脏对吸入烟草烟雾等有害气体或颗粒的异常炎症反应有关。慢阻肺主要累及肺脏,但也可引起全身（或称肺外）的不良效应。肺功能检查对明确是否存在气流受限有重要意义。在吸入支气管舒张剂后,如果一秒钟用力呼气容积占用力肺活量的百分比（FEV_1/FVC）小于 70%,则表明存在不完全可逆的气流受限。对慢阻肺病人进行规范化诊疗,可阻抑病情发展,延缓急性加重,改善生活质量,降低致残率和病死率,减轻疾病负担。

▌知识拓展 ▌

慢阻肺是呼吸系统的常见病和多发病,其患病率和死亡率均居高不下。1992 年在我国北部和中部地区,对 102230 名农村成人进行调查,慢阻肺的患病率为 3%。近年来对我国 7 个地区 20245 名成人进行调查,慢阻肺的患病率占 40 岁以上人群的8.2%。在世界上,慢阻肺的死亡率居所有死因的第 4 位,且有逐年增加的趋势。慢阻肺造成巨大的社会经济负担,有研究显示,至 2020 年,慢阻肺将成为世界疾病经济负担的第 5 位。

（一）慢性阻塞性肺疾病的临床表现与诊断

1. 临床表现

慢性咳嗽常为慢阻肺的首发症状。初为间断性咳嗽，早晨较重，以后早晚或整日均可有咳嗽，夜间咳嗽常不显著。咳少量黏液性痰，清晨较多。合并感染时痰量增多，可有脓性痰。

气短或呼吸困难是慢阻肺的典型表现。早期仅于活动后出现，后逐渐加重，严重时日常活动甚至休息时也感气短。重症病人可出现喘息症状。慢阻肺早期体征不明显。随着疾病进展可出现呼吸浅快，桶状胸，双侧语颤减弱；肺叩诊可呈过清音，两肺呼吸音减低，有时可闻干性啰音和（或）湿性啰音。右心功能不全时出现肝-颈静脉反流征阳性，腹水移动性浊音阳性。

2. 诊断

根据吸烟等发病危险因素、临床症状、体征及肺功能检查等综合分析确定。不完全可逆的气流受限是慢阻肺诊断的必备条件。吸入支气管舒张药后 $FEV_1/FVC < 70\%$ 及 $FEV_1 < 80\%$ 预计值可确定为不完全可逆性气流受限。

少数病人并无咳嗽、咳痰、明显气促等症状，仅在肺功能检查时发现 $FEV_1/FVC < 70\%$，在排除其他疾病后，亦可诊断为慢阻肺。

（二）慢性阻塞性肺疾病病人的社区管理

慢阻肺病人因肺功能进行性减退，严重影响病人的劳动能力和生活质量。慢阻肺造成巨大的家庭和社会经济负担。因此，慢阻肺病人的积极治疗和社区管理是延缓慢性并发症发生和发展，提高慢阻肺病人生活质量的重要手段。具体方法如下。

（1）建立健康档案　通过社区慢性阻塞性肺疾病筛查发现病人并及时进行登记，每位慢阻肺病人建立健康手册，记录体重、呼吸、痰涂片、肺活量、FEV_1/FVC、用药情况及自觉症状等，为定期检查和治疗提供依据，并借助计算机数据库等信息资源建立慢阻肺病人的档案。

【课堂互动】

慢性阻塞性肺疾病的发生与哪些因素有关？

（2）制定实施干预方案　根据病人的基本信息和健康档案，结合实际情况，为病人制定个体化的干预方案，及时为病人提供保健知识、保健技能和对症药物。慢阻肺的早期发现和早期干预重于治疗。

（3）健康教育和健康促进　慢性气管炎和肺气肿是导致慢阻肺的重要原因，开展人群健康教育和慢性气管炎、肺气肿疾病的防治宣传，教育重点人群掌握慢阻肺发生、发展的危害性和致残性，帮助高危人群建立戒烟意识，动员社区人群主动戒烟和防止被动吸烟。保护环境，避免污染，远离粉尘、污染环境，保持生活环境清洁，增强体质锻炼，预防感冒等诱发因素。

（4）疾病监测　在健康教育基础上，对辖区内慢阻肺高危人群进行筛查，建立监测和管理档案，帮助人们确定高危人群行为危险因素，减少不良环境因素干扰，控制肺部疾病，定期检查心、肺功能，有效控制慢阻肺的发生、发展。

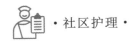

（三）慢性阻塞性肺疾病病人的社区护理

1. 护理评估

（1）健康史及身体、心理-社会评估　详细询问病人发作时的症状,如咳嗽、呼吸困难的程度及痰的性质、色、量、诱发因素等。了解既往和目前的检查结果、治疗经过和病人的病情程度。评估疾病对病人日常生活和工作的影响程度。评估周围环境对慢阻肺病人的影响程度。评估家属对疾病知识的了解程度、对病人的关心程度、经济情况和社区医疗服务状况等。

（2）实验室及辅助检查　血常规检查、肺功能检查、血气分析检查、X 线胸片检查、胸部 CT 检查、痰涂片检查等。

2. 护理诊断

（1）气体交换受损:与气道阻塞、通气不足、呼吸肌疲劳、分泌物过多和肺泡呼吸面积减少有关。

（2）清理呼吸道无效:与分泌物增多而黏稠、气道湿度降低和无效咳嗽有关。

（3）焦虑:与健康状况的改变、病情危重、经济状况有关。

（4）活动无耐力:与疲劳、呼吸困难、供氧及氧耗失衡有关。

（5）营养失调:与食欲减退、摄入减少、呼吸困难、痰液增多有关。

（6）潜在并发症:自发性气胸、肺部感染、呼吸衰竭。

3. 护理目标

病人咳嗽、呼吸困难等症状缓解,呼吸功能改善;感染得到控制,黏痰咳出;病人和家属掌握缓解焦虑的方法,增强战胜疾病的信心,消除诱因、定期进行呼吸肌功能锻炼,实施康复计划。

4. 护理措施

（1）休息与活动　病人采取舒适的体位,晚期宜采取身体前倾位,使辅助呼吸肌参与呼吸。根据病情安排活动量。

（2）病情观察　观察病人咳嗽、咳痰、呼吸困难进行性加重的程度及全身症状、体征和并发症情况。尤其要注意观察痰液的性质和量。监测动脉血气分析和水、电解质、酸碱平衡状况。

（3）用药护理　遵医嘱应用抗生素、支气管舒张药和祛痰药,注意观察疗效和不良反应。鼓励病人咳嗽,指导病人正确咳嗽,促进排痰。对痰液较多或年老体弱、无力咳嗽者,以祛痰为主,并给予超声雾化吸入。

（4）氧疗护理　呼吸困难伴低氧血症者,遵医嘱给予氧疗。坚持每日 15 h 以上低流量吸氧,提高氧分压,氧流量应为 1～2 L/min。氧疗有效的指标为病人呼吸困难减轻、发绀减轻、呼吸频率减慢、心率减慢、活动耐力增加。

（5）呼吸功能锻炼　慢阻肺病人常呈浅快呼吸,呼吸效率低。做深而缓的腹式呼吸可减慢气体流速,减低呼吸阻力,增大潮气量,减少无效腔通气比率,使气体分布均匀,通气/血流比例失调改善。

① 腹式呼吸训练　取坐位或半坐位,双腿屈曲,上身略前倾,使腹肌、呼吸肌放松,嘱病人用鼻子吸气,经口呼气,吸气时腹壁放松,腹部鼓起,呼气时腹肌收缩,腹部下陷,呼吸要均匀缓慢不可用力,胸廓要尽量保持最小活动度,频率为 7～8 次/分,开始训练时可每日

训练 2 次,每次时间为 10~20 min,以后可逐渐增加训练次数和时间,并可采取各种体位训练。

② 缩唇式呼气训练 先缓慢地深吸气后,将口唇缩成吹笛子状,用力将气体自口中缓慢呼出,呼气与吸气的时间比为(2~3):1,频率为 7~8 次/分,每次 10~20 min,其作用是提高支气管内压,防止细支气管提早闭合,利于肺泡内气体排出。

5. 护理评价

评价护理目标是否达到:如未达到需查找原因,修改计划;如病情出现变化,需请示医生或与其协商,重新制定计划。

案例引导

病人,女,76 岁,反复咳嗽、咳痰伴喘息 30 年,5 年前出现逐渐加重的呼吸困难,2 日前因受凉症状加重。查体:口唇轻度发绀,桶状胸,两肺叩诊过清音,呼吸音低。
问题:
1. 该病人患的是什么病?
2. 该病人下一步应该做何检查?
3. 该病人应该采取什么样的护理措施?

(四)慢阻肺的三级预防

(1)一级预防 减少和控制慢阻肺的危险因素,预防慢阻肺的发生。针对一般人群,加强慢阻肺知识的宣传,提高居民对慢阻肺及其危害的认识;针对高危人群,开展慢阻肺教育,强调控制慢阻肺危险因素的重要性,如戒烟、控制职业性有害因素和环境污染等,积极防治呼吸系统感染,加强体育锻炼,增强体质,提高机体免疫力。对于有慢阻肺高危因素的人群,应定期进行肺功能监测,以尽可能地早期发现慢阻肺并及时给予干预。

(2)二级预防 预防慢阻肺的并发症。对每一位慢阻肺病人都应确立预防目标。教会病人吸氧技术和用氧注意事项;教会病人并鼓励病人坚持呼吸训练;教会病人自我监测病情的办法,如症状明显或出现并发症时,应及时就医,以防病情恶化。

(3)三级预防 减少慢阻肺的并发症发生和慢阻肺的死亡率,提高慢阻肺病人的生活质量。对呼吸功能减退的病人,使病人理解康复锻炼的意义,充分发挥病人进行康复的主观能动性,进行康复锻炼。督促病人定期进行肺功能检查,发现问题及时处理,减少自发性气胸、慢性呼吸衰竭、慢性肺源性心脏病等并发症的发生。

小 结

通过对本章的学习,使学生掌握慢性病的基本知识,认识到慢性病大多是终身性疾病,其病程长,耗资巨大,难以在短时间内见到明显防治效果。应根据慢性病的特点,以社区为基础,加强慢性病病人的管理和护理,以健康促进为主要手段,一级、二级和三级预防相结合,对社区人群和高危人群采取综合预防与控制措施,这样才能取得良好的防治效果,才能提高社区人群的健康。

能力检测

A1 型题

1. 下列哪项是导致慢性病发病的不可改变的危险因素？（　　）

A. 精神紧张　　　　　　B. 不合理膳食　　　　　　C. 遗传

D. 缺乏体力活动　　　　E. 吸烟、过量饮酒

2. 慢性病的特点不包括（　　）。

A. 潜伏期与病程长　　　B. 病因明确　　　　　　　C. 病理改变不可逆

D. 症状与体征不明显　　E. 不可治愈

3. 原发性高血压病人的社区护理中哪项不正确？（　　）

A. 每天测量血压

B. 低热量、低脂肪、低胆固醇饮食

C. 根据个体健康状况选择适当体育运动

D. 降压药服用一段时间可以停止服用

E. 避免紧张和情绪激动

4. 下列哪项不是糖尿病的危险因素？（　　）

A. 低盐饮食　　B. 年龄　　　C. 压力　　　　D. 饮食　　　　E. 肥胖

5. 慢性阻塞性肺疾病与下列哪项无关？（　　）

A. 空气污染　　　　　　B. 长期与粉尘接触　　　　C. 长期与烟雾接触

D. 吸烟　　　　　　　　E. 营养食物的摄入

6. 1999 年世界卫生组织规定的高血压标准是（　　）。

A. 收缩压高于 140 mmHg　　　　　　B. 舒张压高于 90 mmHg

C. 血压达到或超过 160/95 mmHg　　　D. 血压高于 140/90 mmHg

E. 以上都不正确

7. 下列关于社区恶性肿瘤的管理的叙述，哪项不正确？（　　）

A. 建立健康档案　　　　　　　　　B. 做好心理护理

C. 开展健康教育和健康促进　　　　D. 指导病人积极治疗并定期随访

E. 对晚期恶性肿瘤病人不采取任何措施

8. 慢性阻塞性肺疾病的社区护理措施中哪项不正确？（　　）

A. 预防感冒　　　　　　B. 加强生活护理　　　　　C. 在寒冷气候中晨练

D. 家庭氧疗　　　　　　E. 加强心理护理

9. 使用胰岛素治疗糖尿病过程中哪项不正确？（　　）

A. 餐后半小时皮下注射

B. 警惕低血糖反应的发生

C. 注射部位宜选择皮肤疏松部位

D. 未开封的胰岛素宜放于 4～8 ℃冰箱中保存

E. 已开启的胰岛素在常温中可存放 28 天

10. 脑卒中社区护理中哪项是不正确的？（　　）

A. 家庭发病尽快清除口鼻腔分泌物　　　　B. 昏迷病人迅速采取去枕仰卧位

C. 做好康复期的功能锻炼　　　　　　D. 预防压疮和肺部感染

E. 做好心理护理

A2 型题

11. 病人,男,38 岁,公司经理,有 21 年吸烟史,几乎每天宴请客户。近来身体不适,诊断为冠心病、心绞痛。其影响健康的因素主要为(　　)。

A. 生物因素　　　　　　B. 卫生服务制度　　　　　　C. 行为和生活方式

D. 自然环境　　　　　　E. 社会环境

12. 病人,男,46 岁,主诉头晕,平素因工作原因吸烟酗酒。近两日测血压分别为 138/95 mmHg、135/93 mmHg。现考虑该病人为(　　)。

A. 收缩压偏高　　　　　　B. 舒张压偏高　　　　　　C. 正常高值

D. 高血压　　　　　　E. 临界高血压

13. 病人,男,65 岁,有高血压病史 10 年。今晨上厕所时突感胸骨后压榨性疼痛,休息半小时后缓解,初步考虑此病人为(　　)。

A. 心肌梗死　　　　　　B. 自发性气胸　　　　　　C. 心绞痛

D. 脑卒中　　　　　　E. 缺血性心脏病

14. 病人,女,48 岁,近一月以来出现体重下降、食欲大增、饮水多、排尿次数增多、月经紊乱、皮肤瘙痒等症状,空腹血糖为 7.2 mmol/L。初步考虑该病人为(　　)。

A. 更年期综合征　　　　　　B. 糖尿病　　　　　　C. 皮肤病

D. 泌尿系统感染　　　　　　E. 甲状腺功能亢进

15. 病人,男,50 岁,原发性高血压病人,吸烟史 20 年,肥胖,目前血压 160/95 mmHg,下述健康教育内容中哪项是错误的?(　　)

A. 控制高血压　　　　　　B. 高热量、高糖饮食　　　　　　C. 适量运动

D. 保持情绪稳定　　　　　　E. 戒烟

16. 某慢阻肺病人,剧烈咳嗽后突然出现右侧剧烈胸痛,呼吸困难加重,右胸叩诊呈鼓音,应考虑的并发症为(　　)。

A. 自发性气胸　　　　　　B. 肺炎　　　　　　C. 胸膜炎

D. 肺不张　　　　　　E. 慢性肺源性心脏病

17. 高血压病病人睡眠时突感极度胸闷,气急,大汗淋漓,咳大量粉红色泡沫痰,端坐呼吸,血压 200/110 mmHg,心率 110 次/分。下列哪项护理是错误的?(　　)

A. 酒精湿化吸氧 4～6 L/min　　　　　　B. 安慰病人,稳定情绪

C. 快速静脉滴注给药　　　　　　D. 置病人于两腿下垂坐位

E. 建立静脉通路

18. 某脑血管病瘫痪病人,需进行功能锻炼,错误的是(　　)。

A. 尽早进行自主运动锻炼　　B. 制定功能锻炼计划　　　　　　C. 注意做好保护措施

D. 配合按摩理疗　　　　　　E. 使用辅助器具

19. 慢阻肺病人,3 天来咳嗽、气促加重,多汗。社区护士应给予(　　)。

A. 面罩加压给氧　　　　　　B. 高流量间歇给氧　　　　　　C. 低流量间歇给氧

D. 低流量持续给氧　　　　　　E. 高流量持续给氧

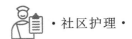

A3/A4 型题

（20～22 题共用题干）

病人，女，58 岁，4 h 前胸骨后压榨性疼痛发作，出冷汗、有濒死感及伴呕吐而入院。护理体检：神志清楚，心率 114 次/分，律齐，交替脉，心电图检查显示急性广泛性前壁心肌梗死。

20. 该病人存在的最主要护理问题是（　　）。
    A. 体液量过多　　　　　　B. 心输出量减少　　　　　　C. 活动无耐力
    D. 潜在心律失常　　　　　E. 潜在感染

21. 对该病人第一周的护理措施正确的是（　　）。
    A. 指导病人床上活动　　　B. 低流量持续吸氧　　　　　C. 协助病人如厕
    D. 协助病人翻身、进食　　E. 高热量、高蛋白饮食

22. 在监护过程中护士发现该病人烦躁不安、面色苍白、脉搏细速、皮肤湿冷、尿量减少，应警惕（　　）。
    A. 并发感染　　　　　　　B. 紧张，恐惧　　　　　　　C. 急性左心衰竭
    D. 严重心律失常　　　　　E. 心源性休克

（23～26 题共用题干）

病人，男，65 岁，确诊糖尿病 8 年。试行饮食控制治疗 3 个月，因无法耐受饮食控制，遂接受口服降糖药物治疗，空腹血糖控制在 6.1 mmol/L。此后，病人未能坚持按医嘱服药及加强饮食控制，空腹血糖波动在 6.0～12.4 mmol/L。4 天前饱餐后 2 h 出现昏迷，急诊入院，诊断为糖尿病高渗性昏迷。

23. 该病人在居家期间最主要的护理诊断是（　　）。
    A. 营养不良　　　　　　　B. 活动无耐力　　　　　　　C. 药物不依从性
    D. 饮食控制不良　　　　　E. 运动控制不良

24. 针对护理诊断相应的预期护理目标是（　　）。
    A. 需要时即服药　　　　　　B. 饮食控制良好　　　　　C. 坚持锻炼
    D. 长期严格按医嘱服用降糖药和进行饮食控制　　　　　E. 加强营养

25. 为达到预期目标，社区护士应采取的最主要护理措施是（　　）。
    A. 行为促进　　　　　　　B. 家属动员　　　　　　　　C. 加强药物护理
    D. 心理护理　　　　　　　E. 健康教育

26. 如果该病人发生了糖尿病足，社区护理的内容，正确的是（　　）。
    A. 伤口处涂紫药水消毒，并保持干燥　　　B. 鞋袜尽量紧些，防止水肿
    C. 每天坚持小腿和足部运动 30～60 min　　D. 小伤口可用碘酒消毒处理
    E. 如有皮肤溃疡、间歇性跛行，早期截肢以避免溃疡蔓延至整个腿部

B 型题

（27～28 题共用备选答案）
    A. 低盐　　B. 低糖　　C. 低钾　　D. 低钙　　E. 低纤维素

27. 护士给高血压病人的饮食指导是（　　）。
28. 护士给糖尿病病人的饮食指导是（　　）。

（29～30题共用备选答案）

A. 保持呼吸道通畅 　　B. 高流量持续吸氧 　　C. 低流量持续吸氧

D. 饮食护理 　　E. 心理护理

29. 脑卒中发病时的家庭护理中哪项措施是最关键的？（　　）

30. 慢阻肺病人呼吸困难的社区护理中,哪项措施是首选？（　　）

■ 巩周荣　张小莉 ■

第七章 社区传染病病人的管理与护理

学习目标

1. 能说出传染病的定义。
2. 能概述传染病的流行过程及影响因素。
3. 能够简述传染病的分类与报告内容。
4. 能够描述传染病的管理与护理。
5. 会分别总结社区四种常见传染病的管理与护理。

重点难点

重点:社区常见传染病的管理与护理。
难点:传染病的分类与报告内容。

第一节 传染病概述

随着社会经济的发展,人群交往与流动日益频繁,传染病传播流行的各种因素依然存在,尤其是一些新发现传染病的传播流行使传染病的防控将面临一系列新的挑战。因此,提高对传染病的防范意识,做到早发现、早诊断、早报告、早隔离、早治疗是控制传染病传播的有效措施。

一、传染病的定义

(一)传染病的概念

传染病是由病原微生物或寄生虫感染人体后产生的具有传染性、在一定条件下可在人群中传播扩散并造成流行的疾病。病原微生物包括病毒、立克次体、细菌、真菌和螺旋体等,人体寄生虫包括原虫和蠕虫等。由上述病原体引起的具有传染性的疾病称为传染病。传染病的主要特点是具有传染性和流行性。

(二)传染病的特征

1. 基本特征

(1)有病原体　每一种传染病都是由特异性的病原体引起的,病原体检查具有诊断价值。不同病原体可引起不同的疾病,但都具有感染的特征。

（2）有传染性 病原体能通过某种途径感染他人的特性称为传染性,传染性是传染病与其他感染性疾病的主要区别。病人有传染性的时期称为传染期。不同传染病传染期长短不一,了解各种传染病的传染期是决定病人隔离期的重要依据。

（3）有流行病学特征 构成传染病的流行需要有传染源、传播途径和人群易感性三个基本条件。社会因素和自然因素影响传染病的流行过程而使其表现出各种特征。

（4）有感染后免疫 人体感染病原体后,无论是显性感染还是隐性感染,都能产生针对病原体及其产物的特异性免疫。感染后免疫属于主动免疫,由于病原体的种类不同,免疫力的持续时间在不同传染病有很大差别,大多数病毒性传染病,感染后免疫力持续时间较长,甚至可持续终身,如麻疹、脊髓灰质炎、水痘和乙型脑炎等。有些传染病感染后免疫力持续时间较短,仅为数月至数年,如流行性感冒、细菌性痢疾、阿米巴病和钩端螺旋体病等。蠕虫感染后通常不产生保护性免疫,因而易出现重复感染的现象。

2. 临床特征

（1）发热 感染性疾病的突出症状。发热的高低、持续时间的长短和热型与疾病的性质有关。热型是传染病的重要特征之一。

（2）皮疹 许多传染病的特征之一。皮疹的形态、皮疹出现的时间、部位、先后次序等可作为传染病临床诊断和鉴别诊断的重要依据。如风疹和水痘的皮疹出现在发病当日;猩红热出现在第 2 日。水痘的皮疹多集中在躯干,呈向心性分布。

（3）毒血症 病原体的代谢产物和细菌毒素可以引发多种临床症状,如疲乏、厌食、全身不适、头痛、肌肉和关节痛等,称为毒血症。严重者可出现意识障碍、谵妄、休克或多器官功能衰竭等表现。

3. 病程的阶段性

多数急性传染病的发生、发展和转归都有一定的阶段性。

（1）潜伏期 从病原体侵入机体时起,到最早出现临床症状为止的时期称为潜伏期。潜伏期相当于病原体在体内定位、繁殖、转移,引起组织损伤和功能失调导致临床症状出现之前的整个过程。

（2）前驱期 从起病到开始出现明显症状为止的时期称为前驱期。临床表现通常是非特异性的,为许多传染病所共有。主要表现为发热、疲乏无力、食欲缺乏等,无定性特征,一般持续 1～3 天。起病急者多无此期表现。

（3）症状明显期 这是传染病病人表现出特异性症状和体征的时期。在此期间某种传染病所特有的症状和体征都会充分地表现出来,如肝炎时的黄疸和肝脾肿大、伤寒的玫瑰疹等。

（4）恢复期 病人的临床症状和体征基本消失,机体所受损伤处于逐渐修复状态。许多病人的传染性还要持续一段时间,但食欲和体力逐渐恢复,血清中的抗体效价呈高水平。多数疾病可痊愈,少数可留有后遗症。

二、传染病的流行过程及影响因素

流行过程是传染病在人群中发生、蔓延的过程,即病原体从感染者体内排出,经过一定传播途径,又侵入易感者机体而形成新的感染,并不断发生、发展的过程。

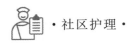

（一）流行过程的基本环节

1. 传染源

传染源（source of infection）是指体内有病原体生长、繁殖，并能排出病原体的人和动物，包括病人、病原携带者和受感染动物。

（1）病人　包括急性期病人和慢性期病人，病人体内存在大量的病原体，而且具有某些症状如咳嗽、呕吐、腹泻等，这些症状可使病原体向外扩散，所以病人是最重要的传染源。病人在各期作为传染源的意义主要取决于是否排出病原体及其数量和频度。

（2）病原携带者　病原携带者是指没有任何临床症状而能排出病原体的人。根据携带病原体种类的不同又可称为带菌者、带病毒者和带虫（原虫或蠕虫）者。一般将病原携带者分为潜伏期病原携带者、恢复期病原携带者和健康病原携带者三类。

（3）受感染的动物　人类的某些传染病是由动物传播引所致。这些疾病的病原体在自然界的动物间传播，在一定条件下可以传给人，所致疾病称为自然疫源性疾病。有些疾病在动物和人之间传播，并由共同的病原体引起，这样的疾病称为人畜共患疾病。

考点链接

传染病流行必须具备的三个环节是（　　　）。

A. 传染源、传播途径、健康人　　　　B. 病人、传播途径、人群

C. 传染源、传播途径、易感人群　　　D. 病原携带者、传播途径、易感人群

E. 受感染的人和动物、易感人群

答案：C

解析：病人、病原携带者和受感染动物都可以是传染源；对传染病具有免疫力的健康人不会感染并传播传染病。

动物作为传染源的意义主要取决于人与受感染的动物接触的机会和密切程度、动物的种类和密度以及环境中是否有适宜该疾病传播的条件等。

2. 传播途径

传播途径（route of transmission）是指病原体从传染源排出后，侵入新的易感宿主前，在外环境中所经历的全部过程。一种传染病在不同的时间、地点可以有不同的传播途径，不同的传染病也可以有相同的传播途径。有些传染病仅通过一种途径传播，有些传染病可通过多种途径传播。常见的传播途径主要有以下几种。

（1）呼吸道传播　病原体依附在气溶胶、尘埃中，经吸入污染的空气、气溶胶传播疾病，如麻疹、结核、白喉等。

（2）消化道传播　经污染的水、食物、食具传播，如痢疾、伤寒等。

（3）接触传播　①直接接触传播：在没有外界因素参与下，传染源直接与易感者接触的一种传播途径。②间接接触传播：又称日常生活接触传播，它是指间接接触了被污染的物品所造成传播。手在疾病传播中起着重要作用。传染源排出的病原体很容易污染自己的手，手再污染各种物品。易感者在日常生活中由于接触这些被污染物品而受到感染。日常生活接触传播的传染病一般呈散发状态，无明显季节性，个人卫生习惯不良和卫生条

件较差地区发病较多。

（4）虫媒传播 被病原体感染的吸血节肢动物，如蚊子、人虱、跳蚤等，可传播疟疾、斑疹伤寒、流行性出血热等。

（5）血液、体液传播 病原体存在于病人或病原携带者的血液或体液中，如通过输血、应用血制品传播乙型病毒性肝炎、艾滋病等。

（6）医源性传播 指在医疗、预防工作中，由于未能严格执行规章制度和操作规程而人为地造成某些传染病的传播。其传播大体分为两种类型：一类是易感者在接受治疗、检查或预防措施时由于所用器械、针筒、针头、采血器、导尿管等被污染或消毒不严而引起的传播；另一类是由于输血或生物制品和药物受污染所引起的传播。随着科技发展，先进诊疗技术进入临床对医源性传播应有足够重视。

（7）垂直传播 病原体在人与人之间相互传播统称为水平传播。而病原体通过母体传给子代的传播则称为垂直传播或母婴传播。垂直传播包括下列几种方式。①经胎盘传播：受感染的孕妇经胎盘血液将病原体传给胎儿而受感染。②上行性传播：病原体从孕妇阴道经子宫颈口到达绒毛膜或胎盘引起胎儿感染。③分娩时引起传播：如孕妇产道感染严重，分娩时胎儿可被感染。④分娩后传播：主要通过母乳喂养或由于母婴密切接触而感染。

3. 人群易感性

人群作为一个整体对传染病易感程度称为人群易感性（herd susceptibility）。人群易感性与群体免疫力是一个事物的两个方面。群体免疫水平高，人群易感性就低。人群易感性的高低取决于总人口中易感人口所占的比例，也与人群的一般健康状况有关。

人群易感性高低与传染病的流行关系密切。当免疫人口增加时，可大大降低传染病的发病率。这是因为具有免疫力的人除了免于发病外，由于大量免疫者分布在传染源周围，对易感者起到屏障和保护作用。当人群中免疫人口达到一定比例时，就可终止传染病流行。

（二）影响传染病流行过程的因素

构成流行过程必须具备三个环节，而传染源、传播途径和易感人群能否相互连接往往受自然因素和社会因素的影响和制约。其中社会因素的作用更为重要。

（1）自然因素 自然环境中的各种因素（如气候、土壤、地理、生态等）对传染病流行过程的发生、发展发挥着重要影响。自然因素十分复杂，其中对流行过程影响最明显的是气候因素和地理因素。

（2）社会因素 人类的一切活动，如生活条件、居住环境、医疗卫生状况、文化水平、卫生习惯、人口移动、社会动荡、风俗习惯、宗教信仰等都是社会因素。社会因素通过作用于传染源、传播途径和易感人群而影响流行过程，同时社会因素具有扩大传染病流行和制止传染病的发生、蔓延以至消灭的双重性。

知识链接

传染性非典型性肺炎、炭疽中的肺炭疽和人感染高致病性禽流感这三种传染病虽被纳入乙类传染病，但可直接采取甲类传染病的预防和控制措施。

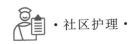

三、传染病的分类与报告

（一）传染病的分类

《传染病防治法》根据传染病的危害程度和应采取的监督、监测、管理措施,参照国际统一分类标准,结合我国的实际情况,将全国发病率较高、流行面较大、危害严重的39种急性和慢性传染病列为法定管理的传染病,并根据传播方式、速度及其对人类危害程度的不同,分为甲、乙、丙三类,实行分类管理。

甲类传染病(2种)也称为强制管理传染病,包括鼠疫、霍乱。此类传染病发生后报告疫情的时限,对病人、病原携带者的隔离、治疗方式以及对疫点、疫区的处理等,均强制执行。

乙类传染病(26种)也称为严格管理传染病,包括传染性非典型性肺炎、人感染高致病性禽流感、甲型H_1N_1流感、病毒性肝炎、细菌性痢疾和阿米巴性痢疾、伤寒和副伤寒、艾滋病、淋病、梅毒、脊髓灰质炎、麻疹、百日咳、白喉、流行性脑脊髓膜炎、猩红热、流行性出血热、狂犬病、钩端螺旋体病、布鲁氏菌病、炭疽、流行性乙型脑炎、黑热病、疟疾、登革热、肺结核、新生儿破伤风。此类传染病要严格按照有关规定和防治方案进行预防和控制。

丙类传染病(11种)也称为监测管理传染病,包括血吸虫病、丝虫病、包虫病、麻风病、流行性感冒、流行性腮腺炎、风疹、流行性和地方性斑疹伤寒、急性出血性结膜炎、手足口病,以及除霍乱、痢疾、伤寒和副伤寒以外的感染性腹泻等。此类传染病要按国务院卫生行政部门规定的监测管理方法进行管理。

> **知识链接**
>
> 1989年通过并实施的《中华人民共和国传染病防治法》中规定:报告的传染病共39种,分甲、乙、丙三类。国务院可根据情况,增加或减少甲类传染病病种,并予以公布;国务院卫生行政部门可根据情况增加或减少乙、丙类传染病病种,并予以公布。卫生部于1996年把丙类传染病中新生儿破伤风划归为乙类传染病,1998年把结核病归为乙类传染病,2003年乙类传染病又添加了传染性非典型性肺炎,2008年5月2日将手足口病列入丙类传染病进行管理,2009年5月将甲型H_1N_1流感纳入乙类传染病。

（二）传染病的疫情报告

疫情报告又称传染病报告。它是传染病管理的重要信息来源,是控制和消除传染病的重要措施,也是监测的一种手段。

（1）需报告的病种　按《传染病信息报告管理规范》的要求,上述39个病种的传染病须进行疫情报告;省级人民政府决定的按照乙、丙类管理的其他地方性传染病和其他爆发、流行或原因不明的传染病也须进行疫情报告。

（2）责任报告单位及报告人　传染病防治法明确规定,各级各类医疗机构、疾病预防控制机构、采供血机构及其所有执行职务的医护人员、乡村医生、个体开业医师均为传染病的疫情责任报告单位和责任报告人。

（3）报告程序与方式　传染病报告遵循属地管理原则，实行首诊医生负责制。传染病报告卡由首诊医生或其他执行职务的人员负责填写；暴发疫情现场调查时发现的传染病病例报告卡由属地疾病预防控制机构（简称疾控机构）的现场调查人员填写，并由相关疾控机构进行报告。乡镇卫生院与城镇社区卫生服务站负责收集和报告本行政区域内传染病信息。有条件的实行网络直报，没有条件实行网络直报的，应按照规定时限以最快方式将传染病报告卡报告属地县级疾病预防控制机构。

（4）报告时限　实行网络直报的责任疫情报告单位，发现甲类传染病和乙类传染病中的肺炭疽、传染性非典型肺炎、脊髓灰质炎、高致病性禽流感、甲型 H_1N_1 流感的病人、疑似病人以及其他暴发传染病、新发传染病以及原因不明的传染病疫情时，应于 2 h 内将传染病报告卡通过网络进行报告。尚未实行网络直报的责任报告单位应在 2 h 内以最快的通信方式（电话）向当地县级疾病预防控制机构报告，同时寄送出传染病报告卡。对其他乙、丙类传染病病人及疑似病人、按规定报告传染病的病原携带者在诊断后应于 24 h 内进行网络报告；尚未实行网络直报的责任报告单位应于 24 h 内寄送出传染病报告卡。

四、传染病的防治原则

（一）控制和管理传染源

1. 对传染病病人的管理

对传染病病人的管理应坚持"五早"，即早发现、早诊断、早报告、早隔离、早治疗。

（1）早发现　大多数传染病在发病早期传染性最强，因此发现越早，就越能迅速采取有效措施消除疫源地。

（2）早诊断　对病人的及时诊断，可以使病人得到早期隔离、早期治疗，从而可有效地防止疫情地进一步扩大。

（3）早报告　根据我国《传染病防治法》的规定，一旦发现传染病必须按照有关规定尽早报告。

（4）早隔离　尽早隔离传染病病人是防止疫情扩大的有效方法，隔离期限应根据各种传染病的最长潜伏期实施。

（5）早治疗　对传染病病人进行早期治疗不仅可减少传染源、防止进一步传播、扩散，还可以防止病人转变为病原携带者。

2. 对传染病疑似病人的管理

对传染病的疑似病人应在及时报告的基础上，尽早明确诊断。

3. 对传染病接触者的管理

接触者是指曾接触传染源而有可能受到感染的人。传染病接触者接受检疫，检验期限从最后接触之日算起相当于该病的最长潜伏期。检疫内容主要包括留验、医学观察、应急预防接种和药物预防等。

4. 对动物传染源采取有效管理

对有经济价值且对人类危害不大的动物传染源，应采取隔离治疗；对无经济价值且对人类危害较大的动物传染源，应彻底消灭。

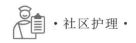

（二）切断传播途径

作为社区人员，应根据传染病的不同传播途径采取不同的措施。例如，呼吸道传染病，应以切断空气传播途径为主；对肠道传染病，应以切断食物、水源或接触传播途径为主。

（三）保护易感人群

对易感人群，可采取免疫预防、药物预防及个人防护等方法进行保护。

五、社区传染病管理与护理

（一）社区传染病的管理

预防和控制传染病的策略应坚持预防为主的方针，以预防为主，全民参与，因地制宜，发展三级医疗保健网，加强疾病监测，采取综合性防治措施是我国多年来与传染病斗争策略的概括。加强社区传染病的管理正是预防和控制传染病策略的具体表现。

案例引导

2004年6月2日，陕西省汉阴县平梁镇长坝村2名村民出现原因不明的腹泻、呕吐、头晕等症状，并分别到县医院和平梁中心卫生院治疗。6月3日20时，有上述症状的人员增加到58人；截至4日，增加到139人。其中住院治疗41人，门诊观察98人。事件发生后，汉阴县立即成立了应急处理协调领导小组，抽调40多名干部和专业技术人员组成了3个工作组，全力以赴进行救治。经认真检测、分析，排除了故意投毒和化学中毒的可能，经临床化验，认定为细菌性痢疾。发病的原因：干旱少雨，病区上游水源地河水流量减小，自净能力减弱，河水中的微生物繁殖迅速，导致水源受到了病菌污染；当地村民有直接饮用生水的习惯，因而导致发生群体细菌性痢疾。问题：

1. 如何开展对社区病人的管理？

2. 对病人的护理措施有哪些？

3. 如何在社区做好疾病的预防和健康教育？

1. 社区传染病的预防

（1）改善社区环境和卫生条件　传染病的预防涉及社区的环境卫生、食品卫生等公共卫生事业。伤寒、细菌性痢疾等传染病大多数通过水、粪便传播，许多肠道传染病和寄生虫病的流行都与食品污染有关，一些传播传染病的虫媒也与社区环境有关。因此，必须改善社区卫生环境，加强饮水和食品的卫生监督和检查，实施人畜粪便和各种污水、垃圾的无害化处理，加强对环境污染的治理，以改善社区的卫生条件。

（2）健康教育　健康教育要面向全社会，特别是儿童和青少年，使他们掌握一定的卫生知识，自觉地改变不利于健康的行为习惯，建立科学、卫生的生活方式，提高自我保健意识，讲究社会公德。

（3）预防接种　预防接种是利用生物制品将抗原、抗体注入机体，使人体获得对某些疾病的特异性抵抗力，保护易感人群以预防传染病。预防接种可分为人工自动免疫和人工被动免疫两类。预防接种是控制和消灭传染病简便而有效的方法。

2007 年 12 月 29 日卫生部印发了关于《扩大国家免疫规划实施方案》的通知并于 2008 年开始施行。主要原则：突出重点、分类指导,注重实效、分步实施。内容如下。

(1) 在现行全国范围内使用的乙肝疫苗、卡介苗、脊灰疫苗、百白破疫苗、麻疹疫苗、白破疫苗等 6 种国家免疫规划疫苗基础上,以无细胞百白破疫苗替代百白破疫苗,将甲肝疫苗、流脑疫苗、乙脑疫苗、麻腮风疫苗纳入国家免疫规划,对适龄儿童进行常规接种。

(2) 在重点地区对重点人群进行出血热疫苗接种;发生炭疽、钩端螺旋体病疫情或发生洪涝灾害可能导致钩端螺旋体病爆发流行时,对重点人群进行炭疽疫苗和钩体疫苗应急接种。

通过接种上述疫苗,预防乙型肝炎、结核病、脊髓灰质炎、百日咳、白喉、破伤风、麻疹、甲型肝炎、流行性脑脊髓膜炎、流行性乙型脑炎、风疹、流行性腮腺炎、流行性出血热、炭疽和钩端螺旋体病 15 种传染病。

2. 社区传染病的防疫措施

传染病疫情发生后,应按照传染病防治原则采取一系列防疫措施防止扩散、平息疫情。

(二) 传染病的社区护理

传染病护理是专科护理中的一个重要组成部分。由于传染病具有传染性,病情复杂多变、容易发生并发症,因此传染病的护理在传染病的预防、治疗和康复的过程中都十分重要。

1. 传染病护理社区评估

(1) 流行病学资料　社区护士应全面收集传染病病人的个人资料、家庭资料和社区资料。

① 个人资料是指病人的年龄、性别、职业、籍贯、过去和最近的工作状况、旅行地点、接触动物和疫水情况、个人嗜好和卫生状况、手术输血史、传染病史及预防接种史。

② 家庭资料是指家庭成员健康状况和结构、家庭经济状况、饮食结构、卫生状况、家族史以及保健情况等。

③ 社区资料是指社区的自然环境(如地理环境、公共卫生、饮水卫生等)、人文社会环境(如经济水平、教育水平等)、社区人口特征(如人口数、人口分布状况、人口自然增长率、传染病发病率等)、社区健康的有关资料(社区卫生保健机构、预防接种资料)等。

(2) 临床资料　传染病的病情发展有一定的规律性,有些传染病具有典型的症状和体征。临床资料主要包括病人起病的时间、有无明显起因、主要症状与特点、诱发因素、伴随症状及并发症,既往检查、治疗经过及效果、目前用药情况等。

(3) 实验室检查　社区护士在对传染病病人进行护理评估时还要收集实验室及有关辅助检查的结果以便进行全面评估。要做好留、送标本及特殊检查前的准备工作,需要向病人及其家属介绍有关检查的目的及注意事项等。检查资料必须与临床资料相结合,进行综合分析,才能对病人做出准确评估。

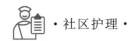

（4）心理评估　疾病对病人会造成一定的心理反应,对病人的治疗和恢复产生影响。心理评估包括以下几个方面:①评估病人对所患传染病的认识程度和疾病痛苦所造成的心理反应;②评估病人对隔离治疗所产生的心理问题;③评估传染病对病人日常生活及家庭是否产生影响及其程度;④病人因病产生的不良情绪对健康的影响。

2. 传染病病人的社区护理诊断

社区护士凭借自己的专业知识和对传染病病人的资料进行分析,找出传染病病人存在的和潜在的健康问题,并根据问题的严重程度制定出处理这些问题的先后次序,予以解决。

3. 传染病病人的社区护理措施

详见本章第二节社区常见传染病的管理与护理。

第二节　社区常见传染病的管理与护理

一、社区传染病的护理措施

针对传染病人的健康问题,社区护士根据问题的优先顺序,制定针对性的社区护理计划并实施,社区传染病的护理措施如下。

（一）消毒

消毒是指用物理、化学、生物的方法杀灭或消除环境中的病原微生物及其有害微生物,使之达到无害化水平的措施。

1. 消毒的种类

根据实施消毒目的的不同通常分为预防性消毒和疫源地消毒两大类。

（1）预防性消毒的目的是预防传染病的发生,是对可能受到病原微生物或其他有害微生物污染的场所和物品进行的消毒。

（2）疫源地消毒是对已经存在或曾经存在传染源的场所及其病原体污染所波及的环境和物品进行的消毒,目的是及时、彻底地杀灭传染源排出的病原体,防止传染病的传播扩散。

2. 常用的消毒方法

1）物理消毒法

（1）机械除菌　此法是从物体表面、空气中除去有害微生物。此法不能杀灭病原微生物,但可降低其数量,减少感染机会,如流动水洗手、病人居住房间的开窗通风以及物体表面拍打、擦拭、冲刷等。

（2）热力灭菌　一是干热灭菌,包括干烤消毒和焚烧消毒。前者适用于在高温下不损坏、不变质、不蒸发的物品的消毒,如玻璃和金属制品;后者适用于无保留价值的废弃物。二是湿热灭菌,常用的有煮沸消毒和压力蒸汽灭菌,适用于耐热耐湿物品及液体的消毒。

（3）紫外线消毒　常用于空气、污染物品表面的消毒。

（4）微波消毒　常用于医疗文件、信件、处方、化验单等的消毒。

（5）电离辐射消毒　用于不耐热、不耐湿物品的消毒。

2）化学消毒法

使用化学消毒药进行消毒。

（1）浸泡法　常用于耐湿不耐热的物品、器械的消毒。

（2）擦拭法　常用于地面、家具、墙壁等的消毒。

（3）喷雾法　常用于地面、墙壁、环境的消毒。

（4）熏蒸法　常用于室内空气、不耐高温物品的消毒。

> **知识链接**
>
> 　　根据杀菌能力可将化学消毒药分为如下几种。①灭菌药：可杀灭一切类型的微生物，如戊二醛、环氧乙烷等。②高水平消毒药：可以杀灭一切致病微生物，如过氧乙酸、过氧化氢、臭氧、二氧化氯及其他含氯、含溴消毒药。③中水平消毒药：可以消除和杀灭细菌芽胞以外的微生物，如碘类、酚类、乙醇和异丙醇。④低水平消毒药：只能杀灭细菌繁殖体、部分真菌和亲脂类病毒，如苯扎溴铵、氯己定等。

3. 社区常用消毒技术

（1）空气消毒：

① 自然通风法　利用室外的风压排除室内污浊空气。通风最佳时间为上午 9 时、下午 4 时左右，每次开窗 30 min，使空气流通。

② 紫外线照射法　可以采用悬吊式或移动式紫外线灯，每次照射 40 min 以上进行消毒，但应注意避免直接暴露，防止对皮肤和眼结膜的损伤。

③ 空气净化　使用空气净化器可实施连续动态空气消毒。

④ 消毒药气溶胶喷雾消毒　因消毒药可引起过敏等疾病，并造成空气污染，故应在室内无人的情况下使用。常用的消毒药有 5% 的过氧乙酸和 3% 的过氧化氢，使用剂量为 20～40 mL/m³。运用气溶胶喷洒时应关闭门窗作用 30～60 min。

（2）地面消毒和物品表面消毒　为防止尘土飞扬而将病原体带入空气，家庭地面可进行湿式清扫，地面如被病人的血液、呕吐物、排泄物、痰液等污染，则需用化学消毒药消毒。家具、门窗把手、水龙头、开关等物体表面每日应进行 1～2 次的常规保洁，若受病原体污染，可用化学消毒药喷洒或擦拭。

（3）物品消毒　餐具应个人专用；痰杯、大小便器专用，并定期用含氯或含溴消毒剂浸泡消毒，干燥保存备用；纺织物品可直接煮沸 20～30 min；不耐高温的化纤物品、纯毛制品及塑料制品可用化学消毒液浸泡；书籍报刊等不宜沾水的物品可在阳光下暴晒。

（4）手消毒　当手部有血液或其他体液等肉眼可见的污染时，用肥皂（皂液）和流动水洗手，如果手部没有肉眼可见的污染时，宜使用速干手消毒剂进行手消毒。

（5）传染病病人的排泄物、分泌物、呕吐物的消毒　传染病病人的排泄物、分泌物、呕吐物污染的室内物品的表面，立即用消毒液擦拭或喷洒消毒；被污染的物品，应装袋标记后送消毒或焚烧；传染病病人的排泄物、分泌物和呕吐物等应使用专用容器盛放，及时进行消毒后方可排放入公共下水道。

（二）隔离

隔离是采用各种方法或技术，防止病原体从病人和携带者传播给其他人的一种措施。

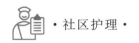

社区常用隔离技术如下。

（1）口罩的应用　戴口罩主要是借助其屏障作用，避免交叉感染，防止飞沫污染无菌物品或清洁物品。口罩应盖住口鼻，不可用污染的手触及。口罩用后外面已污染，应将清洁面向内折叠后放入干净衣袋内；应保持口罩的清洁、干燥，一次性口罩使用不得超过 4 h，纱布口罩使用 2～4 h 要更换；口罩一经潮湿应及时更换，如接触严密隔离或呼吸道隔离的病人应每次更换。

（2）手套的应用　戴手套可防止交叉感染，当接触病人的血液、体液、排泄物、分泌物及破损的皮肤、黏膜时应戴手套；戴手套可以保护医护人员免受病人身上的病原微生物污染，也可以减少医护人员将自身手上的菌群转移给病人；手套还可以预防医护人员变成传染病原微生物的媒介。每副手套只限于一个病人的一项操作；使用过程如发现手套有破损应立即更换；脱去手套后必须按规定洗手，手套不能代替洗手。使用过的手套应消毒后再丢弃。

（3）污物袋和利器盒的使用　污物袋和利器盒可以防止污染物乱放对环境的污染和对人的伤害，并可防止污物作为媒介传播病原体。

（4）避污纸的使用　避污纸为清洁纸片，拿取物品或作简单操作时使用避污纸可保持双手或物品不被污染。使用避污纸时应从上面抓取，不可从中间撕取；用后放入污物桶内，集中处理。

（5）病人居室、用具隔离　传染病病人应单住一室，生活用品专用，单独保管，遵循先消毒后清洗的原则，处理时应戴手套，处理完应脱去手套并立即洗手。

（三）生活护理

传染病急性期应绝对卧床休息，症状缓解后方可逐步下床活动。给予病人易消化、高热量、富营养流质、半流质饮食，必要时给予鼻饲或静脉滴注能量。鼓励病人多饮水，脱水者给予静脉补液，密切注意滴速以防心脏负担过重和肺水肿的发生。同时注意病人口腔和皮肤的护理，预防口腔炎和压疮。

（四）发热病人的护理措施

急性传染病常有发热症状，许多重症病例可出现高热现象，严重者可因导致脑神经细胞损伤而死亡。发热病人的护理措施：向病人及其家属讲解发热的相关知识，指导其学会处理发热的方法和注意事项，观察发热的程度和热型以及发热引起的病人生理、心理的变化和不适。对高热病人，可用冷毛巾冷敷头部或用冰袋放置于大动脉处，也可用温水或酒精进行全身擦浴，酒精擦浴时禁擦胸前区、腹部、后颈及足底。对脉搏细速、面色苍白、四肢厥冷者禁用冷敷和酒精擦浴，发疹者禁擦洗降温。物理降温不理想者也可采用药物降温。发热病人退热时伴有出汗，易造成水和电解质的丢失，要根据具体情况补充水和电解质。

（五）出疹病人的护理措施

对出疹病人不仅实施传染病的一般护理，同时还要做到保持皮肤清洁，修剪指甲，防止抓破皮肤造成感染。已抓破皮肤者可涂抗生素软膏。皮肤剧痒者可局部涂炉甘石洗剂或服用抗组胺药物。皮疹结痂后不要强行撕脱，不要吃辛辣刺激性食物。

（六）传染病病人的心理护理措施

传染病病人的心理健康问题影响着治疗和康复的效果。对传染病病人的心理护理措施包括观察病人的焦虑表现以及产生焦虑的原因。针对病人的焦虑原因进行指导和教育，如向病人说明隔离方法、目的、要求，促使病人自觉地遵守隔离制度，对病人真诚服务，积极治疗，使病人产生可信赖感和安全感，消除紧张不安的情绪，同时指导病人自我缓解焦虑。

（七）其他护理措施

社区护士对于危重传染病病人，一方面给予积极护理治疗，同时可考虑向专科传染病医院转诊治疗。

总之，在对传染病人的护理过程中，要求社区护士做到如下几点。①坚持预防为主，对社区内的传染病应及时发现、及时报告、及时隔离，同时对接触者也应采取相应措施。②有丰富的专科护理知识，敏锐的观察力，正确的护理评估能力，良好的职业道德及服务态度，做到"五心"即爱心、耐心、细心、关心、责任心。③重视病人和相关人群的心理护理。④开展关于传染病知识的健康教育。

二、社区常见传染病的护理与管理

（一）病毒性肝炎

病毒性肝炎是由多种肝炎病毒引起的一组以肝脏损害为主的传染病，包括甲型肝炎、乙型肝炎、丙型肝炎、丁型肝炎及戊型肝炎。以下主要介绍甲型、乙型和丙型肝炎。

1. 流行病学特点

甲型肝炎的主要传染源是急性期病人和亚临床感染者，以粪口方式经消化道传播。乙、丙型肝炎的主要传染源为急、慢性病人及病毒携带者。乙型肝炎的主要传播途径包括经血液传播、母婴垂直传播、生活上的密切接触、性接触传播。丙型肝炎的主要传播途径是血液传播。人类对各型肝炎普遍易感。乙型肝炎高危人群包括 HBsAg 阳性母亲的新生儿、HBsAg 阳性者的家属、反复输血及输血液制品者、血液透析病人、性滥交者、静脉药瘾者、接触血液的医务工作者。丙型肝炎的发病以成人多见。

2. 临床表现

病毒性肝炎包括急性、慢性、重型、淤胆型肝炎及肝硬化。各型肝炎临床表现不一，消化道症状主要表现为乏力、食欲减退、厌油、恶心、呕吐、腹胀、肝区不适等。

3. 社区护理与预防管理

1）社区护理措施

（1）症状明显期卧床休息，病情好转后适当增加活动量，初起活动时，可在室内散步，恢复期后可逐渐扩大活动范围，延长活动时间。慢性肝炎活动期应卧床休息，病情好转后应注意不能过度劳累。

（2）合理安排病人饮食，急性期病人常有厌油症状，应给予足够热量的清淡、易消化、富含维生素的食物，少量多餐，经常变换食物种类，口味适宜，以增加病人食欲。保证水分的供给，以利于利尿排黄。重型肝炎病人应限制蛋白质摄入量。

（3）注意禁酒。

（4）按医嘱应用保肝药，不滥用药物。

（5）黄疸型肝炎病人应加强皮肤护理，每日用温水擦拭全身皮肤 1 次，保持皮肤清洁，注意避免使用刺激性肥皂和化妆品。保持衣物、床单清洁干燥，穿着柔软、宽松的棉质内

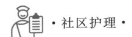

衣。及时修剪指甲,避免搔抓以防皮肤破损,若已有破损应保持局部清洁、干燥,预防感染。瘙痒严重者可局部涂擦止痒剂。

2)预防管理

(1)管理传染源　病人和病毒携带者是本病的传染源,应按照要求严格进行隔离。急性甲型肝炎自发病日算起隔离3周;乙型及丙型肝炎隔离至体内病毒消失。对急性甲型肝炎病人的儿童接触者应进行医学观察45天,密切接触乙型、丙型肝炎者也应进行医学观察。各型肝炎病人、肝炎病毒接触者、肝功能异常者及有肝炎病史者应严禁献血,健康人献血前应按规定进行健康检查。

(2)切断传播途径　加强饮食与环境卫生管理、水源防护以及粪便无害化处理,提高个人卫生水平。加强各种医疗器械的消毒处理,使用一次性注射器及医疗器械实行一人一用一消毒。加强对血液及血液制品的 HBsAg 检测等管理工作,非必要时不输血或血液制品。漱洗用品及食具专用。接触病人后用肥皂和流动水洗手。切断母婴传播,对 HBsAg 阳性的产妇所产婴儿,出生后须迅速注射乙型肝炎特异免疫球蛋白和(或)乙肝疫苗。

(3)保护易感人群　甲型肝炎易感人群可接种甲型肝炎减毒活疫苗,接触者尽早肌内注射丙种球蛋白,以预防感染。对于血清 HBsAg 抗体阴性的人,尤其是儿童,可接种乙型肝炎疫苗,HBsAg 阳性的母亲所分娩的新生儿为重点接种对象。已暴露于乙型肝炎病毒的易感者可尽早注射乙型肝炎免疫球蛋白。

(二)细菌性痢疾

细菌性痢疾简称菌痢,是痢疾杆菌感染引起的一种常见肠道传染病。

1. 流行病学特点

菌痢病人和带菌者为传染源。经粪口途径传播。人群普遍易感。菌痢常年散发,夏、秋季多发。

2. 临床表现

菌痢的临床表现主要有发热、腹泻、腹痛、里急后重、排黏液脓血便。中毒型菌痢起病急,伴高热、精神萎靡、面色苍白、四肢厥冷、反复惊厥、嗜睡、昏迷等,可发生循环衰竭或呼吸衰竭。

3. 社区护理与预防管理

1)社区护理措施

(1)注意生活节律,避免过度紧张、劳累、受凉。

(2)进食易消化吸收的饮食,忌食生冷、油腻、刺激性食物及暴饮暴食。

(3)指导病人按医嘱及时、按时、按量、按疗程坚持服药,以防转变成慢性菌痢。

(4)保持病人情绪稳定。

(5)做好肛门周围皮肤护理,每次便后用温水洗净臀部,并用5%鞣酸软膏涂于肛门周围的皮肤上。

2)预防管理

(1)管理传染源　早期发现病人和带菌者、早隔离、早治疗、坚持全程治疗,直至粪便培养2~3次阴性方可解除隔离。饮食从业人员,供、管水人员,托幼机构等重点行业人员凡患有菌痢(包括慢性菌痢和带菌者),应立即调离工作岗位,完成全程治疗,直至症状消失并经隔日2次粪便培养阴性方可解除隔离。病人食具、衣物和粪便应严格消毒。

（2）切断传播途径　养成良好的卫生习惯，注意个人卫生，饭前便后洗手；注意饮食及饮水卫生，食物要新鲜，不喝生水，生吃蔬菜瓜果要洗净；炊具要生熟分开，消灭苍蝇，严格贯彻、执行各种卫生制度。

（3）保护易感人群　近年来主要采用口服志贺菌依链株减毒活疫苗，但保护作用仅可维持 6～12 个月。

（三）肺结核

结核病是由结核杆菌经呼吸道传播引起的全身慢性传染病，已成为全球重大的公共卫生问题。近年来结核病流行具有高感染率、高患病率、高病死率和高耐药率的特点。我国肺结核报告发病和死亡数位居甲、乙类传染病前列，结核病人数居世界第二位，是世界上 22 个结核病高负担国家之一。

1. 流行病学特点

排菌的肺结核病人为结核病的主要传染源。传播途径主要为呼吸道传播。易感人群包括与确诊肺结核病人和尚未被发现或治疗不彻底的肺结核病人有密切接触的人群。

2. 临床表现

肺结核的主要表现为午后低热、乏力、食欲减退、盗汗、消瘦等。若肺部病灶进展播散，常呈不规则高热。通常为干咳或带少量黏液痰，继发感染时，痰呈黏液脓性。部分病人有不同程度咯血和胸壁刺痛，随呼吸及咳嗽而加重。慢性重症肺结核病人呼吸功能减退，常出现渐进性呼吸困难，甚至缺氧发绀。

3. 社区护理与预防管理

1）社区护理措施

（1）心理支持　结核病是慢性传染病，治疗时间长，恢复慢，对病人的工作、生活乃至整个家庭都会产生不良影响，因此应对病人及其家属进行健康教育，从心理上给病人以支持，增加病人治疗的依从性，提高病人的治愈信心。

（2）坚持治疗　肺结核病人应用抗结核药物治疗，应遵循早期、规律、全程、联用和适量用药的原则，治疗时间一般为 1～2 年，治疗成功的关键为在规定时间内有规律地用药，避免遗漏与中断。因此应督促病人按医嘱坚持规律、合理服药，同时注意药物的不良反应，并提醒病人治疗过程中相关的检查内容和时间。例如：异烟肼易造成周围神经炎，可服用维生素 B_1、维生素 B_6 预防；链霉素易产生听力和肾损伤，应注意病人听力有无变化，定期复查肾功能；利福平会引起胃肠反应；几乎所有的抗结核病药物对肝脏都有不同程度的损害，在治疗期间应定期复查肝功能。

（3）增加营养　肺结核是慢性消耗性疾病，饮食上应注意营养，提供高热量、高蛋白质、富含维生素的饮食，增进病人食欲。成人每日蛋白质的总量应为 60～90 g，以增强体质，增加免疫功能。并鼓励病人多饮水，每日不少于 1～1.5 L，以保持机体代谢的需要和体内毒素的排泄。为判断病人营养状况是否改善，每周测体重 1 次并记录。

（4）休息与活动　肺结核病人进展期应卧床休息，尤其是有发热、咯血和肺代偿功能不全且没用明显中毒症状的可进行一般活动。社区医护人员应指导病人调整生活方式，合理安排日常生活，注意休息，保证充足睡眠，恢复期可适当增加户外活动，戒除烟酒，保持情绪稳定。

（5）咯血护理　痰中带血或少量咯血是肺结核的常见症状，在护理上应注意给予病人关心和耐心解释,保持镇静,消除病人恐惧和紧张心理;嘱病人卧床休息,宜向患侧卧位;慎用镇咳药、镇静药,指导病人进行有效咳嗽,保持呼吸道通畅;饮食上应给予流质或半流质易消化食物,温度不宜过高且量不宜过多;保持大便通畅;病人在咯血过程中突然出现胸闷、烦躁、呼吸困难或咯血不畅,应立即抱起病人双脚,呈倒立位,轻拍背部,以利于血块排出,并迅速挖出或吸出口鼻和咽喉部血块,同时尽快通知急救中心或社区医疗人员,就地进行抢救,病情平稳后方可搬动或转送。

(6) 指导病人和家属掌握正确的留痰方式,告诉病人发生异常症状和体征时应及时与医护人员联系并及时就诊。对建议转诊的病人应在一周内主动询问病人在上级医疗机构的就诊情况。

2) 预防管理

(1) 管理传染源　早期发现疑似病人,怀疑感染时应及时就诊,尽早诊断,已确诊的病人应尽快实行正规治疗,对于经各级结核病定点医疗机构确诊后无需住院治疗、转诊至社区的结核病病人,应由所属社区卫生服务机构的医护人员在 3 天内对病人进行初次家访。根据病人的实际情况确定该病人的管理方式,进行规范管理。管理过程中应对病人的危险症状、体征及实验室检查结果进行全面评估,若存在危险体征应立即转诊。

结核病病人的社区管理方式包括全程督导和全程管理。全程督导适用于初治病人和复治涂阳的病人定时服药,每次服药都在社区医护人员的直接面试下进行,药品由医护人员保管。全程管理适用于复治涂阴的病人或距离社区卫生服务机构很远的病人定时服药,医护人员通过对病人进行健康教育、定期门诊取药、家庭访视、核查剩余药品量、复核病人服药情况、尿液抽检等综合管理办法,以保证病人规律服药。

(2) 切断传播途径　肺结核主要通过呼吸道传染,因此要做好肺结核病人的消毒和隔离,病人外出应戴口罩。病人应独居一室,保持居室良好通风,定期消毒。病人使用过的医疗和生活废弃物应按规定分类收集、分类处理,尽可能焚烧处理。注意个人卫生,严禁随地吐痰,咳嗽或打喷嚏时用双层纸巾遮住口鼻,纸巾用后需焚烧处理。痰吐在纸上并烧毁,也可留置于容器中消毒后丢弃或深埋。接触痰液后用流动水清洗双手。病人的餐具煮沸消毒或用消毒液浸泡消毒。被褥、书籍在烈日下暴晒 6 h 以上。

(3) 保护易感人群:开展防治结核病的健康教育,培养社区居民良好的卫生习惯。接种卡介苗可降低对结核杆菌的易感性。对于开放性肺结核病人家庭中结核菌素阳性且与病人密切接触者、结核菌素新近转阳的儿童,应建议到结核病定点医院就诊、筛查。

(四) 艾滋病

艾滋病又称获得性免疫缺陷综合征(acquired immune deficiency syndrome,AIDS),是由人类免疫缺陷病毒(human immune deficiency virus,HIV)感染引起的一种严重传染病。病毒主要侵犯和破坏人体的辅助性 T 淋巴细胞,导致机体细胞免疫功能严重缺陷,最终并发各种严重的机会性感染和恶性肿瘤而死亡。

1. 流行病学特点

传染源为艾滋病病人和无症状艾滋病病毒感染者。病毒主要存在于血液、精液、阴道分泌物及乳汁等体液中。主要传播途径为性接触传播、血液传播、母婴传播。人群普遍易感,同性恋和性关系复杂者、静脉注射吸毒共用针具者、接受可疑血及血制品或器官移植者为本病的高危人群。

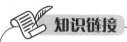 **知识链接**

　　自 1981 年美国报道首例艾滋病以来,世界各地 HIV 感染人数增长速度惊人。虽然全球防治艾滋病取得了显著进展,但艾滋病病人仍居高不下。根据世界卫生组织(WHO)报道的数据,截至 2008 年 9 月 30 日,我国累计报道艾滋病例 264302 例,其中病人 77753 例,死亡 34864 例。

2. 临床表现

艾滋病潜伏期较长,从人体感染艾滋病病毒到出现艾滋病的典型症状,一般为 2～10 年。根据临床表现可分为急性感染期(Ⅰ期)、无症状感染期(Ⅱ期)、持续性全身淋巴结肿大期(Ⅲ期)及艾滋病期(Ⅳ期)。病人可出现发热、全身不适、头痛、厌食、恶心、肌痛、关节痛和淋巴结肿大等表现,后期可出现严重的免疫功能缺陷、神经系统症状及因免疫功能缺陷而导致的各种机会性感染和肿瘤。

3. 社区护理与预防管理

1)社区护理措施

(1)防止机会性感染　艾滋病病人应在执行血液隔离的同时实施保护性隔离,遵医嘱给予预防性治疗。

(2)营养支持　给予高热量、高蛋白质、清淡可口的饮食,增强机体的抗病能力,少食多餐,促进病人食欲,鼓励病人多饮水或摄入果汁。不能进食、吞咽困难给予鼻饲,严重厌食者应静脉补给能量及营养物质。

(3)加强生活护理　做好口腔护理和皮肤护理。长期腹泻病人应做好肛门周围护理,每次大便后用温肥皂水洗净局部,并用柔软的棉布吸干,防止皮肤糜烂。

【课堂互动】
　　如何对 HIV 感染者及艾滋病病人进行社区管理?

(4)休息与活动　在急性感染期和艾滋病期应卧床休息,保证睡眠充足。无症状感染期可适度工作,但应避免劳累。

(5)给予心理支持与关怀　艾滋病预后不良,社会也会对艾滋病怀有恐惧心理,因此 HIV 感染者及艾滋病病人常会出现复杂的心理压抑,甚至出现报复、自杀等行为,为 HIV 感染者及艾滋病病人提供支持与关怀,可帮助其消除焦虑、恐惧、孤独及悲观失望的心理。家属和亲友的言谈、举止直接影响病人的心理状态,所以对 HIV 感染者及艾滋病病人在家庭中开展关怀可以缓解医院、家庭和社区的负担。HIV 感染者及艾滋病病人在家中与家人和亲友在一起,可以避免孤立。

2)预防管理

(1)管理传染源　对病人及无症状的病毒携带者的血液、排泄物或分泌物应进行消毒,妥善处理;对无症状病毒携带者应定期或不定期进行访视和医学观察,在保证其正常生活、学习和工作的前提下,适当限制活动范围;夫妻间生活应使用避孕套,严格控制因性行为和血液污染造成的传播;指导有机会性感染或恶性肿瘤的病人住院治疗,同时加强对高危人群的筛查,发现艾滋病病人应按规定及时向卫生防疫机构报告。

(2)切断传播途径　开展防治艾滋病的健康教育,提倡依法无偿献血,加强血液检测,

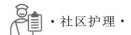

保证用血安全。医护人员必须严格执行各项有关规章制度。防止艾滋病经血液传播;洁身自好,不搞性乱交,遵守性道德规范,预防经性接触传播的艾滋病;远离毒品,静脉注射吸毒者不共用注射器。不用未经消毒的针穿耳、文身等,不相互借用牙刷、剃须刀等。感染了HIV 的孕妇应采取母婴阻断治疗,分娩时应采用剖宫产的方式,人工喂养婴儿。

(3)保护易感人群 指导人群严格婚前检查,限制感染者生育;加强高危人群的管理与监测,推广正确使用安全套;进行手术及有创性检查(如胃镜、肠镜、血液透析等)前,应检测 HIV 抗体。

小 结

　　传染病是由病原微生物或寄生虫感染人体后产生的具有传染性、在一定条件下可在人群中传播扩散并造成流行的疾病。传染病在人群中的传播,必须具备传染源、传播途径和易感人群三个环节,只有三个环节同时存在,传染病才能在人群中流行。传染病的流行过程受自然因素和社会因素的影响。《传染病防治法》将全国发病率较高、流行面较大、危害严重的 39 种急性和慢性传染病列为法定管理的传染病,并根据传播方式、速度及其对人类危害程度的不同分为甲、乙、丙三类,实行分类管理。疫情报告是传染病管理的重要信息来源,是控制和消除传染病的重要措施。传染病报告遵循属地管理原则,实行首诊医生负责制。发生传染病疫情时,传染病的疫情责任报告单位和责任报告人应实行网络直报,没有条件实行网络直报的,应按照规定时限以最快方式将传染病报告卡报告属地县级疾病预防控制机构。

　　预防和控制传染病的策略应坚持预防为主的方针,加强社区传染病的管理是预防和控制传染病策略的具体表现。在对传染病病人的护理过程中,社区护士应坚持预防为主,对社区内的传染病应及时发现、及时报告、及时隔离,利用专科护理知识,对传染病病人做出正确的护理评估,给予积极护理治疗,同时做好传染病病人和相关人群的心理护理和健康教育工作。

能力检测

A1 型题

1. 构成传染病流行的三个基本条件是(　　)。

A. 传染源、传播途径、易感者　　　　　　B. 传染来源、传播途径、易感人群

C. 传染源、传播途径、易感人群　　　　　D. 传染来源、传播途径、免疫人群

E. 传染来源、传播途径、易感者

2. 传染源是指体内有病原体繁殖,而且能排出病原体的(　　)。

A. 病人,不包括带菌者　　　B. 受污染物品　　　　　　C. 带菌者,不包括病人

D. 人或动物　　　　　　　　E. 患病物,不包括携带病原体的动物

3. 人群作为一个群体对传染病的易感程度称为(　　)。

A. 人群免疫性　　　　　　B. 人群传染性　　　　　　C. 人群易感性

D. 人群感染性　　　　　　E. 以上都不是

4. 母亲通过胎盘把疾病传给胎儿,这种传播形式称为(　　)。

A. 水平传播　　　　　　B. 垂直传播　　　　　　C. 连续性传播

D. 接触传播　　　　　　E. 无传播

5. 传染病的免疫预防,最主要的方法是(　　)。

A. 人工被动免疫　　　　　B. 人工自动免疫

C. 被动自动免疫　　　　　D. 接触传染源后获得隐性感染或病后免疫

E. 接种丙种球蛋白

6. 传染病的下列特征中最主要的是(　　)。

A. 有病原体　　　　　　B. 有传染性　　　　　　C. 有地方性

D. 有季节性　　　　　　E. 有感染免疫

7. 我国目前规定的传染病分为(　　)。

A. 甲类 2 种,乙类 24 种,丙类 9 种　　　B. 甲类 2 种,乙类 26 种,丙类 10 种

C. 甲类 2 种,乙类 26 种,丙类 11 种　　　D. 甲类 2 种,乙类 25 种,丙类 10 种

E. 甲类 2 种,乙类 24 种,丙类 11 种

8. 关于艾滋病的综合预防措施,下列哪项是错误的?(　　)

A. 进行卫生宣传教育

B. 控制传染源,对传染源实行有效的医学监督

C. 针对不同的传播方式采取预防措施切断传播途径

D. 采取自我防护

E. 进行丙种球蛋白预防注射

9. 预防细菌性痢疾的综合措施中,应以下列哪项为重点?(　　)

A. 隔离及治疗病人　　　　B. 发现处理带菌者　　　　C. 切断传播途径

D. 服用疫苗　　　　　　E. 流行季节预防服药

10. 目前认为艾滋病的传播途径不包括(　　)。

A. 性传播　　　　　　B. 静脉滥用毒品　　　　　C. 输血及血液制品

D. 母婴传播　　　　　E. 昆虫叮咬传播

11. 保护易感人群最主要的措施是(　　)。

A. 使用转移因子等免疫激活剂　　　B. 使用高价免疫球蛋白

C. 预防性使用抗生素　　　　　　D. 接种疫苗、菌苗或类毒素等

E. 增加营养,提高机体的抵抗力

12. 下列哪一组乙类传染病采取甲类传染病的预防和控制措施?(　　)

A. 肺炭疽、艾滋病、人感染高致病性禽流感

B. 传染性非典型肺炎、狂犬病、肺炭疽

C. 传染性非典型肺炎、肺炭疽

D. 传染性非典型肺炎、人感染高致病性禽流感、肺炭疽

E. 传染性非典型肺炎、艾滋病、人感染高致病性禽流感

13. 下列属于丙类传染病的是(　　)。

A. 登革热　　　　　　B. 血吸虫病　　　　　　C. 麻疹

D. 肺结核　　　　　　E. 黑热病

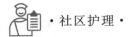

A2 型题

14. 病人,男,25 岁,1 周来食欲不振。实验室检查:血 ALT 130U/L,血清总胆红素 30 μmol/L,抗-HAV IgG(+),HBsAg(+),HbeAg(+),抗-HBcIgM(+)。应诊断为( )。

    A. 急性甲型肝炎   B. 急性乙型肝炎   C. 急性黄疸型乙型肝炎

    D. 乙型肝炎病毒携带者   E. 急性甲型肝炎合并黄疸型乙型肝炎

15. 病人,女,10 岁,突发寒战、高热、抽搐、昏迷。身体评估:体温 40.5 ℃,血压 60/30 mmHg,肛拭子取便镜检:脓细胞(+),拟诊断为细菌性痢疾,为确诊应做下列哪项检查?( )

    A. 血培养   B. 大便培养   C. 尿培养

    D. 脑脊液检查   E. 血清抗体检测

16. 病人,女,20 岁,近 3 个月来发热、咳嗽、喘憋,疑为肺炎,经多种抗生素治疗无效,全身状况日渐衰竭,为确诊首先考虑的全身检查是( )。

    A. 胸部 X 线检查   B. 痰培养   C. 胸部 CT

    D. HIV 抗体   E. 结核菌素实验

17. 病人,男,35 岁,发热、尿黄 3 天。门诊以病毒性肝炎(甲型)收治入院。对于该病人应采取的隔离是( )。

    A. 严密隔离   B. 消化道隔离   C. 体液隔离

    D. 虫媒隔离   E. 接触隔离

18. 病人,女,18 岁,在街边进食后出现发热、腹痛、腹泻,以细菌性痢疾收入院。下列各项饮食护理,不恰当的是( )。

    A. 少量多餐   B. 少纤维饮食

    C. 高蛋白质、高脂肪饮食补充能量   D. 忌食生冷

    E. 忌食刺激性食物

B 型题

(14~18 题共用备选答案)

    A. 强制管理的传染病   B. 监测管理的传染病   C. 严格管理的传染病

    D. 不必进行管理的传染病   E. 不必向有关卫生防疫专业机构报告疫情

19. 艾滋病( )。

20. 霍乱( )。

21. 肺结核( )。

22. 甲型 H_1N_1 流感( )。

23. 手足口病( )。

(19~20 题共用备选答案)

    A. 飞沫传播   B. 粪口传播   C. 血液传播   D. 虫媒传播   E. 以上都不是

24. 甲型肝炎的传播方式( )。

25. 乙型肝炎的传播方式( )。

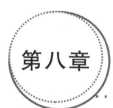

第八章　社区康复护理

学习目标

1. 能用自己的语言解释以下概念：康复、康复护理、社区康复护理。
2. 能说出康复护理的目标、工作内容及程序。
3. 能熟练操作常用的社区康复护理技术。

重点难点

重点：康复护理的目标、工作内容及程序。

难点：熟练操作常用的社区康复护理技术。

康复医学是医学的一个重要分支，是继预防医学、治疗医学以后的第三医学，是促进病、伤、残者康复的医学学科。康复医学主要针对的是病、伤、残者的功能障碍，以整体的人为对象，以提高功能和生活质量并最终回归社会为目标。康复护理作为一门新兴学科，是康复医学的一个重要组成部分，贯穿于康复治疗的全过程。随着社会的发展，康复护理已成为现代护理工作的重要组成部分，其重要性越来越凸显出来。

案例引导

病人，女，28岁，于2011年护理学院毕业后至某社区卫生服务机构应聘康复护士的职位。社区服务中心专家在面试中提出了以下问题，应如何回答？

1. 什么是康复、康复护理以及社区康复护理？
2. 社区康复护理的对象主要有哪些？
3. 社区康复护理的工作内容有哪些？康复护理的方法有哪些？
4. 社区康复护士常用的康复技术有哪些？
5. 对骨折、偏瘫、高位截瘫的病人应该如何进行康复护理？

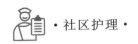

第一节　社区康复护理概述

一、基本概念

（一）康复的定义

20世纪90年代世界卫生组织对康复（rehabilitation）的定义为：康复是指综合协调地应用各种措施，最大限度地恢复和发展病、伤残者的身体、心理、社会、职业、娱乐、教育和周围环境相适应方面的潜能。康复医学针对的是病、伤、残者的身心功能障碍，以提高功能水平为主线，以整体的人为对象，以提高生活质量、最终回归社会为目标。康复的范围包括医疗康复、康复工程、教育康复、社会康复和职业康复等。

> **知识链接**
>
> 　康复医学属新兴医学学科，诞生于20世纪40年代。从世界范围看，经历了萌芽期（1910年以前）、形成期（1910—1946年）、确立期（1947—1970年）和发展期（1970年至今）。我国起步较晚，但我国中西医结合的特色有力地丰富了世界康复医学领域。

（二）康复护理的定义

与传统的病人被动地接受护理人员照顾的替代护理相比，康复护理强调的是自我护理和协同护理，即在病情允许的条件下，通过护理人员对病人进行生活能力的康复训练和指导，充分发挥病人潜能，使病人达到部分或全部生活自理的目标。康复护理是在康复医学理论的指导下，为达到躯体、精神、社会和职业的全面康复目标，与康复医师等其他康复专业人员紧密配合，对康复对象在一般护理的基础上，进行各种专门的功能训练，帮助病、伤、残者等康复对象恢复生理功能和生活能力，预防继发性疾病，减轻残疾的影响，以达到最大限度地提高病、伤、残者的生活质量，并回归社会。

（三）社区康复的定义

1981年世界卫生组织康复专家委员会对社区康复的定义为：社区康复是指在社区的层次上采取的康复措施，这些措施是利用和依靠社区的人力资源而进行的，包括依靠有残损、残疾和残障人员本身，以及他们的家庭和社会工作者的共同参与。

> **【课堂互动】**
> 　解释康复、康复护理、社区康复护理的概念？

1994年世界卫生组织、联合国教科文组织、国际劳工组织联合发表的《关于残疾人社区康复的联合意见书》对社区康复（community-based rehabilitation，CBR）作了新的定义：社区康复是社区发展计划中的一项康复策略，其目的是使所有残疾人享有康复服务，实现机会均等、充分参与的目标。社区康复的实施要依靠残疾人、残疾人亲友、残疾人所在的社区以及卫生、教育、劳动就业、社会保障等相关部门的共同努力。

在我国，社区康复或称基层康复，是指依靠社区本身的人力资源，建设一个由社区领导、卫生人员、民政人员、志愿人员、社团、残疾者本人及其家属共同参加的社区康复系统。

它是以三级卫生网络为依托,以家庭为单位,以个人为主要服务对象,在社区进行的残疾普查、预防和康复工作的全程康复服务。社区康复的目标是采取综合措施,尽量减少残疾带来的后果,最大限度地恢复伤残者的功能和能力,以最终能够达到参与社会生活的目的。社区康复模式的比较见表8-1,三级社区康复网络见图8-1。

表 8-1 社区康复模式的比较

项　　　目	社区服务模式	卫生服务模式	家庭病床模式	社会化模式
模式属性	社区保障	康复医学模式	医疗延伸服务	理想、社会化
负责机构	民政部门	卫生机构为主	医疗单位	政府主导
负责人员	民政人员为主	医务人员为主	医务人员	各部门人员
服务对象	社区全体成员	残疾人为主	病人	残疾人,患慢性病者
服务内容	职业社会康复为主	医疗康复为主	医疗护理训练	全面康复
康复覆盖面	大	中等	小	最大
功能改善	较小	较大	中等	最大
重返社会	很有利	中等	较有利	最有利
社会发展	很有利	中等	有利	最有利

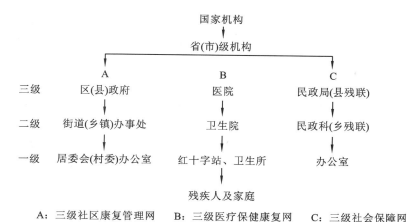

A:三级社区康复管理网　　B:三级医疗保健康复网　　C:三级社会保障网

图 8-1 三级社区康复网络

(四)社区康复护理

社区康复护理(rehabilitative nursing in the community)是指在社区康复过程中,护士根据总的康复医疗计划,围绕全面康复目标,针对病、伤、残者的整体进行生理、心理、社会诸方面的康复指导,使他们自觉地坚持康复锻炼,减少残疾的影响,预防继发性残疾,以达到最大限度地康复。

人在社会生活中由于某些方面的原因,可能造成残疾或身体某部分功能障碍,从而给生活、婚姻、家庭、教育、就业、经济等方面带来问题,这些问题仅仅依靠医院中的康复是不可能得到完全解决的,更主要的是需要大量而持续的社区康复才能得到全面解决。在社区康复中,康复护理与康复治疗具有同样重要的作用,因为全面的康复护理仅仅在医院里是难以完成的。康复对象在社区环境中,依靠和利用社区资源,可重新建起因身体功能障碍

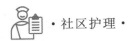

或残疾所破坏的生活,从而可再次发挥社会作用。社区康复与医院康复的区别见表8-2。

表8-2　社区康复与医院康复的区别

区　别　点	社　区　康　复	医　院　康　复
康复费用	廉价	昂贵
社会受益面	大	小
康复技术	通俗易掌握	高难度
设备投资	小	大
残疾人能动性	主动	被动
教育康复	容易进行	不易进行
职业康复	容易进行	不易进行
参与社会生活	全面康复,参与社会	功能恢复,易与社会隔离

二、社区康复护理对象、方法

(一)社区康复护理对象

(1)残疾人　残疾人是指生理功能、解剖结构、心理和精神状态异常或丧失,部分或全部失去以正常方式从事正常范围活动的能力,在社会生活的某些领域中处于不利于发挥正常作用的人,包括视力残疾、听力残疾、语言残疾、肢体残疾、智力残疾、精神残疾、多重残疾的人。

(2)老年人　老年人自身生理功能退化,新陈代谢水平降低,常出现耳目失聪、痴呆、行动不便等。残疾老年人在生活自理、经济收入、参与家庭和社会生活等方面存在着不同程度的康复需求。

(3)慢性疾病病人　现代康复医学认为,康复存在于疾病的发生、发展过程中,康复范围已扩大到精神残疾、智力残疾、感官残疾以及心肺疾病、癌症、慢性疼痛等。这些疾病以慢性病的形式表现出各种各样的障碍,他们对康复护理的需求更为迫切。社区中常见的慢性病病人多是出院后或门诊康复后仍需继续康复的病人。

(二)社区康复护理的基本方法

(1)物理疗法　用物理方法进行的康复治疗,它可预防和减少手术后并发症、后遗症、功能障碍、残疾的发生,可以预防老年慢性心肺疾病的发生、发展,可以预防和治疗压疮,可以解除或减轻病变所产生的疼痛,可以改善关节功能等。常用的有光疗法、电疗法、超声波疗法、磁疗法、水疗法等。

(2)运动疗法　运用现代科学知识、方法和技术,以现代医学和体育学理论为基础,结合使用训练器械和设备协助伤残者实现康复所进行的运动。运动疗法可加强中枢神经系统、内分泌和代谢功能的调节,提高心血管和呼吸系统的功能,达到强化功能、促进肢体康复、改善精神和心理状态的作用。常用的运动疗法有医疗体操、耐力运动、拳术与气功等。

(3)作业疗法　为恢复病人功能而进行的一种治疗方法。作业疗法总是有目的有针对性地从日常活动、职业劳动、认知活动中选择一些作业活动,对病人进行训练,以缓解症状和改善功能。常用的方法有家务活动训练、日常生活行动训练、职业性劳动训练、工艺作业、文娱疗法、假肢穿戴后的活动训练等。

（4）针灸疗法　利用针刺或艾灸刺激人体的穴位,激发经络之气,调节脏腑气血功能,从而达到防治疾病,使机体康复的一种方法。

（5）按摩疗法　康复治疗者用手、肘、膝、足或器械等在人体体表施行各种手法来防治疾病的一种方法。通过按摩,调整神经系统和内脏功能,改善循环、松解粘连和挛缩的组织、改善肌肉功能状态等。

（6）心理疗法　又称精神疗法,是一种心理调整和干预,以求达到改变人们行为、思想和情感的方法。常用的有支持性心理疗法、暗示和催眠疗法、行为治疗（条件反射疗法）和认知疗法。

（7）语言疗法　对有语言障碍者进行矫治,以恢复或改善其言语能力的治疗方法。采用的方法有发音器官的训练,如伸舌、卷舌、鼓腮、吹口哨等。另外还有构音练习、模仿练习、朗读、会话练习等。

（8）日常生活活动能力训练　为了维持生存及适应生存环境,提高生活自理能力而进行的一系列的训练活动。例如:运动方面的床上运动、轮椅上运动和转移、借助设备行走、上下楼梯、交通工具的使用等;自理方面的进食、更衣、如厕、洗、漱、修饰等;交流方面的打电话、使用电器、书写、阅读、交谈、外出活动等;家务劳动方面的室内清洁、家用电器使用、厨房活动、照料他人等方面的训练。

（9）呼吸功能训练　有效的呼吸功能训练能增大换气量,增强耐久力,促进肺内分泌物的排出,改善脊柱和胸廓的活动状态,维持正确姿势。呼吸功能训练通常是利用吹气囊、吹蜡烛的方法和胸廓向上抬举、上肢外展扩大胸廓的辅助性呼吸运动以增加肺活量、防止肺功能下降。

三、社区康复护理的工作内容

社区康复总的目标是依照全面康复的原则,为社区内功能障碍者提供综合性的康复服务,包括医学、教育、职业和社会的康复服务。其主要任务是预防慢性病,促进残疾者康复,纠正不良行为,预防并发症和残疾的发生,最大限度地发挥伤残者的自理、自立能力。康复护理的最终目的是使病人所有的残余功能得到改善和发挥,使其功能重建,回归社会,返回家庭的正常生活。因此,社区康复护理的主要内容如下。

（1）普查社区内残疾人的基本情况,残疾人的数量、种类、残疾的原因、残疾程度、残疾人在社区内的分布等,对康复对象进行全面评估,建立起康复对象的健康档案和数据库。熟悉社区康复服务的设施情况,如社区康复组织机构、社区康复模式等,作为制定预防和康复护理计划的基础,并为每一个功能障碍者制定个性化的康复护理计划。

（2）提供安全、舒适的康复护理环境。社区康复护士应充分考虑到环境因素对康复对象的影响:首先给病人创造一个适合康复的自然环境;其次,为残疾人和身体功能障碍者提供有利的康复设施环境。根据康复对象的康复程度和康复目标,在社区相关机构的支持下充分利用和发挥社区条件,为其创造康复所需的基础设施,如阶梯改建为坡道,取消门槛、电灯开关、门把手高度的调整,增设康复训练用具等,从而促进康复对象继续发挥健康潜能,实现日常生活自理。

（3）在社区开展残疾的预防工作,如预防接种、环境卫生、保健咨询、营养卫生、精神卫

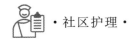

生、安全防护、优生优育和卫生宣传教育等,使社区全体人员树立预防为主的思想观念,从而更加有效地预防各种疾病及残疾的发生。

（4）为社区残疾人提供护理照顾。残疾人是社区康复护理的对象之一,残疾者常有不同程度的自理障碍,迫切需要安全、清洁、舒适的环境及日常活动的协助。社区康复护士应对残疾者提供直接的护理照顾,以改善病人的生活自理能力,使其逐渐适应家庭及社会的生活。

（5）预防并发症和畸形的发生。配合康复医师,采用各种康复护理技术,通过康复训练,预防肌肉萎缩、关节变形、僵硬、挛缩等并发症及畸形的发生。

（6）心理护理　残疾者常因严重的失落感而忽略了本身尚存的身体功能,将注意力全部集中在残疾的身体部位上,导致自我价值降低,从而加重了焦虑和抑郁等不良情绪。社区康复护士要及时了解病人的心理反应,帮助残疾病人接受身体残障的现实,以乐观的心态面对残疾,树立战胜疾病的信心。

（7）日常生活活动能力的训练　所谓日常生活活动,是指人在日常生活中必不可少的活动,包括饮食、排泄、更衣、清洁(个人卫生)、躯体移动、情感交流(语言、表情)等。残疾者或身体功能障碍者,往往不能达到个人日常生活活动的需求,而要依靠他人帮助解决,即依赖他人护理。所以应当通过康复训练,尽可能使康复对象获得日常生活自理能力,以达到康复对象提高生活质量的目的。

（8）康复指导　社区康复护士应指导康复对象对假肢、矫形器的穿脱和使用,轮椅、拐杖等自主具及技术性辅助设备的操作和使用等。

（9）提供必要的职业教育　协助建立特殊教育班,如完成弱智及聋哑儿童的九年义务制教育和特殊教育,为具有日常生活活动能力的残疾人提供就业咨询和辅导,给予必要的职业训练,帮助解决再就业问题。

（10）社会康复　组织社区残疾人进行文娱体育活动,特别是安排已经康复成功并且融入社会生活,甚至有一定成就的残疾人参加,这些人的经历更能激发正在康复中病人的潜力,为残疾人尽可能全面参与社会活动创造条件,对社区的群

【课堂互动】
　　请说出社区康复护理的主要内容有哪些？并举例说明。

众、残疾人、家属进行宣传教育,消除歧视残疾人的偏见,为残疾人融入社会创造条件。

（11）社区健康教育　社区康复护士要通过各种途径,让病人及其家属认识到康复是一个长期的过程,要进行维持性训练以防功能减退,教会家属相应的康复护理知识,对长期卧床的病人,要教会家属正确的护理方法,以预防压疮、感染、关节挛缩、肌肉萎缩等并发症的发生。

四、社区康复护理的目标

（1）防止或减少残疾的发生,改善残疾人的生理和心理功能、个体活动能力和重返社会的能力,使他们尽可能做到生活自理、适当活动、与他人沟通和参与社会活动。

（2）使青壮年残疾人重获劳动机会,自食其力,重返社会。

总之,通过社区全康复护理,使残疾人达到全面康复,重新享有他们全部的生存权利。

五、社区康复护理程序

（1）收集资料　了解病人的一般情况（如性别、年龄、家庭、婚姻、个人嗜好、生活习惯、文化水平、宗教信仰等）、家庭环境、家庭条件、经济状况等内容，建立社区康复对象档案。

（2）进行初次评估　康复人员在训练前对康复对象进行一般体格检查、各项功能检查以及必要的专项检查，确定康复对象的运动功能水平和生活自理、学习、劳动、社会生活等能力，了解病人的功能状况、障碍程度、康复潜能及影响因素，为确立康复目标和制定康复护理计划提供依据。

（3）制定康复护理计划　对病人的身心障碍特点和日常生活活动能力进行综合分析，确立护理目标，选择适宜康复训练项目，制定康复护理计划。

（4）实施康复计划　指导和帮助康复对象进行康复训练并做好记录。训练项目应注意从易到难，从简到繁，从少到多，循序渐进，充分调动康复对象的积极性。

（5）康复效果评估　分阶段对康复效果进行评估，了解训练项目是否适合、有效，康复对象对训练的态度等，并根据评定的情况，不断调整康复内容，制定新的护理计划，实施再评定，如此循环，直到病人康复。

第二节　社区常用的康复护理技术

康复护理技术包括基础护理技术和康复护理技术两方面。基础护理技术如口腔护理、皮肤护理、心理护理、饮食护理等，与临床各科护理相同。康复护理技术有环境护理、体位转移、放松训练、关节活动能力训练、吞咽训练等。此外，还应包括教会病人自我护理方法，如帮助和训练病人独立完成日常生活活动等。

一、体位及其变换

（一）概述

（1）定义　体位一般指人的身体姿势或位置，临床上通常指根据治疗、护理的需要采取并能保持的身体姿势和位置。在康复中指防止或对抗痉挛姿势的体位，也叫良肢位。

（2）分类　包括卧位（如仰卧位、健侧卧位、患侧卧位、俯卧位等）、坐位、站立位、步行位和使用轮椅时的体位。

（3）意义　保持正确体位，有助于预防痉挛的出现或减轻痉挛，定时变换体位有助于并发症的预防，如肺炎、尿路感染、肌肉萎缩、关节僵硬等。

（4）体位变换的要求：

① 范围和方式　体位变换应当根据康复治疗的需要和病情允许的条件，选择需要的体位姿势和体位变换方式、范围及体位变换的间隔时间。

② 体位变换前，应当向康复对象说明目的和要求，以取得理解和配合。

③ 操作时，要做到动作轻柔而稳定，尽可能发挥康复对象的残存能力进行体位变换，同时给予必要的协助和指导。

④ 操作后，应注意保持体位的稳定、舒适和安全。必要时使用软枕、海绵垫和其他支撑物。

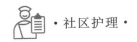

（二）常用卧位

1. 脊髓损伤

（1）下肢体位　仰卧位,肘关节伸直位(可轻度外展),膝关节伸直位(膝下不得垫枕,以免影响静脉回流),踝关节背伸位(使用垫枕)及足趾伸展位。侧卧位,肘关节 20°屈曲位,膝关节屈曲 60°左右,踝关节背伸和足趾伸直位。

（2）上肢体位　仰卧位,肩关节外展 90°,肘关节伸直,手前臂旋后位。下侧肩关节前屈 90°,肘关节屈曲 90°,上侧肢体的肩、肘关节伸直位,手及前臂中立位。俯卧位,肩关节外展 90°,肘关节屈曲 90°,手前臂旋前位。

（3）体位保持　必要时应准备各种大小不同的枕垫。在急性期为防止各骨突部位发生压疮,在骨突附近而不是在骨突处应用垫枕,使骨突处不受压。

（4）体位变换原则　①定时变换:急性期应每 2 h 更换体位 1 次,恢复期可以 3～4 h 更换体位 1 次。目前尽管应用各种减压床垫有利于预防压疮,但不能代替体位变换。②轴向翻身:急性期脊柱不稳定或刚稳定时,变换体位必须注意维持脊柱的稳定。2～3 人进行轴向翻身,不要将病人在床上拖动,以防止皮肤擦伤。恢复期如病人不能完全自理翻身动作,应有人协助翻身及变换体位。每次体位变换时,应简单检查病人骨突处的皮肤情况,使床单平整、清洁。同时与病人交流,这种简单的心理治疗在急性期尤为重要。

2. 脑血管意外

（1）仰卧位(图 8-2)　头下垫枕,不宜过高,侧后垫一个略高的枕头,防止肩骨后缩。前臂旋后,掌心向上,手指伸展。大患侧臀部及大腿外侧垫枕,防止患侧骨盆后缩及腕关节外展、外旋。膝关节呈轻度屈曲位,不应在足底放任何东西,以免增加不必要的伸肌模式的反射活动。

（2）健侧卧位(图 8-3)　健侧在下,患侧在上,头枕不宜过高,患侧上肢下垫一个枕头,使患侧肩部前伸,肘关节伸展,前臂旋前,腕关节背伸,患侧骨盆旋前,髋关节自然半屈曲位,置于枕上,健侧下肢平放在床上可轻度伸缩,稍屈膝。

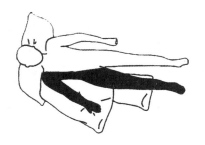

图 8-2　脑血管意外后仰卧位

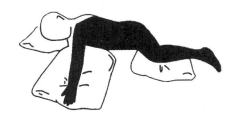

图 8-3　脑血管意外后健侧卧位

（3）患侧卧位(图 8-4)　患侧在下,健侧在上。患侧上肢前伸,使肩部向前,确保肩胛骨的内缘靠于胸腔,肘关节伸展,手指张开,掌心向上。健侧上肢可放在躯干上。由于患侧卧位增加了对患侧的知觉刺激输入,并使整个患侧被拉长,从而减少痉挛。此外,健侧手能自由活动。

3. 坐位

当病情允许应鼓励病人尽早坐起或进入轮椅之前进行抬高床头训练,预防各种并发

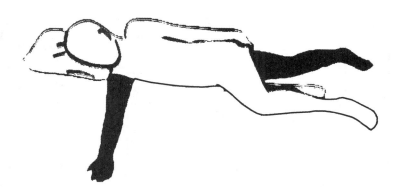

图 8-4　脑血管意外后患侧卧位

症,尤其是体位性低血压。训练步骤:抬高床头下半身坐位→坐位→轮椅。可逐步抬高床头 30°,每日抬高 5°,逐步过渡到坐位与轮椅,坐位耐受 1.5 h。腰椎损伤病人可配用腰围、腹带,下肢用弹力绷带或长筒袜。病人体位交换后要密切观察有无低血压症状,如头晕、面色苍白、虚弱、视力模糊等,出现不适应迅速降低床头,如坐在轮椅上要立即将轮椅向后倾斜,待病人症状缓解后,缓慢将轮椅恢复原位。

（三）注意事项

（1）体位变换前应向病人说明目的和要求,以取得配合,并对病人全身的皮肤进行检查。

（2）在体位变换中,动作要轻柔,不可暴力拉、拽,并尽可能发挥病人的残存能力。

（3）在体位变换后,一定要保持病人的体位舒适及正确的良肢位。

二、立位移动训练

（一）助行器

辅助人体稳定站立和行走的工具和设备称为助行器。助行器的主要作用是保持平衡、支持体重和增强肌力。

根据不同的工作原理和功能,助行器大致可分为以下三类。

1. 无动力式助行器

结构简单,价格低廉,使用方便,是最常见的助行器。它主要包括各种拐杖和移动式助行架,其主要用途是辅助下肢肌力衰弱者以及残存部分肌力、行走能力损伤较轻的截瘫病人作为站立和行走的工具。

（1）拐杖　根据不同类型病人的需要,拐杖分为手杖、臂杖和腋杖三种基本类型,其中手杖又有单脚和多脚之分。手杖适用于下肢功能损害较轻的病人。腋杖和臂杖适用于下肢功能损害较重的病人。各种拐杖都必须以掌根杖柄,并由手承担一部分体重,因此要求使用者的手握力和上肢各关节应无异常,选用多脚杖可加强稳定性(图 8-5)。

（2）助行器　对于下脑功能严重损害的病人,如果借助拐杖不能可靠地保持身体的稳定,则应采用助行器。助行器有很多种类型,大致可分为步行式和轮式两大类。步行式助行器适用于上肢功能完善而且下肢功能损害不十分严重的病人;轮式助行器适用于上肢和下肢功能均较差的病人,行走时助行器始终不脱离地面,而且轮子的摩擦阻力小,易推行移

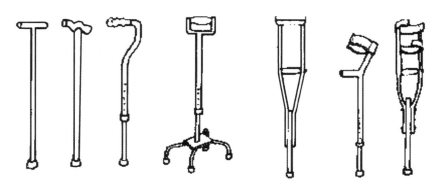

图 8-5 拐杖的类型

动(图 8-6)。

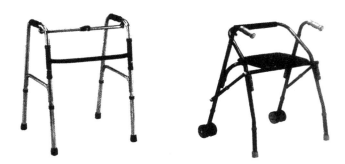

图 8-6 常用助行器

（3）轮椅 轮椅是康复病人很重要的代步用具,日常生活的许多动作都需要借助轮椅完成。使用轮椅时应注意:①根据病人的年龄、体型、疾病正确选择适合病人使用的轮椅(图 8-7);②保证病人乘坐轮椅的姿势正确,使身体坐于轮椅座位的中间,两侧有一定的活动空间,身体尽量向后靠,以保证稳定性,身体不能保持平衡者,应系安全带;③为避免压疮,应放坐垫,长时间乘坐轮椅,应定时进行臀部减压(图 8-8),每 30 min 减压 1 次,每次 3～5 s;④教会病人正确使用轮椅的方法及乘坐轮椅的技能。

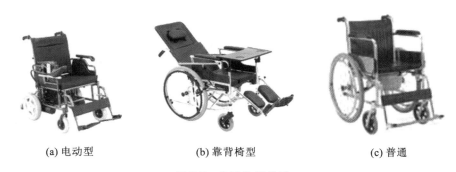

(a) 电动型　　　　(b) 靠背椅型　　　　(c) 普通

图 8-7 常用轮椅类型

2. 功能性电刺激助行器

此种助行器结构复杂,综合机械学、电子学、生物力学等多方面学科知识而制造,主要对脊髓损伤后完全性下肢截瘫病人起助行作用。应用时应根据病人不同的步态和行走的

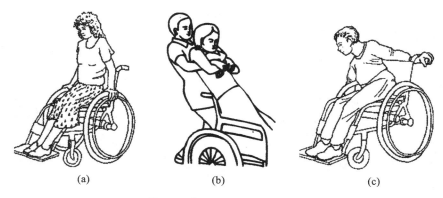

(a)   (b)   (c)

图8-8 轮椅臀部减压的方式

基本要求如起立、保持站立、步行和坐下等,选择完成这些动作所需要的相应肌肉,对这些肌肉按一定规律进行刺激助行。

3．动力式助行器

利用上述两种助行器仍无法使其恢复最基本行走功能的病人,需要提供由外力驱动的助行器即动力性助行器,这种助行器实际上是一种可以穿戴在瘫痪下肢上的装有便携式小型动力源驱动的步行机构。穿戴动力性助行器的病人需在移动式助行架或多脚杖的辅助下行走。

（二）注意事项

（1）对偏瘫病人进行站立、步行训练时,护士一定要给予必要的协助,站在病人的侧面或对面。若病人身体不稳,不可牵拉患侧肢体,以免骨折和脱臼。

（2）初期步行训练,最好嘱病人在平行杠内进行,不仅安全还可增强体力,训练前先进行下肢负重训练。

（3）扶持病人行走时,护士要站在偏瘫侧,一手握住病人的手掌心向前下穿出置于病人胸前,手背向前,与病人一起缓缓向前步行。

三、维持关节活动度的被动训练

关节活动度（range of motion，ROM）是关节活动时通过的运动弧。分为主动关节活动度和被动关节活动度,前者主要由肌肉的主动收缩产生,后者则由外力产生无随意的肌肉动作。

（1）进行被动运动训练前,应使被动运动的肢体放置于舒适的自然体位,并充分放松。

（2）操作者应用一只手保护关节的近端,用另一只手支持关节的远端,动作要缓慢柔和并应有一定的力度和节律,关节活动度逐渐增大,增大到最大幅度时宜做短暂的维持。

（3）以病人的疼痛感觉来控制用力程度,切忌施行暴利,以防新的损伤。

（4）活动时间灵活掌握,一般为 20～30 min。

四、床到轮椅之间的转移

（一）从床上转移至轮椅（图8-9,图8-10）

（1）将轮椅斜靠于健侧,使之与床成45°角,锁住刹车。

（2）健侧手抓住轮椅扶手，以扶手做支撑站起。

（3）健侧手换抓住轮椅的另一侧扶手，同时转身。

（4）屈双膝，慢慢坐到轮椅上。

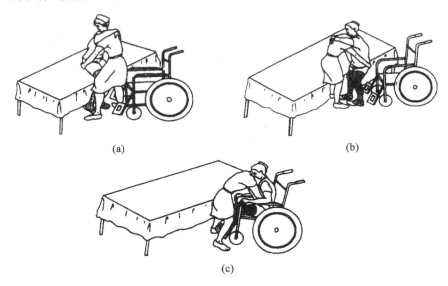

图 8-9　护士协助病人由床上到轮椅

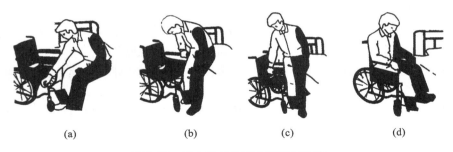

图 8-10　病人独自从床上转移至轮椅

（二）从轮椅转移至床上（图 8-11）

（1）将健侧肢体靠于床边，约成 45°角，锁住刹车，健侧手按着扶手站起。

（2）健侧手转按住床垫，然后慢慢转身。

（3）坐于床上。

（4）从坐位转移至站位　坐位后将两腿分开，两脚平行平贴于地面，使得两小腿与地面垂直。

（5）两手交叉互握，偏瘫侧手的拇指位于健侧手拇指之上，在健侧手带动下，伸直双肘。

（6）上体向前弯曲，直至病人感到双足前部着力，但勿使足跟离地。

（7）保持双肘伸直，上体前倾姿势，双腿同时用力支撑站起。

（三）注意事项

轮椅应定期检查，及时排除故障，以保证使用时的安全。

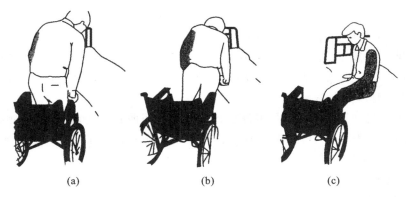

(a)　　　　　　　(b)　　　　　　　(c)

图 8-11　从轮椅转移至床上

（1）轮椅折叠是否很顺利,四个轮子是否均等着地。

（2）向前推动轮椅时,是否呈直线而不是曲线。

（3）刹车装置是否灵活可靠。

（4）各部位的安装、取下、开闭、移动是否灵活可靠。

五、日常生活活动能力训练

日常生活活动能力训练是以改善或恢复完成基本的活动能力（如衣、食、住、行、个人卫生等）为目的而进行的一系列训练活动,是作业治疗的基本方式之一。在训练前,首先应进行日常生活活动能力的评定,并根据评定结果制定可行的训练计划。通过使病人参与训练活动,树立其生活的勇气和对治疗的信心。通过训练发现问题,并找出实用的解决方法。

（一）计划

根据评定的结果,确定当前的主要问题、次要问题。分析导致这些问题的可能原因和病人的潜能。确定训练的近期目标、远期目标。列出训练的内容、训练的量以及训练的方法和途径。

（1）运动方面　包括早期床上体位变换、转移运动、步行运动、交通工具的使用等。

（2）自理方面　包括进食、穿衣、洗漱、修饰、如厕等。

（3）交流方面　包括打电话、阅读、书写、使用计算机和录音机、识别标记（厕所、街道指示牌、交通信号灯等）等。

（4）家务劳动方面　包括上街购物、备餐、洗衣、照顾孩子、安全使用家用电器及开关水龙头等。

【注意事项】

（1）对于无明显认知障碍的病人,给予示范,语言简单描述即可。

（2）对于有感觉损害或失用症的病人,除给予示范、语言提醒、暗示外,还应更多地注重教育过程,即重复示范,多次学习。

（3）对于有较严重的脑损伤、学习有难度的病人,除给予躯体示范、语言图片提示外,开始时可给予多一些帮助,然后逐渐减少,直至最后独立完成。

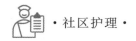

（二）实施

1. 早期体位转换训练（翻身训练）

（1）仰卧位向偏瘫侧翻身　①双手十字交叉互握，偏瘫侧手的拇指放在健侧手的拇指上，在健侧手带动下伸直上肢，并屈双膝。②将双上肢用力摆向健侧，再快速摆向患侧，同时，借助惯性将身体翻向偏瘫侧。

（2）仰卧位向健侧翻身　①用健侧手将偏瘫上肢屈曲置于胸前，并屈健侧腿。②将健侧腿插入偏瘫侧小腿的下方，使偏瘫侧腿放在健侧小腿上。③在身体向健侧转动的同时，健侧腿摆动偏瘫侧腿，翻向健侧。

2. 起坐训练

（1）从健侧卧位至坐位的转换法　①用健侧手将偏瘫上肢屈曲，置于胸前，将健侧腿插入偏瘫侧小腿的下方。②健侧手拉住床沿以帮助翻身。③用健侧腿将偏瘫侧腿带到床沿下。④健侧手撑着床面，慢慢地将上身撑离床面。⑤健侧手完全伸直，直至身体坐起。

（2）从偏瘫侧卧位至坐位的转换法（图 8-12）　①用健侧手将偏瘫侧上肢屈曲置于胸前，健侧腿插入偏瘫侧小腿的下方，转动身体成偏瘫侧卧位。②用健侧腿将偏瘫侧腿带到床沿下，健侧手撑着床面，慢慢地将上身撑离床面直至坐起。

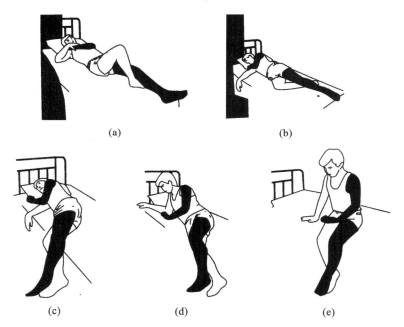

(a)　　　　　　　　　　(b)

(c)　　　　　(d)　　　　　(e)

图 8-12　从偏瘫侧卧位至坐位的转换法

3. 进食训练（图 8-13）

坐位进食是正常的进食姿势，一旦病人被允许坐起，就应恢复病人坐位进食。为此，对病人的进食训练主张在坐位下进行。早期坐位下的进食训练要点在于，要特别注意将偏瘫侧上肢摆放在正确的位置，并细心观察病人有无呛咳情况。进食时，偏瘫侧上肢应以外展位平放在餐桌上，掌心向下，用健侧手进食。

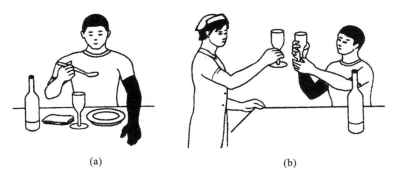

(a) (b)

图 8-13 进食训练

4. 洗漱训练(图 8-14)

洗漱主要包括刷牙、洗脸、梳头等内容。当病人具有一定的站位平衡能力时,应鼓励病人在站位下完成洗漱,但应确保病人的安全。洗漱时应将偏瘫侧上肢伸直位支撑于某物件的表面或由他人托住并伸直偏瘫侧上肢。切记将偏瘫侧上肢下垂或屈曲放置于胸前。

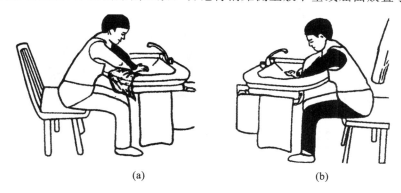

(a) (b)

图 8-14 洗漱训练

5. 穿脱衣服训练

一旦病人能达到坐位二级平衡,即可进行穿脱衣服的训练。其训练原则为先穿偏瘫侧肢体,后穿健侧肢体,先脱健侧肢体,后脱偏瘫侧肢体。在病人偏瘫侧肢体功能尚未恢复时,主要训练病人以单侧使用健侧手的方式完成穿脱衣服的所有动作。

(1)穿套头衫(图 8-15) ①将套头衫背面朝上,放在双腿上,用健侧手将偏瘫侧手套进衣袖。②将健侧手套进另一只衣袖。③低头,健侧手将领口拉开,并让领口套过头部。④用健侧手将衣服拉下,并整理好。

(2)脱套头衫(图 8-16) ①低头,用健侧手从颈后将衣服拉过头部。②脱去健侧手的衣袖。③用健侧手脱去偏瘫侧上肢的衣袖。

(3)穿衬衫(图 8-17) ①将衬衫里面朝上,平铺于双腿上,衣领向前,用健侧手将偏瘫侧手放入衣内,并将衣袖拉至肘部。②健侧手拉住衣领处经偏瘫侧肩从前向后绕过头部,将衣服带至健侧。③将健侧手穿进另一衣袖内。④用健侧手扣好纽扣。

(4)脱衬衫(图 8-18) ①解开纽扣。②脱下健侧手的衣袖,再用健侧手脱下偏瘫侧上肢的衣袖。③也可采取脱去内衣的方式。

(5)穿长裤(图 8-19) ①病人坐于床边或椅子上,偏瘫侧腿翘于健侧腿上,用健侧手

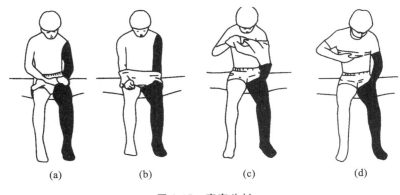

图 8-15　穿套头衫

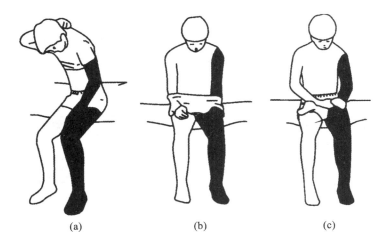

图 8-16　脱套头衫

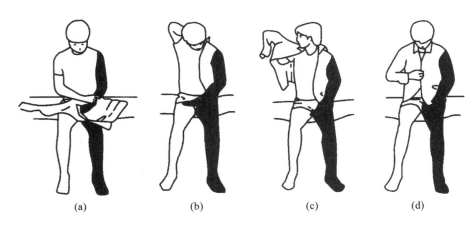

图 8-17　穿衬衫

抓住腰部并使偏瘫侧腿套入相应的裤管。②将裤管上拉,直至偏瘫侧脚展出。③放下偏瘫侧腿,将健侧腿伸进另一裤管。④站立,甩健侧手将裤子拉过臀部,然后坐下,拉上拉链,并系上裤带。⑤身体较弱不能站立者,可躺下,翘起臀部,将裤子拉至腰部。

　　(6) 脱长裤　次序与穿长裤相反。

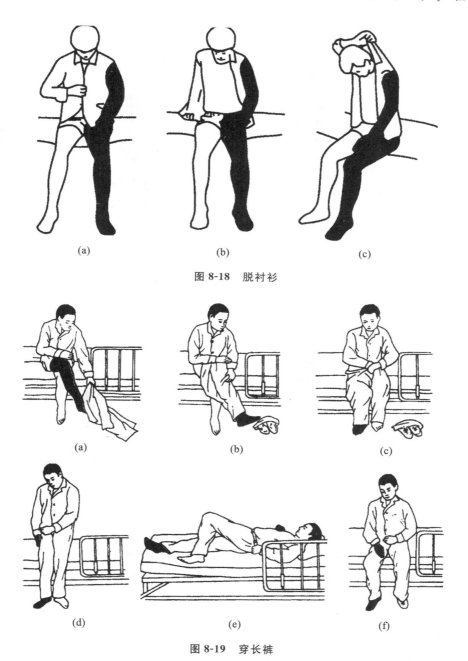

(a)　　　　　　　　(b)　　　　　　　　(c)

图 8-18　脱衬衫

(a)　　　　　　　　(b)　　　　　　　　(c)

(d)　　　　　　　　(e)　　　　　　　　(f)

图 8-19　穿长裤

　　（7）穿袜　方法一：病人坐于床边或椅子上，偏瘫侧腿翘于健侧腿上，用健侧手撑开袜口，并套进偏瘫侧脚（图 8-20(a)）。方法二：病人坐于床边或椅子上，偏瘫侧腿翘于一矮凳上，用健侧手撑开袜口，并套进偏瘫侧脚（图 8-20(b)）。

　　（8）穿鞋　方法一：病人坐于床边或椅子上，偏瘫侧腿翘于健侧腿上，用健侧手将鞋子套进偏瘫侧脚（图 8-21(a)）。方法二：病人坐于床边或椅子上，偏瘫侧腿翘于一矮凳上，用鞋撑协助将鞋套进偏瘫侧脚（图 8-21(b)）。

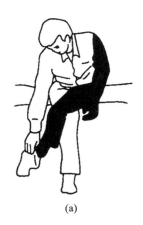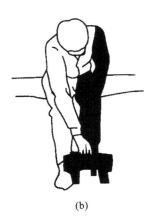

(a)   (b)

图 8-20　穿袜

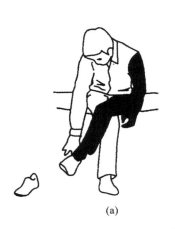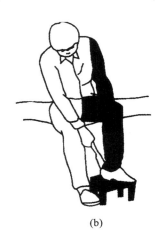

(a)   (b)

图 8-21　穿鞋

6. 步行训练

步行时通常涉及四个环节的运动:部、膝、踝关节的屈伸;重心运动;骨盆运动;多组肌肉的协调收缩运动。这四个环节的良好运动能力是实现良好步行能力和良好步态的基础,因此,在对偏瘫病人进行步态训练时,不应忽视对这四个环节的训练。

(1) 需具备的条件　①开始步行训练前,病人必须具备Ⅰ级以上的站立平衡能力。②能在帮助下完成步行的分解动作。③能单脚(包括健侧脚和患侧脚)支撑站立 3～4 s。④有一定的主动屈肘、屈膝能力。⑤能较好地进行身体重心的前、后、左、右转换。

(2) 准备活动　①躯干的前、后摆动。②坐位转换性活动。③负重状态下的屈、伸。④单脚支撑下的向前、后、左、右方向迈步等。

(3) 实施　①进行第一次步态训练前,先让病人连续起立、坐下 3～5 次,然后测量其脉搏,脉搏增加数不超过安静状态下的 30％且无脉搏不齐,方可进行步态训练。如果病人的脉搏在安静状态下超过 100 次/分或伴有严重心率不齐,不宜进行步行训练。②在安静状态下,如病人的收缩压大于 180 mmHg(24 kPa),则不宜进行步行训练。③如预见病人日后能独立步行,则在早期步行训练时尽量不要使用拐杖,以免造成患侧下肢不能负重的习惯,影响最终的步态。④考虑病人的体能因素和情绪,不可勉强病人进行步行训练。

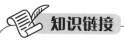知识链接

借助拐杖对偏瘫病人进行步态训练

对于一些预见他不能恢复独立步行能力的病人,或出于安全问题的考虑,可训练病人借助拐杖步行。下面是几种健侧手握拐杖的步行方法,可根据病人功能情况和喜好进行选择。①拐杖—健侧腿—偏瘫侧腿:拐杖先迈步出于健侧腿的前缘,距离不宜太大,身体稍前倾,再迈出偏瘫侧腿,最后迈出健侧腿。此法极易被病人掌握,容易训练。②健侧腿—偏瘫侧腿:拐杖先迈出,然后身体前倾同时迈健侧腿,最后将偏瘫侧腿迈出。此法主要适用于偏瘫侧腿非常无力,且伴有足内翻、下垂的病人。③拐杖—偏瘫侧腿—健侧腿:拐杖和偏瘫侧腿一起迈出,以健侧腿承担体重,当健侧腿向前迈出时,用拐杖和偏瘫侧腿共同承担体重。此法较前两种步行速度快。

7. 家务活动

(1)单手切菜　在切菜板上加几根不锈钢钉,用来固定待切的食物,菜板下加防滑垫,防止菜板移动或滑脱(图 8-22)。

(2)单手开启瓶盖　借助固定在墙上的开瓶器或借助身体其他部位固定瓶身,打开瓶盖(图 8-23)。

(3)单手拧毛巾、扫地、拖地　单手拧毛巾(图 8-24),使用长柄扫把、簸箕。

(4)借助电动工具完成家务　如使用食物搅拌器、电动切割机等。

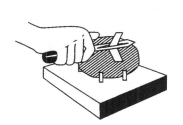　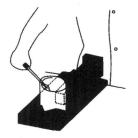　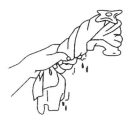

图 8-22　单手切菜　　　图 8-23　单手开瓶盖　　　图 8-24　单手拧毛巾

(三)操作要点

(1)保证安全。

(2)训练的内容与病人的实际需要相结合,尽可能在"真实的生活情境"中进行。尽量让病人的家属参与训练过程,充分发挥病人及家属的积极性。

(3)实施训练计划时,早期开始由易到难,可将一个活动分解成若干个部分进行,等到能熟练完成后,再组合起来整体练习。

(4)训练方法和手段应灵活多变,要尽可能地发挥患肢的功能。

(5)必要时进行家访,提出家庭环境的安全改造建议。

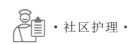

第三节　社区常见病伤残病人的康复护理

一、社区脑血管意外偏瘫病人的康复护理

（一）概述

随着疾病谱的转变,心脑血管病、糖尿病等慢性非传染性疾病,已成为我国居民残疾和丧失劳动力的主要原因。2004 年卫生部发布的《中国居民营养与健康状态》显示:我国 18 岁以上居民高血压患病率为 18.8%,全国高血压病人有 1.6 亿多;糖尿病现患人数 2000 多万,每年新发脑卒中 200 万,冠心病 75 万,并呈上升趋势。这些因素均可造成伤残病人急剧增加。因此这类病人的康复护理越来越受到社会的重视。

脑血管意外(CVA)又称为脑卒中或中风(stroke),是一组由不同病因引起的急性脑血管循环障碍性疾病的总称。脑卒中主要以局灶性神经功能缺损症候为临床特征,并持续 24 h 以上。

临床上将其分为缺血性脑卒中和出血性脑卒中两大类。其中,缺血性脑卒中包括脑梗死、脑栓塞和短暂性脑缺血发作;出血性脑卒中包括脑出血和蛛网膜下腔出血。高血压、动脉粥样硬化、糖尿病和肥胖是脑血管疾病的重要危险因素。

（二）康复护理

1. 创造良好的康复护理环境

首先,给病人创造良好的心理环境和康复训练环境,帮助病人调整心态,树立良好的心态,使其积极乐观地面对现实。其次,为病人提供安全、方便的生活、训练环境。

2. 运动功能障碍的康复护理

（1）关节被动活动　为了预防关节活动受限,在脑卒中发病数日后即可开始关节被动活动,可预防关节粘连和挛缩的发生,促进肢体血液循环。一般先从健侧开始,患侧依关节活动范围做关节被动活动,每日 2～3 次,每次每个关节活动 3～5 遍,直至主动运动恢复。但要注意,关节活动训练以不引起关节疼痛为原则。

（2）体位变换　偏瘫病人由于长期卧床易引起压疮和肺部感染,应定时变换体位,一般每 2 h 应翻身一次。病人双手交叉在一起,上肢伸展,先练习前方上举,并练习伸向侧方。在翻身时,交叉的双手伸向翻身侧,头和躯干翻转,至侧卧位,然后返回仰卧位,再向另一侧翻身。每日进行多次,必要时训练者给予帮助,注意及时将被动体位变换转为主动体位,翻身时头部应先转向同侧。

（3）上肢训练　①自助被动运动:病人取仰卧位,双手手指交叉在一起,用健侧上肢带动患侧上肢在胸前伸肘上举,然后屈肘,双手返回置于胸前。②分离运动及控制能力训练:病人取仰卧位,支持患侧肢体于前屈 90°,让病人上抬肩部,使手伸向天花板或患侧上肢随康复护理人员的手在一定范围内活动,让病人用患侧手触摸自己的前额、嘴等部位。

（4）下肢训练　①屈曲动作训练:病人取仰卧位,上肢置于体侧,或双手食指举至头上方。康复护理人员一手将患侧足保持在背屈位、足掌支撑于床面,另一手扶持患侧膝关节,维持髋关节呈内收位,令患侧足不离开床而向头端,完成髋、膝关节屈曲,然后缓慢地伸直下肢,反复进行练习。②夹腿运动:病人取仰卧位,双腿屈曲,足踏床,先把两膝分开呈外旋位,然后让病人主动抬拢双膝,同时康复护理人员对病人的健侧腿施加阻力,阻止其内旋、内收。

(5)坐位训练 坐位训练是预防体位性低血压,站立、行走和一些日常生活活动所必需的。由于偏瘫病人长期卧床易出现体位性低血压,故首次坐位时不宜马上直立,应逐步达到直立坐位。坐位训练包括平衡训练和耐力训练,平衡训练一定时间后,当病人在受到一定的突然推拉而外力仍能保持平衡时,即可认定已完成坐位平衡训练,此后可进行坐位耐力训练和站位训练。

(6)站位训练 一般在坐位平衡训练的同时开始站位训练,下肢功能较差者可使用辅助工具。①坐位到站立的训练:在良好坐姿下,康复护理人员指导病人做骨盆前倾运动、躯干的伸展运动,训练健侧与患侧下肢间的重心转移。②立位平衡训练:病人站起,松开双手,双上肢垂于身体两侧,康复护理人员逐渐去除支撑,让病人保持站位。站稳后,重心逐渐转向患侧,让病人交叉上肢伸向各个方向,保持身体平衡。③患侧下肢支撑训练:病人站位,身体重心移向患侧,健侧手抓握固定扶手,健侧足可放于康复护理人员腿上。④患侧下肢迈步训练:偏瘫病人迈步时,因屈膝不够致使摆动患足拖地,因此,屈膝是站立训练的重点。

(7)步行训练 病人能在扶持站立下患侧腿做前后摆动、踏步、屈膝、患侧腿负重等动作后可以开始步行训练。康复护理人员站在病人患侧,一手握住患侧手,掌心向前,另一手从患侧腋下穿出置于胸前,与病人缓慢平行。可先在平行杠内步行,然后扶杖步行,直至徒手步行。训练的早期常有膝过伸和膝突然屈曲现象,应进行针对性的膝控制训练,在能够独立行走后,可进一步训练上下楼梯,应注意健侧腿先上,患侧腿先下。还可以进行走直线、绕圈、跨越障碍物等实用性较强的步行训练。

(8)日常活动的活动能力训练 包括训练进食、穿衣、洗澡、上厕所、床椅转移、个人卫生等,尤其是训练手的基本动作。

3. 言语障碍的康复护理

对言语障碍的病人应加强日常语言训练,主要由专业的语言治疗师来完成。采取鼓励病人自己开口说话、同护理人员对话及与亲友对话等多种形式,将语言训练贯穿于日常生活中。与病人对话时,速度要慢,力求简洁、通俗、易懂,当病人听不懂时要耐心指导,当病人有进步时要及时给予表扬,以增强其信心。失语严重并伴有认知障碍的病人,要配合手势、实物或图片以帮助其理解。

4. 并发症的护理

(1)肩关节半脱位 病人取端坐位,患侧上肢伸直,五指伸展分开。放于硬板椅上,或坐于床上,患侧手放于床边,床垫宜硬,靠身体的重量移动患侧上肢,纠正脱位。

(2)肩-手综合征 表现为患侧上肢突然出现肿胀、疼痛、皮肤温度升高及患侧肩部疼痛等继发性并发症。病人应保持正确的腕部位置,避免腕关节掌屈;尽量避免在患侧手输液;避免病人上肢,尤其是手的外伤、疼痛、过度牵拉或长时间悬垂;加强主动和被动活动,如病人主诉不适或疼痛,应立即改变手的位置或停止训练,帮助和指导病人维持关节的正常活动;抬高患侧肢体,使患侧肢体处于功能位,防止关节挛缩。

(3)肩痛 肩痛为常见的并发症,可发生在早期和晚期,发生率为72%。肩痛病人可

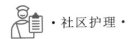

采用被动活动肩关节肌肉或超声波等物理治疗。

（4）吞咽障碍　当病人神志清楚、认知正常、病情稳定后，即可开始吞咽功能训练，包括直接吞咽训练（进食训练）和间接吞咽训练（针对吞咽活动有关器官的训练）。

（三）健康教育

通过健康教育，康复护理人员要让病人及其家属了解疾病的过程，理解康复治疗及护理的重要性，明确康复护理的意义和目标，掌握各个阶段训练的操作要点及注意事项，树立起生活的信心，建立良好的生活习惯，预防并发症和脑卒中的复发。

二、骨折病人的康复护理

（一）概述

骨折是指骨或骨小梁的完整性被破坏和连续性中断。骨折常伴有骨膜、韧带、肌腱、肌肉、血管、神经及关节等软组织损伤。骨折的愈合一般需要较长的时间，在此期间运动受限，肌肉可发生萎缩和肌张力降低；长期制动还可导致骨质脱钙、关节僵硬和肌肉挛缩等；严重者会遗留残疾。久病可导致抑郁、悲观等心理问题。骨折后通过复位、固定等处理后早期进行康复护理，对减少并发症、促进肢体功能早日恢复十分重要。

（二）临床表现

1. 一般表现

（1）疼痛和压痛　骨关节损伤病人都有疼痛，但其强度不一。关节脱位复位后，疼痛常可缓解。

（2）局部肿胀　可伴有淤斑和肌肉痉挛。

（3）功能障碍　可表现出关节活动范围受限、肌力和肌耐力减退、肢体血液循环障碍、肢体负重能力下降等。

2. 特殊表现

骨折的特有体征有畸形、反常活动、骨擦感或骨擦音。关节损伤脱位时，其正常外形和骨性标志丧失或失去正常关系。

（三）康复护理

1. 早期

骨折康复护理的早期一般是指骨折后 1～2 周内。此期功能锻炼的主要目的是促进患侧肢体的血液循环，以有利于固定和消除肿胀。具体可进行如下训练。

（1）等长收缩练习。

（2）支具保护下的功能训练。

（3）加强健侧肢体活动训练。

（4）理疗。

2. 中期

康复护理的中期一般是指在骨折后 2 周至骨折的临床愈合期内。此期康复的目的是预防并发症，逐步恢复患肢的功能。具体可进行如下训练。

（1）改善关节活动度。

（2）进行肌力练习。

（3）理疗。

3. 后期

康复护理的后期是指已达到临床愈合或已除去外固定的时期。此期康复护理的目的是恢复关节的活动度、增强肌张力,恢复肢体的正常功能。

（1）加强患肢关节的主要活动和负重训练。

（2）加强日常生活活动能力和工作能力的训练。

（四）健康教育

（1）教会病人骨折的康复保健知识和正确的功能恢复方法。

（2）宣传骨折后残疾的三级预防措施,减少并发症的发生。

（3）早期应注意骨折固定的稳定性,要在肿胀和疼痛减轻后再开始运动。

三、社区脊髓损伤病人的康复护理

（一）概述

脊髓损伤(spinal cord injury,SCI)是有各种不同伤病因素引起的脊髓结构或功能的损害。脊髓损伤可造成损伤水平以下运动、感觉、自主功能的改变。其原因常见的有交通事故、暴力、高空坠落、运动损伤或自然灾害、战争创伤以及某些脊髓病。

两种脊髓损伤的类型分为完全性脊髓损伤、不完全性脊髓损伤和马尾损伤。颈脊髓损伤表现为四肢瘫痪,胸腰脊髓损伤表现为截瘫。

（二）临床表现

脊髓损伤可造成损伤平面以下的感觉(如痛觉、温度觉、触觉、位置觉等)、运动和反射(包括深、浅反射)障碍,大小便排泄功能障碍等,继之出现各种并发症和心理上、社会上、生活上及职业等诸多障碍。

（1）感觉、运动功能障碍 完全性脊髓损伤表现为损伤平面以下的感觉运动功能完全丧失;不完全性脊髓损伤可表现为不同的临床综合征,如中央束综合征、半切综合征、前束综合征、圆锥损伤综合征、马尾损伤综合征等。

（2）呼吸功能障碍 脊髓损伤的病人易发生夜间呼吸暂停(sleep apnea)。夜间呼吸暂停是指呼吸暂停 10s 或 10s 以上,可使病人从熟睡中醒来,病人白天嗜睡、疲乏,晨起时头痛、健忘、情绪改变等。通过睡眠实验(sleep study)可确诊呼吸功能障碍。

（3）循环功能障碍 T_6 以上的脊髓损伤失去了对交感神经元兴奋和抑制的控制,将直接影响心血管系统的调节而产生一系列可能的并发症,如心动过缓、体位性低血压、水肿、深静脉血栓形成或栓塞等。

（4）排泄功能障碍 颈、胸、腰髓损伤者,因膀胱肌肉痉挛、容量缩小,可出现小便次数增加而每次小便量减少;骶髓和马尾神经损伤者,根据损伤情况的不同,病人可出现尿失禁、大便失禁或便秘等。

（5）并发症 常见的并发症有压疮、疼痛、肺部感染、骨质疏松、深静脉血栓、泌尿系统感染等。

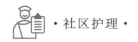
（三）康复护理

1. 做好心理护理

深入了解病人个人、家庭、事业、社会、经济等各方面情况,适时、适度地做好心理护理工作,体贴、关怀、爱护、理解、正确引导病人,及时向心理医生反映病人的心理变化,病情严重者需服用药物治疗。

2. 配合 PT 训练

脊髓损伤病人应尽早用起立床进行站立训练,倾斜的角度每天逐渐增加,在卧床时开始摇起上半身(约为 30°),逐渐抬高至 80°左右,逐步解决直立性低血压问题;转入站立训练时注意给病人双下肢用弹力绷带、腹部用腹带,以增加回心血量。从平卧位到直立位需要一周时间的适应,损伤平面越高,适应时间越长,反之则越短。后期在康复治疗师指导下进行肌力训练、手功能训练、平衡训练、轮椅上坐位平衡训练、行走训练和日常生活活动训练。

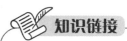知识链接

早期功能干预

脊髓损伤是一种严重的致残性损伤,伤后早期(伤后 6～12 h)的改变仅限于中央灰质的出血,而白质中的神经轴突尚无明显改变。伤后 6 h 是脊髓恢复的最佳时期。若在 6 h 内不能治疗,也应力争在 24 h 内给予治疗。病人应及早介入康复治疗和康复护理,让病人进行一些主动活动,既可以防止肌肉萎缩和功能减退,又可以使病人感觉参与了治疗,而不是被动接受。同时,早期康复护理有利于减轻残疾及提高生活质量,使病人能够早日重返家庭和社会。

3. 呼吸系统的康复护理

鼓励病人多做深呼吸运动,采用叩背、定时翻身、体位引流等方法帮助病人排除呼吸道分泌物。痰液不易咳出时,可给予超声波雾化吸入或使用祛痰剂。高位脊髓损伤者应禁止吸烟,防止呼吸道感染。

4. 循环系统康复护理

（1）心动过缓　心率低于 50 次/分或出现头晕眼花等症状时应对症处理。

（2）体位性低血压　改变体位时,动作不要过快;可穿戴弹力袜;发生体位性低血压时,可躺下或抬高患肢,若在轮椅上应先锁住轮椅再倾斜轮椅。

（3）水肿　穿戴弹力袜有助于血液回流,每天进行关节活动度训练;已发生水肿者,多做关节活动度练习,并抬高下肢 10～15 min,每天做 4～5 次,起床后穿弹力袜。

（4）深静脉血栓形成或栓塞　肺栓塞是一种严重的并发症,可危及生命,因此预防很重要。防止静脉血栓的形成是预防肺栓塞的关键。若病人发生以下情况,需摄片排除肺栓塞:①突然发生气促或伴有胸部压迫感;②胸背部疼痛,呼吸时加重;③突发咳嗽,常伴有红色或粉红色痰。确诊有静脉血栓形成时,需防止栓子脱落和使用抗凝药物。

（5）排泄功能的康复护理　留置导尿病人在早期输液结束后,留置导尿管应夹闭,每隔 4～6 h 定时开放 1 次,鼓励病人多饮水,白天定时饮水约 120 mL/h,夜间少饮水,以训练膀胱括约肌的功能。便秘者可遵医嘱服用缓泻剂,多吃富含纤维素的食物,养成定时排便

的习惯。

5. 并发症的康复护理

（1）压疮的护理 长期卧床者应经常变换体位，一般每2h应翻身1次，必要时每1h翻身1次；保证足够的营养和水分的摄入，改善全身营养状况，给予高蛋白质、高热量、富含纤维素的饮食；促进局部皮肤血液循环，对压疮的好发部位，经常给予按摩以促进血液循环。对已发生压疮者，可根据不同情况对症处理。

（2）疼痛的护理 脊髓损伤病人的疼痛大多由于中枢性疼痛引起，同时也应注意局部原因。观察病人疼痛发作的特点、发作时间、部位、性质、有效的止痛方法，及时将病人的情况进行处理，观察处理后的效果。

（3）骨质疏松的护理 适当进行体育锻炼和补充钙质，此外，应经常晒太阳，适当补充富含维生素D的食物。

（四）健康教育

（1）指导康复训练的技能 引导家属掌握基本康复知识和训练的技能，教会病人及其家属正确使用康复器具（如拐杖、助行器、轮椅等），防止二次残疾的发生。

（2）心理护理 培养病人良好的心理素质，正确对待目前的残疾状态，树立战胜疾病的信心，最大限度地发挥病人的潜能。

（3）注意饮食调节 指导病人合理摄入维生素、蛋白质、钙等营养素，以增强体能、抗病能力和身体免疫能力的重要环节。

（4）学会大小便的护理 让病人学会自己处理大小便，高位颈髓损伤病人的家属要学会协助病人处理大小便问题，同时还应教会家属导尿术、局部消毒和无菌操作等常用技术。

小 结

通过本章学习使学生对康复、社区康复、社区康复护理、社区护士等概念形成初步认识，能够描述康复、社区康复和社区康复护理的基本概念，能够描述社区康复护理的对象、目标及工作内容，能够熟练操作常用的社区康复护理技术。

能力检测

A1 型题

1. 不符合社区康复护理概念的是（   ）。
   A. 寻求先进的康复仪器和设备　　　　B. 主要在家庭进行
   C. 依靠残疾者家属　　　　D. 紧密配合康复医师和康复技师

2. 关于康复的定义，不正确的说法是（   ）。
   A. 以提高功能水平为主线　　　　B. 以疾病为导向的康复
   C. 以提高生活质量为目标的康复　　　　D. 综合协调地应用各种措施

3. 康复的主要目的是（   ）。
   A. 增加活动能力　　　　B. 以社会为导向，进行康复
   C. 以疾病治疗为导向　　　　D. 最大水平提高功能，回归社会

4. 全面康复是指帮助病人达到（   ）。

A. 肢体功能的全部恢复　　　B. 身体、心理、职业、社会生活的整体恢复

C. 心理功能的全部恢复　　　D. 器官功能的全部恢复

5. 不符合世界卫生组织(WHO)对社区康复工作要求的内容是( )。

A. 社区康复是在社区水平的康复　　　B. 病伤残者要享受均等的康复机会

C. 康复主要依靠社会救助参与　　　D. 主要依靠残、伤者自己和家属努力

6. 下述社区康复护理工作特点中最全面的说法是( )。

A. 在家庭开展康复护理工作

B. 残伤者、家属及社会相关部门共同开展康复工作

C. 康复护理工作进行职业训练

D. 康复护理工作注重康复预防和治疗

7. 社区康复能力评定的内容不包括( )。

A. 技能因素　　　　　　　　B. 体力因素

C. 心理因素　　　　　　　　D. 工作性质

8. 社区康复任务不包括( )。

A. 组织残疾儿童进行特殊教育　　　B. 提供就业咨询辅导和训练

C. 提供疾病的治疗　　　　　D. 进行社区康复训练

9. 社区康复护理,原则上是重点训练( )。

A. 自我护理　　　　　　　　B. 协同护理

C. 专业水平护理　　　　　　D. 心理护理

10. WHO 对残疾程度的评价是( )。

A. 残损＞残疾＞残障　　　　B. 残损＜残疾＜残障

C. 残障＞残疾＞残损　　　　D. 残损＞残疾＜残障

11. 在建立社区康复环境中,重点要求的保障是( )。

A. 提供快速通道　　　　　　B. 光线照明应充足

C. 地面应平整　　　　　　　D. 无障碍设施建立

12. 为残疾者进行社区环境和家庭的改造,其目的是( )。

A. 创造舒适、美观的居住环境

B. 改变对残疾者活动造成障碍的设施

C. 营造融洽、温暖的家庭环境

D. 为残疾者创造有利于社会交往的环境

13. 使用假肢者和瘫痪病人恢复行走能力最重要的锻炼方法是( )。

A. 扶持行走训练　　　　　　B. 拐杖行走训练

C. 立位移动训练　　　　　　D. 上下楼梯训练

14. 轮椅处方内容不包括( )。

A. 座位高度　　　　　　　　B. 座位宽度

C. 靠背宽度　　　　　　　　D. 靠背高度

15. 偏瘫病人功能训练的重点内容是( )。

A. 辅助性支具使用　　　　　B. 健侧功能的代偿

C. 患侧肌肉锻炼　　　　　　D. 患侧功能的恢复

16. 防止精神分裂症复发的重要措施是（   ）。

A. 坚持服药 　　　　　　　　　　　B. 使病人心情愉快

C. 居住环境安静 　　　　　　　　　D. 有家属的照顾

17. 西方国家近年来提倡和推广的精神病治疗和管理体系是（   ）。

A. 去机构化管理 　　　　　　　　　B. 社区管理

C. 精神病医院管理 　　　　　　　　D. 安全管理

18. 康复护理的基本原则不包括（   ）。

A. 把康复对象作为整体来考虑 　　　B. 启发病人的主动性

C. 贯彻教育与学习原则 　　　　　　D. 只能考虑病人的疾病

19. 社区康复护理的对象不包括（   ）。

A. 恢复期伤残者 　　　　　　　　　B. 长期慢性病病人

C. 高龄孤寡老弱者 　　　　　　　　D. 怀疑有急性病者

20. 预防压疮的护理不包括（   ）。

A. 保持床面整洁干燥 　　　　　　　B. 保持皮肤清洁

C. 定时翻身 　　　　　　　　　　　D. 卧硬板床

21. 康复护理对象应当是（   ）。

A. 仅指老人 　　　　B. 仅限于残疾人 　　　　C. 泛指健康人

D. 指残疾人和有某种功能障碍而影响正常生活、学习、工作的慢性病、老年病病人，还包括一些伤病者的急性期及手术前后期的病人

22. 用轮椅下坡时的方向是（   ）。

A. 正面行驶 　　　　　　　　　　　B. 按坡度的大小而定

C. 按使用者的习惯 　　　　　　　　D. 随意，倒向行驶

23. 康复病房的门把手、电灯开关、水龙头、洗面池的高度（   ）。

A. 应同于一般常规高度 　　　　　　B. 按设计要求而定

C. 应低于一般病房的常规高度 　　　D. 应高于一般病房的常规高度

24. 被动体位的转换方式，应采用以下哪一种？（   ）

A. 自己用力 　　　　　　　　　　　B. 主动移动

C. 自己借用他力 　　　　　　　　　D. 完全通过直接外力搬动

25. 脑性偏瘫的功能训练主要靠（   ）。

A. 被动活动 　　　　　　　　　　　B. 按摩

C. 患侧肢体的主动活动 　　　　　　D. 健侧肢体的辅助活动

　　　　　　　　　　　　　　　　　　　　　　　■ 张 红 刘军鹏 ■

第九章　社区急症及灾害的管理与护理

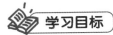

1. 能准确说出社区急救的概念,灾害的概念、特点、分类、起因以及其社会后果。

2. 能简述社区急救的原则,灾害的预防措施及其预防管理。

3. 能准确评估病人的病情并实施现场救护。

4. 能简述病人的转运指征,途中正确监护病人病情的方法,与接收医院交接病人的方法。

5. 说出灾害的应对护理及其管理。

6. 会描述社区灾害重建期的健康管理。

重点难点

重点:社区急救的原则;心脏骤停病人、昏迷病人、机械性损伤病人、中毒病人、烧(烫)伤病人的急救护理;社区灾害的预防、应对护理与管理。

难点:根据伤者的病情正确实施救护,转运途中病情观察的要点及相应的处理措施。社区灾害重建期的健康管理。

第一节　社区急救的概论

随着医学科学的进步和人类健康的需求,社区卫生服务中心得到迅速发展。社区急救是社区医务人员对突发的危、急、重症病人经过现场急救处理,再将病人安全地转送到医院进行救治的一种有效手段。

案例引导

某高速公路发生一起特大交通事故,死伤 30 人,社区护士到达现场后,该怎样对伤员进行病情评估?经过现场评估确定:已死亡 7 人,特重伤 10 人,重伤 5 人,轻伤 8 人,现在又该怎样对伤员进行现场救护及转运?

一、社区急救的基本原则

有效、及时的社区急救,将直接影响社区危、急、重症病人的生命与预后,故社区现场急救必须遵循以下基本原则。

1. 急救与呼救同时进行

在突发事故现场,急救者应立即对病人实施急救,同时想法呼唤他人前来救助,以便在最短的时间内得到急救外援。

2. 分清轻重缓急

有危及病人生命的情况时,应先处理最紧急、最严重的问题。若病人既有骨折又合并呼吸衰竭时,应先清理呼吸道,并予吸氧或机械通气,待呼吸功能改善后再进行骨折的处理。

3. 遵循先止血包扎后固定搬运的原则

病人受伤后出血量达到 1600～2000 mL 时,将会危及生命,故止血包扎是外伤急救之首。在搬运病人的过程中,如果固定不妥或未固定,将会对病人造成进一步的损伤,如骨折病人骨折断端移动将损伤血管、神经等组织。

4. 先排险后施救、先重伤后轻伤

在实施现场救护前先对环境进行评估,做到先排险再实施救护,以保证救护者与伤员的安全。如果救护现场有大批伤员时,应优先抢救危重者,后抢救较轻者,在遵循先重后轻原则的同时,重点抢救有可能存活的伤员。

5. 先救治后转运

伤后 12 h 内是最佳急救期,故应先救治后转运,以免延误了抢救时机。

二、社区急救的步骤

(一)现场评估

(1)快速评估病因及造成事故、伤害的原因。若伤员在有毒环境,应做好防毒防护措施。

(2)及时准确评估病情　先判断病人意识是否清醒,若病人已昏迷应评估昏迷的程度;其次评估气道是否通畅,若有气道梗阻,应立即进行呼吸道清理,以保持呼吸道通畅;三是评估呼吸,通过一看(看胸廓是否有起伏)、二听(听有无呼吸音)、三感觉(感觉有无气流感)来判断病人是否有自主呼吸,对有呼吸的病人还应评估呼吸的节律、频率、深度。最后评估循环,一般应先摸桡动脉,若不能触及,则应触摸颈动脉、股动脉等大动脉。对脉搏存在的病人还需评估脉搏的快慢、强弱、规律性。

知识链接

若急救人员不够,应在救护的同时启动救援系统,呼救网络系统会通过通讯指挥中心根据病人所处的位置、病情,向附近的急救中心或医疗单位发出指令,以加快救援及转运,提高救治率。

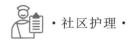

（二）现场救护

1．正确放置体位

需要做心肺复苏者应取仰卧位，并置于坚硬的平地或木板上；昏迷者取平卧位，头偏向一侧；腹痛者取屈膝位，以放松腹肌；外伤出血者，应抬高伤肢超过心脏。

2．检伤

按 CRASHPLAN 方案，应对心脏（cardiac）、呼吸（respiration）、腹部（abdomen）、脊髓（spine）、头颅（head）、骨盆（pelvis）、四肢（limbs）、动脉（arteries）、神经（nerves）进行检查。

3．分类

在受伤的病人较多时，应根据病情的轻重对病人进行现场分类，用不同颜色分类卡进行标记。红色代表伤势严重，随时有生命危险，需立即救治；黄色代表伤势较严重，但无生命危险，需尽快接受治疗；绿色代表伤势较轻，生命体征平稳，待危重病人处理后再安排转运，但需注意病情变化；黑色代表病人已死亡，可暂不处理或放置在特定房间，待复核后再安排处理。

（三）转运、途中监护和病人的交接

转运包括搬运与运输，常用的运输工具有担架、救护车、卫生列车、卫生船、快艇、飞机等，一般根据病情选用合理的运输工具。

> **知识链接**
>
> （1）担架转运的特点　舒适平稳，不受道路、地形限制，但速度慢、人力消耗大，而且受气候条件影响。
>
> （2）汽车转运的特点　速度快、受气候影响小，但在不平的路面上行驶颠簸较严重，途中救护易受到影响，病人易发生晕车，出现恶心、呕吐，甚至加重病情。
>
> （3）轮船、汽艇转运的特点　轮船运送平稳，但速度慢，遇风浪颠簸厉害，极易引起晕船。汽艇运送速度快，一般作为洪涝灾害时的运输工具。
>
> （4）飞机转运的特点　速度快、效率高、平稳，不受道路、地形的影响。但因含氧量不足，会对肺部病变、肺功能不全等病人不利。飞机上升与下降时气压的变化会对开放性气胸、腹部术后的病人、外伤致脑脊液泄漏的病人不利；湿度低、气压低会对气管切开的病人不利。

1．搬运方法

（1）常用的搬运方法　常用的搬运方法有担架搬运法和徒手搬运法。担架搬运法适用于病重、途远的病人，徒手搬运法适用于没有担架、病轻、途近的病人。

（2）特殊病人的搬运方法　腹腔内脏脱出者搬运时将病人双腿屈曲，防止内脏继续脱出，已脱出的内脏严禁回纳腹腔；颈椎损伤的病人搬运时保持头部与躯干成一直线；胸、腰椎损伤的病人搬运时应在腰部垫一软枕，以保持脊椎的生理弯曲；昏迷者搬运时取平卧，头偏向一侧，以保持呼吸道通畅，利于分泌物的引流；颅脑损伤的病人搬运时取侧卧位；休克病人搬运时采用去枕平卧位，脚抬高。

2. 途中监护

（1）担架在行进途中，病人头部在后足在前，以便搬运者随时观察病情。

（2）救护车在拐弯、调头、上下坡、急刹车时要防止病人坠落，以免加重病情。

（3）空运时，要注意保暖和湿化呼吸道，病人安置在便于医护人员巡视和救护的位置。休克病人的头部应朝机尾，以免脑缺血；颅脑外伤的病人要用多层无菌纱布保护以防脑脊液漏出量增多造成逆行感染；头颅面部外伤波及鼻旁窦和中耳时，应在鼻腔内滴入血管收缩药（如麻黄素等），以保持中耳腔、鼻旁窦与外界相通。

（4）及时监测体温、脉搏、呼吸、血压，注意观察意识、面色，出血等病情变化。

（5）途中要加强生命支持性措施，如输液、给氧、吸痰、气管插管、心肺复苏等。

3. 病人的交接

（1）要与接收医院取得联系，让医院做好充足的准备。

（2）转运的顺序按伤情的程度有计划地进行。

（3）将病人送至接收医院后，要详细交代病人现场急救情况，途中病情，所采取的措施，所用药物的名称、剂量、用药方式等。

考点链接

1. 进行转运时，应优先转运什么样的病人？（　　）

A. 伤情严重但救治及时可以存活者　　　B. 经救治后伤情基本稳定者

C. 妇女儿童　　　D. 已死亡者

E. 年老体弱者

答案：A

解析：社区急救的原则是指先抢救危重者，后抢救较轻者，在大批受伤的病人同时出现时，重点抢救有可能存活的病人。

2. 昏迷病人在搬运过程中应采取哪种体位？（　　）

A. 半卧位　　　B. 去枕平卧位

C. 平卧位，头偏向一侧　　　D. 双腿屈曲位

E. 俯卧位

答案：C

解析：昏迷者在搬运过程中应注意保持呼吸道通畅，故易取平卧位，头偏向一侧，以便于分泌物的引流。

第二节　社区常见急症的急救护理

一、心跳骤停病人的急救护理

心跳骤停又称心源性猝死，是指心脏有效收缩和泵血功能突然停止导致循环中断而引起的全身严重缺血、缺氧。当心跳骤停病人处于"临床死亡"期时，如果心肺复苏措施及时、

有效,其存活率可达 20%～80%,反之则可迅速死亡。

(一)心跳骤停的判断

凡清醒者意识突然丧失或伴有短阵抽搐,大动脉搏动消失,测不出血压,呼吸呈叹息样或断断续续,随后呼吸停止,心音消失,瞳孔散大,皮肤发绀时即可诊断为心跳骤停,应立即行心肺复苏。在社区急救中,切不可反复测量生命体征而延误抢救时机。

(二)心肺复苏术

心肺复苏术是指当呼吸和心跳骤停时,在体外所实施的基本急救操作和措施。其目的是用人工方法尽快帮助病人建立呼吸和血液循环,以保护心跳和脑等重要脏器,为进一步挽救病人生命打下基础。

> 【课堂互动】
> 有一病人突然呼吸、心跳骤停,大动脉搏动消失,瞳孔散大,请你立即按书中所述的心肺复苏术对该病人进行现场急救。

1. 基础生命支持

基础生命支持(basic life support,BLS)又称初期复苏处理或现场急救,其主要目的是向心、脑及全身重要器官供氧,延长机体耐受临床死亡时间。临床死亡时间通常约 4 min,故要求在心跳骤停的 4～6 min 立即进行现场心肺复苏术的抢救,以避免脑细胞的凋亡,挽救病人生命。因此,现场心肺复苏是抢救生命的关键。目前仍然推荐 BLS 按照开放气道(airway,A)、人工呼吸(breathing,B)、建立有效循环(circulation,C)的顺序进行。

1)开放气道(A)

(1)病人体位 急救时为使复苏有效,一般将病人仰卧于硬、平的地面或硬板上,并保持头、肩、躯干在同一水平线上,复苏者位于病人一侧开始心肺复苏,如病人颈椎有损伤,则搬动时注意保护颈部。

(2)去除气道异物 若异物为液体,应将病人头偏向一侧,液体会自然流出,或者用擦拭法消除。若异物为固体或半流体,可用手指缠上纱布挖出。

(3)开放气道 无头颈部创伤时,采用仰头抬颌法。其方法是,抢救者将一手掌小鱼际置于病人前额,下压使头部后仰,另一只手的食指和中指置于靠近颈部下颌骨下方,将颏部向前抬起,拇指轻牵下唇,嘴微张开,使病人头部后仰,完全打开气道(图 9-1)。

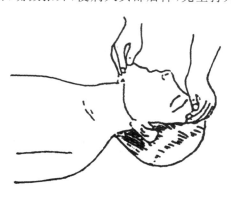

图 9-1 仰头抬颌法开放气道

当怀疑病人有头颈部损伤时,采用改良性下颌前冲手法开放气道。其方法是,将病人取平卧位,抢救者用双手从两侧抓紧病人的双下颌并托起,使头后仰,下颌骨前移,如此即可打开气道。

2）人工呼吸（B）

（1）评估　看胸廓有无起伏，听呼气时有无气流通过的声音，用面部感觉病人呼吸道有无气体排出。评估过程不超过 10 s。

（2）恢复位　若病人能维持有效的呼吸和血液循环，即可采取恢复位、侧卧位，以助于液体从口腔引流。

（3）人工通气　在畅通呼吸道，判断病人无呼吸后，立即给予人工通气，通常有以下三种方法。

① 口对口通气　在保持气道开放的同时，抢救者用拇指和食指捏住病人鼻孔，深吸气后屏气，双唇紧包病人口部用力吹气，吹气时间超过 1 s，吹气量为 800～1200 mL，以确保吹气时病人胸廓能抬起，吹毕，松开捏鼻孔的手，然后换气。单纯呼吸复苏时频率为 10～20 次/分，第二次吹气后立即开始胸外按压，中断时间小于 10 s（图 9-2）。

② 口对鼻通气　将病人口唇闭合，抢救者深吸气，双唇包住鼻部同上方法吹气（图 9-3）。

③ 口对口、鼻通气　此法适用于婴儿。抢救者用嘴将病儿的口、鼻同时包住，深吸气后同上方法吹气（图 9-4）。

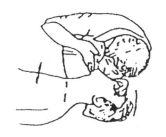 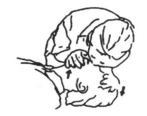 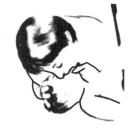

图 9-2　口对口人工通气　　　图 9-3　口对鼻人工通气　　　图 9-4　口对口、鼻人工通气

3）人工循环（C）

（1）评估　人工通气支持时，检查颈动脉有无搏动，若 10 s 内确定无搏动，应开始胸外按压。

（2）按压部位　胸骨中下 1/3 交界处。

（3）按压深度　成人按压深度应达到 4～5 cm，儿童应为 2.5～4 cm，婴儿应为 1.5～2.5 cm，下压和放松的时间相等，每次按压后允许胸廓完全放松，同时要注意节力原则：按压时着力点在手掌，手指不应加压于病人胸部，肘关节伸直，垂直用力向下，利用身体本身重力按压，按压者每两分钟更换一次，以保证按压质量和频率（图 9-5）。

（4）按压频率　其频率应为 100 次/分，按压有规律、平稳地进行，不能间断。

（5）按压与通气比　现场急救人员不管是成人还是儿童，按压通气比为 30∶2，专业人员急救时儿童的按压通气比为 15∶2。完成 5 个按压通气比周期的循环后评估复苏是否有效。心肺复苏有效的指征：末梢循环改善，面色、口唇、甲床的颜色转红，瞳孔由大缩小，可扪及大动脉搏动，肱动脉收缩压达到或超过 60 mmHg，自主呼吸与神志恢复。

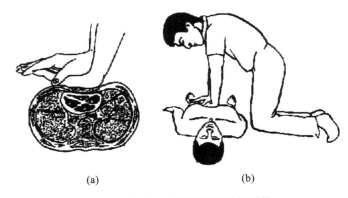

(a)   (b)

图 9-5   胸外心脏按压的手法与姿势

考点链接

按压与通气同时进行时,成人实施抢救时的按压通气比例应为(   )。

A. 12 : 1   B. 10 : 1   C. 30 : 2   D. 30 : 1   E. 16 : 1

答案:C

解析:当按压与通气同时进行时,应在 30 次胸外按压后给予两次通气,第二次吹气后应立即开始胸外按压,中断时间不应超过 10 s。

2. 高级生命支持

进行高级生命支持(advanced life support,ALS)的目的是尽量保护心、脑、肺等重要器官,使其不致达到不可逆的损伤程度,并尽快恢复循环和自主呼吸,高级生命支持在 8 min 内开始,则病人的复苏生存率可达 40%。高级生命支持包括如下几种方法。

(1)静脉通道的建立与药物复苏

① 常用药物   首选药物肾上腺素,其他药物如血管加压素、利多卡因、阿托品、碳酸氢钠等。

② 给药途径   静脉给药,气管给药,心内注射给药。

(2)心电监护   心电监护可长时间显示和记录病人的心电图变化,血压、心率、呼吸及血氧饱和度情况,同时便于及时发现心律失常。

(3)电除颤   在心跳骤停病人中,心室纤颤占 80% 以上,故一旦发生室颤,应及时有效地进行电除颤。

知识链接

大脑死亡即去大脑皮层状态,是大脑的不可逆性损害,除少数人能有好转外,多数人停留在"植物性状态",现称为社会死亡。脑死亡在处理上有争论,大多数国家在医学上与法律上均以脑死亡为死亡,停止抢救。在我国,采用领导、专家、亲属三方意见一致作为救治的依据。

（三）转运及途中监护

在为病人进行心肺复苏的同时，要呼叫急救，待救护车到后，继续做持续生命支持（PLS）。其主要内容如下：密切观察病人脉搏、呼吸、血压、瞳孔、神志等生命体征的变化，做好记录（包括用药情况）；维持有效的呼吸和循环，如用简易气囊呼吸器维持呼吸，并积极纠正低氧血症防止过度换气；将血压维持于正常或稍高于正常水平，以防止脑及其他组织缺血缺氧；颅内压增高者可根据病情应用脱水剂、利尿剂及激素，以减少脑脊液的形成，降低颅内压，减轻脑水肿；车速宜慢，派有经验的专人护送，到接收医院后将社区现场急救情况报告接诊医生。

案例引导

病人，男，70岁，晨起后突感胸闷、心前区不适，既往有高血压及冠心病史，含服硝酸甘油后无缓解，家属立即将其送往社区急救中心，到社区后病人呼之不应，大动脉搏动消失，血压测不出，心音消失，呼吸不规则，唇甲发绀。如果你是社区医护人员，你对病人如何进行现场急救？经过你的急救后，病人面色、口唇、甲床的颜色转红，可触及大动脉搏动，肱动脉收缩压达到或超过60 mmHg，有自主呼吸。但心电监护示心室纤颤，现在你该采取何种措施对该病人进行进一步的救治？通过你积极正确的救治后，病人心电图示窦性心律，且生命体征平稳，现在你又该采取何种措施对该病人进行进一步的救治？

二、昏迷病人的急救护理

昏迷是多种病因引起的大脑皮层处于严重而广泛抑制状态的病理过程，是一种严重的意识障碍，临床表现为意识丧失，感觉、运动、反射及自主神经功能障碍，给予任何刺激均不能将病人唤醒。

（一）病因

（1）急性重症感染，如败血症、肺炎、伤寒等。

（2）内分泌和代谢性疾病，如肝性脑病、肺性脑病、尿毒症、糖尿病、酮症酸中毒、糖尿病高渗性昏迷、甲状腺危象及低血糖等。

（3）严重中毒，如有机磷杀虫剂、一氧化碳和食物中毒等。

（4）颅内疾病，如脑血管意外、颅脑损伤等。

（5）呼吸及循环系统疾病，如呼吸衰竭、心力衰竭、阿-斯综合征等。

（6）水、电解质、酸碱平衡失常，如严重脱水、高氯性酸中毒、稀释性低钠血症。

（二）护理评估

1. 病史

询问发生昏迷的时间、诱因、起病方式及病变过程，有无外伤史、中毒史、既往病史等。

2. 评估昏迷程度

（1）浅昏迷 随意运动丧失，对外界事物及声光等刺激无反应，但对疼痛等深刺激可

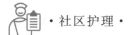

有痛苦表情,各种生理反射(如吞咽、咳嗽、角膜、瞳孔对光反射等)存在或减弱,生命体征平稳。

(2)深昏迷　对外界任何刺激均无反应,各种反射消失,全身肌肉松弛,大小便失禁,生命体征不平稳。

3. 病情观察

观察病人的眼球位置、瞳孔大小,对光反射情况以判断神经系统损害的部位、程度;观察皮肤、黏膜的颜色及有无淤斑、出血点、黄疸、外伤;同时要注意病人的口腔有无特殊气味,如酮味、尿臭味、肝臭味等。

(三)社区救护

1. 现场急救

(1)保持呼吸道通畅　保证充足氧供给,及时清除呼吸道分泌物,取平卧位,头偏向一侧。

(2)维持循环功能　快速建立静脉通路,酌情给予急救药物。

2. 临床救治

(1)病因治疗　针对病因采取不同的救治措施。如,甲状腺危象给予降甲状腺激素治疗,糖尿病酮症酸中毒给予降糖、降酮治疗。

(2)对症支持治疗　包括维持水、电解质、酸碱平衡,全身营养支持治疗,降低颅内压以防治脑水肿,防治各种并发症及继发性感染。

(四)转运及途中监护

根据昏迷原因判定是否转送医院,如低血糖导致的昏迷可在社区救治。中毒、颅内疾病、急性重症感染、呼吸及循环系统疾病导致的昏迷经现场急救后,应转送上级医院或专科医院。

转院途中注意维持静脉给药通路,保持呼吸道通畅,保证充足氧供给,及时清除呼吸道分泌物,转运途中取平卧位,头偏向一侧,随时呼唤病人以观察意识变化;躁动不安者用保护带约束;有痉挛抽搐者,用牙垫垫于牙咬合面,以防舌咬伤;有活动性义齿的应取出,以防误入气道。到医院后将现场急救情况报告给医院接诊医生。

三、机械性损伤的急救护理

机械性损伤是指由于机械性致伤因素(如锐器切割、重力挤压、钝器打击、枪弹伤等)作用于人体,造成的组织破坏和生理功能障碍。根据受伤部位皮肤、黏膜是否完整分为开放性创伤(如擦伤、刺伤、切割伤、裂伤、撕脱伤、火器伤等)和闭合性创伤(如挫伤、扭伤、挤压伤、爆振伤等)。目前机械性损伤的发生率逐年增多,对社会造成了严重的危害,故积极开展社区机械性损伤救治及预防是急救医学、急救护理学的重要任务。

(一)多发伤

多发伤是指在同一致伤因素的作用下,人体同时或相继有两个以上的解剖部位或器官受到创伤,且至少有一处损伤是危及生命的,如高处跌下引起颅内血肿、股骨骨折及脊柱骨折。多发伤具有伤情重、病情变化快、死亡率高等特点。

1. 评估

（1）危及生命的伤情评估 首先进行 ABS 评估。

A——检查气道有无不畅或阻塞。

B——检查有无出血及出血量的多少。

S——观察血压、脉搏、神志、面色等以判断是否休克。

（2）全身伤情评估 参照 CRASHPLAN 方案，及时进行全身检查。

> **【课堂互动】**
>
> 根据书本中的止血、包扎、固定、搬运的急救方法，在同学中互相实习急救技术。

2. 现场急救

对多发性创伤伤员的抢救应做到判断快、抢救快、转送快。以抢救病人的生命作为现场急救的首要任务。

1）脱离危险环境

抢救人员到达现场后，应使伤员迅速安全地脱离危险环境，排除可能继续造成伤害的原因。

2）保持呼吸道通畅

呼吸道梗阻或不畅是伤员死亡的主要原因。故应将伤员置于平卧位，头转向一侧，以保持呼吸道通畅，及时清理呼吸道分泌物及异物，必要时气管切开或气管插管。

3）控制明显的外出血

机械性损伤后若出血量在 800～1200 mL 时，会出现头晕、冷汗、面色苍白、脉率增快、血压下降等早期休克症状，若出血量达到 1600～2000 mL 时，就会有生命危险，故止血术是外伤急救技术之首。止血的方法有以下几种。

（1）直接指压止血法 这是一种最简单的临时止血方法，其具体方法如下：根据动脉的走向，在出血伤口的近心端，利用大拇指将出血伤口的供血动脉压向骨骼，注意力度适中，以伤口不出血为宜，并抬高肢体到超出心脏的位置，一般压迫 10～15 min，这种方法适用于头部、颈部、四肢的动脉出血，对应压迫部位如下（图 9-6）。①头前部：压迫点为耳前方颧弓根部或压迫颞浅动脉。②双上肢前臂：压迫上臂上 1/3 肱动脉搏动处，压迫时同时将手臂抬高超过心脏。③手掌：压迫手腕部尺桡动脉。④手指：压迫指根部的指动脉。⑤下肢：将股动脉压向股骨，并抬高下肢。⑥足部：压迫踝部血管。

（2）包扎止血 用敷料或创可贴包扎止血，紧急情况下可就地取材。

（3）加压包扎止血 用无菌纱布敷于伤口上，紧急情况下可用毛巾、衣物等代替无菌纱布，然后用三角巾或绷带加压包扎，松紧适宜，以达到止血的目的为宜，如果有骨折，可加用夹板固定，如果伤口内有异物或有关节脱位则不用此法。此法适用于小动脉、小静脉出血。

（4）加垫屈肢止血 在腋窝、腘窝、肘窝、腹股沟处加用棉垫，其余同加压包扎止血。

（5）止血带止血 适用于四肢大出血。出血部位在上臂，止血带应扎在上臂上 1/3 处；出血部位在前臂和手，止血带扎在上臂中 1/3 处；出血部位在下肢，止血带扎在股骨中下 1/3 交界处。使用止血带时应注意如下几点：禁用细麻绳、尼龙绳、编织带作为止血带；止血带不能直接扎在皮肤上；止血带的松紧度以出血停止、摸不到远端动脉为宜；上止血带后要记录时间，一般每隔 30 min 松开止血带 1 次，使用不得超过 5 h，以免损伤组织、神经、

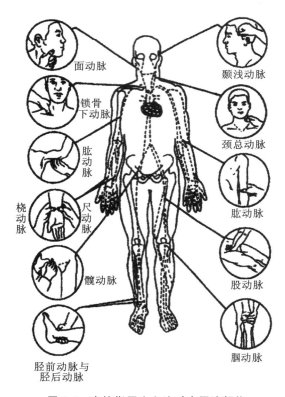

图 9-6　直接指压止血法对应压迫部位

血管。

4）伤口包扎

包扎的目的是保护伤口、减少出血、减轻污染、保护重要器官。所需材料有创可贴、三角巾、绷带等，在紧急情况下可就地取材。包扎时要充分暴露伤口并仔细检查伤口，然后再加盖敷料，对骨折端外露或嵌有异物的伤口勿直接包扎，包扎时动作要轻柔，松紧要适宜。化学伤的伤口需马上用水冲洗，其余伤口勿用自来水冲洗，伤口上不外用消毒剂，包扎时还需做好个人防护。包扎方法有以下几种。

（1）一般伤口　先用生理盐水冲洗伤口，再用碘伏消毒伤口周围的皮肤，最后用无菌敷料包扎。

（2）头部伤口　先压迫止血，然后用专用尼龙网套固定敷料包扎。

（3）伤口异物　表浅异物先去除异物再包扎伤口，深部异物应维持异物原位不动，送医院处理。

（4）手指断离伤　用直接指压法止血，然后用绷带包扎伤口。断离的手指冷存（勿直接放入冷水或冰块中）后立即转送医院。

（5）肢体断离伤　用止血带止血法止血，然后用回返式包扎法加压包扎。如果肢体未完全断离，可直接包扎，如果已完全断离，冷存断肢后立即转送医院。

5）抗休克

现场抗休克的主要措施为尽快恢复有效循环血量，包括立即补充血容量、强心和调节血管张力。

受伤后出血量达到多少时会有生命危险？

A. 800～1200 mL　　　B. 500～1000 mL　　　C. 1200～1600 mL

D. 1600～2000 mL　　　E. 2200～2500 mL

答案：D

解析：机械性损伤后若出血量在 800～1200 mL 时，会出现头晕、冷汗、面色苍白、脉率增快、血压下降等早期休克症状，若出血量达到 1600～2000 mL 时，就会有生命危险。

3. 转运及途中监护

（1）转运指征　可参考 Lindesy 创伤指数（表 9-1），根据创伤的严重程度来判断是否转院。Lindesy 创伤指数是采用受伤部位、受伤类型、循环状态、呼吸状态和意识状态五项指标作为评分参数，每项又分为四个级别，五个参数得分之和即为创伤指数总分。总分在 9分以下的为轻度伤情，可在社区救治；总分在 10～16 分的为中度伤情，需转送上级或专科医院治疗；总分在 17 分以上的为重度伤情，应先进行现场急救，待生命体征平稳后立即转送上级医院或专科医院救治。

表 9-1　Lindesy 创伤指数

记分	受伤部位	伤类	循环状态	呼吸状态	意识
1	四肢	撕裂	血压、脉搏正常	胸痛	嗜睡
3	躯干、背部	挫伤	收缩压 60～100 mmHg脉搏 100～140 次/分	呼吸困难	反应迟钝
4	胸、腹	刺伤	收缩压<60 mmHg脉搏>140 次/分	发绀	浅昏迷
6	头、颈	钝器或枪伤	血压、脉搏测不到	呼吸暂停	昏迷

（2）途中监护　途中应严密观察病人的伤情及生命体征，如出血病人注意观察敷料情况，骨折病人注意观察骨折的固定和伤肢的血运情况。转运途中要注意维持有利于病人病情的正确体位，同时还需继续实施维持生命的救护，并与接收医院的医护人员做好伤者病情及现场急救的交接。

（二）颅脑创伤

颅脑创伤的发生率仅次于四肢伤，但死亡率和致残率居机械性创伤之首，颅脑外伤包括颅部和脑。

1. 分类

（1）轻型颅脑外伤　常为单纯性脑震荡，原发性昏迷在半小时以内，醒后轻度头昏、眩晕、恶心、偶尔呕吐，生命体征无明显改变，神经系统体征正常，常有近事遗忘表现。

（2）中型颅脑外伤　有明确的颅骨骨折及轻度的脑挫裂伤。原发性昏迷的时间在12 h以内，醒后有神经体征的轻度改变，生命体征也有轻度的改变，常出现颈项强直或脑膜刺

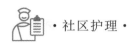

激征。

（3）重型颅脑外伤　其主要表现为广泛性粉碎性颅骨骨折和重度脑挫裂伤。出现急性颅内血肿、脑干损伤及脑疝者，昏迷时间通常超过 12 h，呈持续性昏迷或进行性昏迷加重，醒后短期内出现再昏迷。神经体征和生命体征都有明显的改变。

（4）特重型颅脑外伤　其主要表现为严重脑干损伤或脑干衰竭，伤后呈持续性深昏迷，有去大脑强直或伴有其他部位的脏器损伤，甚至出现休克、晚期脑疝。晚期脑疝包括双侧瞳孔散大、生命体征严重紊乱或呼吸停止。

2. 伤情评估

1）资料收集

了解受伤时间以估计伤情，了解受伤原因及受伤时头部的着力点、着力范围，以判断可能的损伤部位及其严重程度。了解受伤当时和受伤后的情况，如受伤后原发性昏迷的时间，有无中间清醒期，有无恶心、呕吐、抽搐，生命体征有无变化等。

2）临床表现

（1）意识障碍　伤后绝大多数病人都会立即出现原发性昏迷，这是判断病人有无脑损伤的重要依据。意识障碍可有以下表现：嗜睡、瞻妄、浅昏迷、深昏迷。

（2）头痛、呕吐　颅脑外伤后如果出现持续性剧烈头痛并进行性加重，常提示颅内有继发血肿的可能。早期的呕吐可能是自主神经功能紊乱所致，但如果出现频繁的呕吐，应警惕颅内血肿形成。

（3）肢体偏瘫　如果颅内有血肿时，可出现一侧肢体少动或不动，对疼痛刺激的反应迟钝或不反应，并呈进行性加重。

（4）眼球变化　脑干受损时表现为双眼运动不协调，出现眼球分离、歪斜。中脑受损时表现为双侧瞳孔大小不等，眼球位置歪斜，意识障碍。脑桥受损时表现为双侧瞳孔极度缩小，光反射消失，伴有中枢性高热。小脑幕切迹疝形成时表现为一侧瞳孔先缩小，继而散大，对光反射不灵敏，而对侧瞳孔早期正常，晚期随之散大，病人意识障碍进行性加重。如果病人双侧瞳孔散大，对光反射消失，神志处于深度昏迷说明病人已处于濒死状态。

（5）生命体征变化　持续性低血压应注意病人有无其他脏器的损伤，有无内出血；若病人呼吸、脉搏、血压异常，无恢复迹象，提示脑干受损；如果伤后生命体征恢复正常，继而出现血压升高，脉压加大，呼吸及脉搏变慢，提示颅内继发血肿；伤后病人立即出现意识障碍、面色苍白、四肢松软等一过性表现并伴有呼吸、脉搏浅弱，节律紊乱，血压下降，经数分钟后又恢复正常，提示脑性休克。

> **知识链接**
>
> 颅内压是颅脑损伤病人最基本的监护指标。颅内压监测可用于诊断颅内血肿、判断手术时机、术中监护、指导脱水剂的应用和估计预后。正常成人平卧时颅内压为 $10 \sim 15$ mmHg，超过 20 mmHg 为颅内压增高。

3. 现场救治

（1）保持呼吸道通畅与充分给氧　急性颅脑损伤病人常伴有气道不畅或吸入性肺炎，故保持气道通畅可改善脑缺氧，同时防止颅内压增高。

（2）控制出血　因头皮有丰富的血运,故应加压包扎止血。

（3）纠正休克　尽快建立静脉输液通道,最好采用多处静脉输液以补充有效循环血量,可输入平衡盐、右旋糖酐等高渗性液体。

（4）防止脑水肿　局部予以降温,同时使用20％的甘露醇250 mL或10％的甘油果糖250～500 mL静脉快速滴入以降低颅内压,防止脑水肿。

4. 转运及途中监护

（1）颅脑损伤病人应立即转送,转运途中病人取半卧位或侧卧位,保持呼吸道通畅,保护好暴露的脑组织,并用衣物将伤员的头部垫好,防止振动。

（2）密切观察病人生命体征、意识状态、瞳孔及眼部体征的变化,并做好记录。

（3）继续实施维持生命的救护,如保持呼吸道通畅,继续输液和吸氧。

（4）与接收医院的接诊医生做好病人伤情及现场急救的交接。

（三）胸部创伤

严重的胸部创伤将导致呼吸、循环功能障碍,若延误诊治或处理不当,可引起病情迅速恶化,危及生命,是创伤死亡的主要原因之一。

1. 伤情评估

1）资料收集

了解病人受伤的方式和受力点。受伤方式包括撞击伤、刺伤、摔滚伤、挤压伤、振荡伤等。

2）临床表现

（1）胸痛　胸痛是胸部创伤的主要症状,疼痛常位于伤处,在深呼吸及咳嗽时加重。

（2）咳嗽、咯血　胸部创伤病人出现咯血表明支气管或肺损伤;伤后大量咯血伴气胸或皮下气肿时,要警惕气管、大支气管破裂;肺爆振伤的病人多为血性泡沫痰。

（3）呼吸困难　胸部创伤病人均有不同程度的呼吸困难,可表现为呼吸加快、胸闷、端坐呼吸、烦躁不安等。

（4）休克　严重胸部创伤的病人因大出血、心脏挫伤、心包填塞等可导致休克。

2. 现场救治

（1）吸氧　低氧是初始阶段最严重的致命原因,因此对有发绀、呼吸困难的胸部创伤病人应立即以鼻导管或面罩给氧,对呼吸衰竭的病人行气管插管或气管切开,维持正常的呼吸功能。

（2）补充血容量,控制外出血　有出血性休克者应迅速建立静脉通道,快速补液,维持有效循环血量。

（3）开放性气胸的紧急处理　首要的急救措施是选用厚层无菌纱布或干净的衣物在伤者深吸气末迅速敷盖伤口,变开放性气胸为闭合性气胸。

（4）张力性气胸的紧急处理　在伤侧锁骨中线第2肋间插入粗针头,以排出胸腔积气,降低胸膜腔内压。

3. 转送及途中监护

（1）生命体征平稳后立即转送,转运时取半卧位。

（2）转送途中注意保持呼吸道通畅,及时清理口腔、呼吸道的血块、痰液及呕吐物。

（3）严密观察病人生命体征的变化,注意有无气促、发绀、呼吸困难等症状,注意神志、

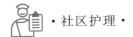
瞳孔、胸部、腹部情况。

（4）继续实施维持生命的救护,如吸氧、静脉输液等。

（5）与接收医院的接诊医生做好病人伤情及现场急救的交接。

考点链接

颠脑外伤后,昏迷时间超过12 h,呈持续性昏迷或进行性昏迷加重,醒后短期内出现再昏迷。此种损伤类型属于(　　　)。

A. 轻型颠脑伤　　　　B. 轻中型颠脑伤　　　　C. 中型颠脑伤

D. 重型颠脑伤　　　　E. 特重型颠脑伤

答案:D

解析:重型颠脑外伤表现为广泛性粉碎性颠骨骨折和重度脑挫裂伤。出现急性颠内血肿、脑干损伤及脑疝者,昏迷时间通常超过12 h,呈持续性昏迷或进行性昏迷加重,醒后短期内出现再昏迷。

（四）腹部创伤

单纯腹壁损伤者一般病情较轻,伴有腹内脏器损伤者大多数为严重创伤。其病情的严重程度取决于所涉及的腹腔内脏和是否有多发性损伤。

1.伤情评估

1）资料收集

了解受伤因素,根据受伤原因进行分类。如挤压、撞击、坠落、钝性暴力打击等多造成腹部闭合性损伤。而刀、枪弹、弹片等锐器损伤多导致腹部开放性损伤。外力直接作用于腹壁,将腹内器官向脊柱挤压,可造成胃肠道、肝、脾的破裂,肠系膜撕裂伤等。当外力冲击造成膈肌破裂时,可使腹内某一脏器进入胸腔,形成膈疝。外力作用于季肋部,可造成肋骨骨折,骨折断端可刺伤肝、脾等内脏器官。外力作用于腹部和盆腔,常伴有骨盆骨折,并合并尿道、直肠、膀胱等器官损伤。

2）临床表现

（1）腹痛　空腔脏器破裂的临床表现为腹痛、肌紧张、压痛、反跳痛等腹膜炎症状。

（2）恶心、呕吐　腹壁伤无此症状。胃肠道破裂、内出血、胰腺损伤或肝外胆道破裂均可刺激腹膜,引起反射性的恶心、呕吐。持续性呕吐是细菌性腹膜炎致肠麻痹的表现,伤后呕血应考虑胃、十二指肠损伤。

（3）腹胀　创伤后短期内出现进行性加重腹胀,表明腹腔内有出血或积气。腹腔内有出血提示有实质性脏器或血管破裂伤;腹腔内积气则提示有胃或结肠破裂;膀胱破裂可产生尿性腹水;腹膜炎导致肠麻痹或水和电解质平衡紊乱,低钾可出现持续性腹胀,且伴有肠鸣音减弱或消失。

（4）内出血　实质性脏器破裂的主要临床表现为内出血,由于血液对腹膜刺激较轻,临床上腹痛、腹部压痛、反跳痛等腹膜刺激症状并不严重,而脉率加速、脉搏细弱、面色苍白、血压不稳、口渴、神志淡漠等血容量不足征象较为明显,严重者出现腹胀、腹部移动性浊音,甚至发生出血性休克。实质性脏器破裂中的肝破裂伴有较大的肝内胆管断裂时,碱性的胆汁漏入腹膜腔,则出现持续性腹痛和腹膜刺激征。胰腺挫裂伤累及胰管者,胰液溢入后腹膜间隙及腹膜腔,可出现剧烈腹痛,并向腰背部放射。

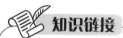

> **知识链接**
>
> 　　诊断性腹腔穿刺对诊断有无腹腔内脏损伤和脏器损伤类型可有较大的帮助,其准确性可达90%以上。诊断性腹腔灌洗适用于腹腔穿刺阴性而临床怀疑者,其诊断准确率达98.5%。其他辅助检查:腹部B超对腹腔是否积血、积液及积液量的多少,可提供较为可靠的信息。

2. 现场救治

(1) 维持呼吸循环功能,给予氧气吸入,必要时气管插管或气管切开。

(2) 快速建立静脉通道,出现休克者立即给予生理盐水或平衡液快速输入,循环血量严重不足的病人,在15 min 内应输入1000～2000 mL 液体,尽量使收缩压维持在90 mmHg 以上。

(3) 腹腔内脏脱出者搬运时将病人双腿屈曲,防止内脏继续脱出,已脱出的内脏严禁回纳腹腔。

(4) 必要时放置胃管,抽净胃内容物,并持续胃肠减压。

3. 转运及途中监护

(1) 腹部创伤病人应尽快转送,一般取仰卧位,膝下垫高使腹壁松弛,腹腔内脏脱出者将伤员双腿屈曲,防止内脏继续脱出。已脱出的内脏用无菌或清洁敷料盖住脱出的内脏,再用干净、大小合适的容器扣在上面,并用布带固定容器,严禁将内脏回纳。

(2) 带有刺入物的病人,应先包扎好伤口,妥善固定好刺入物,搬运途中避免振动、挤压、碰撞,以防止刺入物脱出或继续深入。刺入物外露部分较长时,应有专人负责保护刺入物。

(3) 搬运途中严密观察生命体征及腹痛情况。

(4) 继续实施维持生命的救护,如吸氧、静脉输液等。

(5) 与接收医院的接诊医生做好病人伤情及现场急救的交接。

考点链接

以下哪项不是腹部创伤的临床表现?(　　)

A. 腹痛　　B. 恶心呕吐　C. 腹胀　　　D. 内出血　　　E. 咯血

答案:E

解析:腹部创伤的临床表现有腹痛、恶心呕吐、腹胀、内出血。

(五)骨关节损伤

骨或骨小梁的连续性中断称为骨折。关节损伤是指构成关节的骨、关节软骨、滑膜、关节囊、韧带等组织的损伤。严重的多发性关节损伤致残率较高,会给家庭和社会造成极大

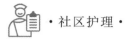

负担。

1．伤情评估

1）资料收集

了解导致骨折的原因、病人的年龄,如负荷力越大、能量越大,组织破坏就越严重,骨折也就越严重复杂。

2）临床表现

（1）疼痛和压痛　完全骨折的四周均有压痛;软组织损伤压痛常限于肢体的一侧;没有移位的轻度压缩骨折疼痛轻微。

（2）局部肿胀　可伴有淤斑和肌肉痉挛。

（3）功能障碍　由于疼痛和杠杆臂的破坏可使肢体主动活动、被动活动受限或丧失功能。

（4）畸形　骨折部位出现成角、旋转和缩短。

（5）反常活动　肢体无关节部位出现被动活动。

（6）骨擦感或骨擦音　骨折断端摩擦产生。

2．现场救治

（1）迅速使伤员脱离危险环境,心跳呼吸停止者立即给予心肺复苏,快速建立静脉通路以预防和抢救创伤性休克。

（2）一般创口出血,加压包扎伤口即可止血;肢体活动性大的出血用止血带止血;骨折端露出伤口外的开放性骨折不要拉动或送回伤口内,用无菌敷料或干净的布类包盖伤口。

（3）妥善固定骨折部位　固定的目的是防止骨折部位移动,以减轻病人的痛苦,同时防止骨折断端移动损伤血管、神经等组织。具体固定方法如下。

① 四肢骨折固定(桡、尺骨骨折固定)　将一块合适的夹板置于骨折肢体的下方,用两条带状三角巾把伤肢固定于夹板上,将伤肢悬吊于胸部,再用一条带状三角巾的两底边分别绕胸背在健肢的腋下打结固定。

② 手指骨折固定　用一块约 1 cm 宽的小夹板置于伤指下,然后将伤指固定于小夹板上。

③ 肘关节骨折固定　肘关节处于伸直状时,用绷带和一块三角巾固定肘关节,肘关节处于弯曲状时,用两块带状三角巾和一块夹板固定关节。

④ 股骨骨折固定　用两块分别从腋下到足跟和会阴到足跟的夹板置于伤肢的外侧和内侧,然后用带状三角巾分别在腋下、腰部、大腿根部及膝部将伤肢与夹板固定,无夹板时,可将伤肢固定在健肢上。

⑤ 胫、腓骨骨折固定　同股骨骨折的固定,但夹板长度略高于膝关节。

⑥ 肱骨骨折固定　用二条带状三角巾和一块夹板将伤肢固定,然后将前臂悬吊于一块燕尾式三角巾的中间,两底角绕颈后打结,最后用一块带状三角巾分别经胸背于健侧腋下打结。

⑦ 锁骨骨折固定　将两条带状三角巾分别环绕左右肩关节,在肩部打结,再将两肩过度后张,把左右三角巾的底角拉紧,在背部打结(图 9-7)。

⑧ 头部固定　下颌骨折固定的方法同头部十字包扎法。

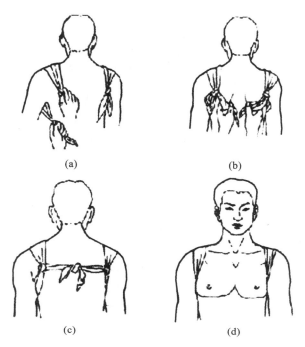

图 9-7　锁骨骨折固定法

⑨ 脊柱骨折固定　将病人俯卧于硬板上,在其胸部和腹部垫上软枕,用绷带固定好病人。

⑩ 颈椎骨折固定　病人取仰卧位,在其头枕部垫一薄枕,使头部不要前屈或后仰,处于正中位,然后在头的两侧放一卷枕,用带子经病人额部将头与卷枕固定于平车或担架上(图 9-8)。

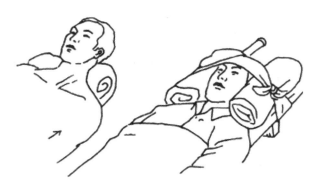

图 9-8　颈椎骨折固定法

⑪ 胸椎、腰椎骨折固定　病人平直仰卧置于硬板上,在受伤处垫一薄枕,使脊柱稍向上突,然后用带子将病人与硬板固定。

⑫ 骨盆骨折固定　将一块带状三角巾的中段放于腰骶部,然后绕髋部至小腹部打结固定,再用另一块带状三角巾中段放于小腹正中,绕髋部到腰骶部打结固定。

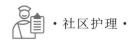

> ### 知识链接
>
> 　　骨折固定的注意事项：当骨折与危及生命的情况同时存在时,应先处理危及生命的情况,再行固定,固定时应先固定骨折近端,然后固定远端,固定要牢固,但应注意松紧适宜,在夹板与骨隆突处,应垫适量的软物,以防局部受压过久导致缺血坏死,如果骨断端暴露,不要拉动或送回伤口内,固定伤肢后,应尽可能将伤肢抬高。

3. 搬运、转送及途中监护

（1）搬运　有脊柱骨折的病人应由三人分别托扶病人的头背、腰臀及双下肢部位,平稳置于硬板上搬运,切忌用背驮、抱持等方法,以防造成继发性脊髓损伤;有颈椎骨折时,可用双手牵引头部,使颈椎维持中立位,平置病人于硬板上,在头颈两侧填塞沙袋或布团以限制头颈活动。

（2）经现场急救伤情稍稳定后,应立即转送上级或专科医院做进一步的救治,转送途中确保呼吸道通畅,注意观察病人神志、生命体征的变化、肢端循环情况等。

（3）到接收医院后将现场救治情况与接收医院的接诊医生做好交接。

考点链接

　　关于颈椎骨折固定的方法,以下说法错误的是（　　　　）。

A. 用带子经伤者额部将头与卷枕固定于平车上

B. 固定后头部不要前屈或后仰

C. 在头的两侧放一卷枕

D. 病人取侧卧位,在其头枕部垫一薄枕

E. 病人取仰卧位,在其头枕部垫一薄枕

答案:D

解析:颈椎骨折固定时,病人取仰卧位,在其头枕部垫一薄枕,使头部不要前屈或后仰,处于正中位,然后在头的两侧放一卷枕,用带子经伤者额部将头与卷枕固定于平车或担架上。

四、中毒病人的急救护理

社区常见的中毒包括有机磷农药中毒、一氧化碳中毒、巴比妥类药物中毒、酒精中毒、阿片及其合成品中毒、亚硝酸盐中毒等。社区医务人员对中毒病人的现场急救及转运,对挽救中毒病人的生命及防止中毒后并发症的发生有重要意义。

（一）有机磷农药中毒

有机磷农药是我国目前使用广泛的一类高效杀虫剂。该类药物品种多,根据毒性大小分为四类:剧毒类如甲拌磷(3911)、对硫磷(1605)、内吸磷(1059)等;高毒类如甲胺磷、氧化乐果、敌敌畏、甲基对硫磷等;中毒类如乐果、美曲膦酯(敌百虫)、碘依可酯等;低毒类如马拉硫磷等。生产或生活中过量接触均可引起中毒。

1. 资料收集

社区医务人员在收集病史时,要详实地了解病人的生活、工作情况及近来情绪的变化,具体了解有机磷农药的种类、来源、摄入途径及用药剂量和时间。

【课堂互动】

有机磷农药中毒的临床症状是什么?如何进行社区急救?

2. 临床症状

(1)急性胆碱能危象

① 毒蕈碱样症状 又称 M 样症状,主要表现为平滑肌痉挛和腺体分泌增加。其临床表现有恶心、呕吐、腹痛、多汗、流涎、流泪、大小便失禁、心跳减慢、呼吸困难、肺水肿、瞳孔缩小等。

② 烟碱样症状 又称 N 样症状,主要表现为肌束颤动、牙关紧闭、抽搐、全身紧束压迫感,继而出现肌力减退和瘫痪,呼吸肌麻痹引起的周围性呼吸衰竭。

③ 中枢神经系统症状 其主要表现为头晕、头痛、疲乏、共济失调、烦躁、谵妄、抽搐和昏迷。

(2)中毒后反跳现象 有机磷杀虫药如乐甲和马拉硫磷中毒,经急救后临床症状好转,可在数日至一周后再次出现有机磷急性中毒的症状,甚至发生肺水肿或突然死亡。

(3)迟发性神经病变 个别急性中毒病人在重度中毒症状消失后 2~3 周出现四肢肌肉萎缩,下肢瘫痪等神经系统症状,此种情况称迟发性神经病变。

(4)中间综合征 少数病人在急性症状缓解后和迟发性神经病变发生前,在急性中毒后 1~4 天突然死亡,此种情况称为中间综合征。

(5)局部损害 某些经皮肤吸收的有机磷农药可引起过敏性皮炎、剥削性皮炎等。

3. 社区急救

1)现场急救

立即将病人脱离中毒现场,快速建立静脉通道,保持呼吸道通畅,心跳骤停时立即给予胸外心脏复苏;因脑水肿发生昏迷的,立即给予脱水治疗。

2)救治原则

(1)迅速清除毒物 脱去污染的衣物,彻底清洗皮肤、毛发、外耳道、甲缝等处。眼部污染时,用生理盐水反复多次冲洗,滴入抗生素眼液;口服中毒者在 6 h 内用清水、生理盐水、1:5000 的高锰酸钾(硫磷忌用)或 2% 碳酸氢钠(美曲膦酯禁用)反复洗胃,直至洗清为止,并保留胃管 24 h 以上,以便再次洗胃时使用,最后用硫酸钠 20~40 g 溶于 20 mL 水中导泻。

(2)早期、足量、联合、重复使用解毒剂,解毒药的用法、用量见表 9-2。

① 阿托品 抗胆碱药,能缓解毒蕈碱样症状,兴奋呼吸中枢,静脉注射阿托品至毒蕈碱样症状消除或出现阿托品化时,才酌情减量或停用。阿托品化的可靠指标是,口干、皮肤干燥、颜面潮红、湿啰音消失、心率在 90~100 次/分,对重度中毒者应持续给药 72 h 以上,以防反跳。另外,还可将阿托品与东莨菪碱合用,以增强解毒作用。

② 解磷定和氯解磷定 胆碱酯酶复活药,能消除烟碱样症状,使用足量的指征是肌颤消失和全血胆碱酯酶活力恢复至正常的 50%~60% 或以上。

表 9-2　有机磷农药中毒解毒药常用剂量参考表

药名	用药阶段	轻度中毒	中度中毒	重度中毒
阿托品	开始	1～2 mg,皮下注射,每1～2 h注射1次,或口服	2～4 mg,静脉注射,立即;1～2 mg,每0.5 h注射1次,静脉注射	5～15 mg,静脉注射,立即;2～5 mg,每10～30 min注射1次,静脉注射
	阿托品化后	0.5 mg,皮下注射,每4～6注射1次;或口服	0.5～1 mg,皮下注射,每4～6 h注射1次,或口服	1～2 mg,皮下注射,每2～6 h注射1次
氯解磷定	首剂	0.25～0.5 g,肌内注射,或稀释后缓慢静脉注射	0.5～0.75 g,肌内注射,或稀释后缓慢静脉注射	0.75～1.0 g,稀释后静脉注射;0.5 h后无好转可重复1次
	以后	必要时2～4 h后重复1次	0.5 g,每2 h注射1次,共3次,肌内注射或静脉滴注	0.5 g,每2 h注射1次,肌内注射或静脉滴注;6 h后好转可停药观察
解磷定	首剂	0.4 g,稀释后缓慢静脉注射	0.8～1.2 g,稀释后缓慢静脉注射	1.2～1.6 g,稀释后缓慢静注;0.5 h后可重复0.8 g
	以后	必要时,2 h后静脉滴注0.4 g	0.4～0.8 g,静脉滴注,每2 h注射1次,共3次	0.4 g,静脉滴注,每1 h注射1次;6 h后好转可停药观察

知识链接

　　胆碱酯酶复活药目前常用的有碘解磷定、氯解磷定及双复磷三种,其中:氯解磷定因复活作用强,毒性小,水溶性大,可供静脉或肌内注射,是临床上首选的解毒药;胆碱酯酶复活药对甲拌磷、内吸磷、对硫磷、甲胺磷和碘依可酯等中毒疗效好,对敌敌畏、美曲膦酯(敌百虫)等中毒疗效差,对乐果和马拉硫磷等中毒疗效不明显。

　　胆碱受体阻断药有外周性与中枢性两类,外周性胆碱受体阻断药以阿托品为代表,它可无选择性地作用于肺组织、骨骼肌及心肌的胆碱受体,故使用过程中易出现心血管副作用,甚至阿托品中毒,且对中枢受体无作用;而盐酸芳庵戊乙奎醚(长托宁)对外周及中枢胆碱受体均有作用,且选择性地作用于肺组织及骨骼肌受体,对心肌受体作用极弱,故不良反应少,且具有阻断作用强、作用时间长、有效剂量少等优点。

3)支持治疗及并发症的治疗

(1)维持呼吸功能　有机磷农药中毒的死因主要是呼吸衰竭,故应严密观察呼吸情况,及时清理呼吸道分泌物,保持呼吸道通畅并给予氧疗,使用呼吸兴奋剂,必要时行气管切开或气管插管辅助呼吸。

(2)并发症的处理　出现休克、电解质失调、脑水肿、肺水肿等情况时应给予相应处理。

(3)输血　危重病人其胆碱酯酶出现严重失活或老化,可采用血浆置换或输注新鲜血液治疗。

(4) 抗生素和激素的应用　酌情合理使用抗生素和糖皮质激素。

4. 转送及途中监护

轻、中度中毒可在社区救护中心治疗。若病人出现神志不清或昏迷、抽搐、全身肌颤、大汗、瞳孔极度缩小、呼吸困难、血压下降、心律不齐、两肺有湿啰音等表现，提示为重度中毒，这类病人就地洗胃和用药后，立即转送上级医院，转院途中密切观察病情变化，给予心电监护、吸氧、保持呼吸道通畅，并不间断地使用胆碱酯酶复活药及阿托品。

考点链接

不明毒物中毒时适用洗胃的物质为（　　　）。

A. 生理盐水　　　　　B. 温开水　　　　　C. 高锰酸钾液

D. 碳酸氢钠液　　　　E. 硫酸钠液

答案：A

解析：不明毒物中毒时洗胃液应选择清水或生理盐水，温度35～37 ℃。

（二）急性一氧化碳中毒

一氧化碳（CO）是一种无色、无味、不溶于水的窒息性气体，吸入过量会导致急性中毒（俗称煤气中毒）。中毒的轻重与吸入一氧化碳的时间、机体对一氧化碳的敏感性及机体的健康状态有关。

案例引导

病人，女，51岁，平日体弱。某日她用燃气烧热水洗浴，门窗紧闭，洗浴过程中突发晕厥，被家人发现时呼之不应，皮肤黏膜呈樱桃红色，立即送往社区救护中心，社区医护人员如何对该病人进行资料收集、诊断及急救？

1. 资料收集

了解中毒所处环境，如潮湿、高温、高床位可加重中毒；了解病人停留时间及同室的有无中毒；了解病人的身体状态及病人对一氧化碳的敏感性，如贫血、营养不良、嗜酒者都会加重中毒的程度。

2. 临床症状

(1) 轻度中毒　仅有恶心、呕吐、头昏、头痛甚至短暂性晕厥。

(2) 中度中毒　除上述症状外，还出现神志不清或昏迷、皮肤黏膜呈樱桃红色，各种反射减弱。

(3) 重度中毒　神志处于深度昏迷状态，各种反射消失，可发生肺水肿、脑水肿、心律失常、消化道出血等并发症。

(4) 中毒后迟发脑病　在病人意识状态恢复后，经过2～60天的假愈期，可出现精神障碍、锥体外系症状（以帕金森综合征多见）、锥体系神经损害（如瘫痪、小便失禁）及大脑皮

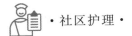

质局灶性功能障碍(如失语、失明、失写等)。

3. 社区急救

1)现场急救

尽快脱离中毒现场,将病人移至空气新鲜处,解开衣领、裤带,若病人无呼吸、心跳,应立即进行心肺复苏。

2)救治要点

(1)纠正缺氧　①吸氧:用鼻导管或面罩高浓度给氧,氧流量8～10 L/min,因吸氧能加速碳氧血红蛋白解离和一氧化碳排出,改善机体缺氧状况。②维持呼吸功能:及时清理呼吸道分泌物,必要时给予气管插管或气管切开。

(2)防止脑水肿　应用脱水剂(如甘露醇、甘油果糖等)、利尿剂(呋塞米)、糖皮质激素(如地塞米松、氢化可的松等),脱水过程中注意水、电解质平衡。昏迷时间过长(10～20 h)或有高热、抽搐者,可采用人工冬眠疗法。

(3)促进脑细胞功能恢复　常用能量合剂和醒脑静、脑活素等。

4. 转送途中监护

轻度中毒可在社区救护中心治疗,中度中毒病人应转至有高压氧的医院,重度中毒病人转至有高压氧及血液净化室的医院,以便尽快行高氧压及血浆置换治疗。转运过程中注意救护车通风问题,并持续鼻导管或面罩高浓度给氧,注意监测呼吸情况,要维持一定的呼吸频率以保证足够的通气量,同时维持静脉通路以便处理紧急情况。

📝 **知识链接**

一氧化碳中毒最重要的是预防,故应在每年冬季反复进行相关宣传工作,例如:居室内火炉应安装结构严密的烟囱,室内通风良好;煤气炉和管道要常检修;厂矿认真执行操作流程;加强工矿车间空气中一氧化碳浓度的监测和报警;矿井放炮后须通风20 min方可进入;进入一氧化碳环境中工作需戴防毒面具,系安全带,须2人同时工作。

考点链接 -

一氧化碳重度中毒者,给氧的流量应为(　　　)。

A. 4～6 L/min　　　　B. 6～8 L/min　　　　C. 2～4 L/min

D. 8～10 L/min　　　　E. 10～12 L/min

答案:D

解析:一氧化碳轻、中度中毒者氧流量为4～6 L/min,重度中毒者应给予面罩高浓度吸氧8～10 L/min。

- - - - - - - - - - - -

(三)巴比妥类药物中毒

巴比妥类药物是镇静催眠类药物,一次服用此类药物的5～6倍剂量即可引起急性中毒,当实际吸收的药量超过本身治疗量的15倍时即可危及生命。

1．资料收集

详细询问用药史、用药种类、剂量与服药时间；了解是否经常服用该药，服药前是否饮酒；如果怀疑病人为自杀，应仔细询问家属，病人近期的情绪及精神状态。

2．临床症状

（1）轻度中毒　病人处于嗜睡状、言语不清、感觉迟钝、判断力及定向力障碍，各种反射存在，生命体征平稳。

> 【课堂互动】
> 　　巴比妥类药物中毒的临床症状是什么？如何进行社区急救？

（2）中度中毒　病人处于昏睡状，不能回答问题，腱反射消失，呼吸浅慢，手指、眼球和嘴唇可出现震颤。

（3）重度中毒　病人处于深昏迷状，早期四肢强直，后期全身弛缓，各种反射消失，瞳孔有时散大，有时缩小，对光反射存在，呼吸浅慢、不规则或潮式呼吸，脉搏细速，血压下降，尿少或尿闭。

3．社区急救

1）现场急救

重症病人首先保持呼吸道通畅，取仰卧位、头偏向一侧，并予吸氧，必要时行气管插管或气管切开，同时建立静脉通路，根据病情采取相应的药物急救，如血压下降者予升压药静脉滴注。

2）救治要点

（1）迅速清除毒物　①洗胃：口服中毒者在服药 12 h 内的用 1 ：5000 高锰酸钾或清水洗胃。②活性炭及泻剂的应用：首次剂量 1～2 g/kg，洗胃后胃管注入，2～4 h 可重复使用，至症状改善，同时用 5% 的硫酸镁 60 mL 或 25% 甘露醇 100 mL 导泻。③加速排泄：静脉输液 3000～4000 mL/d，或用利尿剂、脱水剂增加尿量，同时静脉滴注碳酸氢钠以碱化尿液。

（2）应用特效解毒剂　巴比妥类药物中毒无特效解毒剂。

（3）应用中枢神经系统兴奋剂　对深昏迷或呼吸抑制的重症病人可适量应用此类药物，如纳洛酮、贝美洛、尼可刹米、洛贝林等，出现肌肉震颤即应停药。

（4）对症治疗　肝功能受损者予保肝治疗；体温过高者予降温治疗；昏迷者加强监护及基础护理，促进意识恢复。

4．转运及途中监护

轻度中毒者可在社区救治，中度及重度中毒者转至有血液净化室的医院，以便及时进行血液透析或血液灌流。

转运过程中注意观察意识状态及生命体征，如果病人出现瞳孔散大、血压下降、呼吸变浅或不规则等情况，说明病情恶化，应立即给予多巴胺静滴，维持收缩压在 90 mmHg 以上，同时加大氧流量，及时清理呼吸道，保持呼吸道通畅。

考点链接

巴比妥类药物中毒的病人，在转运过程中，应维持收缩压在（　　　）mmHg以上。

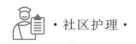

A. 50　　B. 60　　C. 70　　D. 80　　E. 90

答案:E

解析:转运过程中注意观察病人意识状态及生命体征,如果病人出现瞳孔散大、血压下降、呼吸变浅或不规则等情况,说明病情恶化,应立即给予多巴胺静脉滴注,维持收缩压在 90 mmHg 以上。

(四)急性酒精中毒

一次性饮入过量酒类饮料或酒精引起的中枢神经系统由兴奋转为抑制,称为急性酒精中毒。

1. 资料收集

注意询问饮酒的种类、饮酒的量、时间、饮酒时是否同时进食高脂食物,饮酒时的心情、以往酒量、有无服用其他药物,既往有无心、肝、肾等方面的疾病。

2. 临床症状

（1）兴奋期　其主要表现为头痛、兴奋、健谈、易激怒,也可能沉默不语或入睡。

（2）共济失调期　其主要表现为言语不清、眼球震颤、视物模糊、步态不稳,还可出现消化系统症状,如恶心、呕吐。

【课堂互动】
　　急性酒精中毒的临床症状是什么? 如何进行社区急救?

（3）昏迷期　其主要表现为昏睡、瞳孔散大、心率加快、血压及体温降低、呼吸变缓且鼾声呼吸,严重者可出现呼吸、循环麻痹危及生命。

3. 救护措施

1) 现场急救

急性酒精中毒时,轻者给予浓茶、咖啡等饮料;出现兴奋躁动和共济失调者给予约束;出现神志模糊、呕吐时,注意保持呼吸道通畅;出现呼吸抑制时立即行气管插管或气管切开,并给予机械通气辅助呼吸。

2) 救治要点

（1）维持呼吸、循环功能　注意监测生命体征,建立静脉通路,出现血压下降时,给予5%葡萄糖生理盐水静脉输注以维持有效循环血量,出现呼吸困难时,按上述现场急救处理。

（2）加速清除中毒物质　清醒者立即给予催吐;神志不清且饮酒在 2 h 内者可用 1%碳酸氢钠或生理盐水洗胃;剧烈呕吐者可不洗胃。

（3）应用解毒药物　呼吸抑制、休克、意识障碍者可将 0.4～0.8 mg 纳洛酮加入 20 mL 葡萄糖溶液 20 mL 中进行静脉注射,必要时可在 20 min 后重复使用一次。

（4）对症治疗　注意保暖,呕吐严重者注意维持水、电解质平衡,防治低血糖。

（5）转运及途中监护　兴奋期及共济失调期病人可在社区救治,昏迷期病人需转至有血液净化室的医院,尽早进行血液透析治疗。转运途中注意观察生命体征、意识、瞳孔的变化,有呕吐者,取平卧位,头偏向一侧,及时清除呕吐物,以保持呼吸道通畅,血压下降者可静脉使用升压药,维持收缩压在 90 mmHg 以上。

考点链接

急性酒精中毒者一般在饮酒后多长时间内洗胃效果较好？（ ）

A．6 h　　B．8 h　　C．2 h　　D．3 h　　E．4 h

答案：C

解析：急性酒精中毒后，清醒者立即给予催吐；神志不清且饮酒在 2 h 内者可用 1‰ 碳酸氢钠或生理盐水洗胃；剧烈呕吐者可不洗胃。

（五）阿片及其合成品中毒

阿片及其合成品俗称毒品，是能使人成瘾的一种麻醉性镇痛药，使用过量会导致中毒。目前我国流行最广的毒品是海洛因。

1．资料收集

详细询问病人或家属病人使用毒品的名称，吸毒的时间、剂量、吸毒方式及既往吸毒的量、吸毒方式、吸毒史。

2．临床症状

（1）轻度中毒　表现为头晕、头痛、恶心、呕吐、欣快或抑郁，可有幻觉。

（2）重度中毒　出现典型的中毒三联征，即昏迷、针尖样瞳孔、呼吸高度抑制。

3．救护措施

1）现场急救

轻度中毒者以对症处理为主，注意观察意识状态和呼吸改变；重度中毒者若出现呼吸抑制时立即行气管插管或气管切开，并给予机械通气辅

【课堂互动】
　　阿片及其合成品中毒的临床症状是什么？如何进行社区急救？

助呼吸，血压过低者立即建立静脉通道进行静脉补液，必要时使用升压药，心动过缓者应使用阿托品。

2）救治要点

（1）维持呼吸循环功能。处理同上述现场急救。

（2）清除毒物　主要是洗胃、导泻。阿片类药物口服可引起胃排空延迟，所有口服中毒者均应洗胃，清醒者可先催吐，但禁用阿扑吗啡催吐。洗胃后用适量药用碳与泻药同时灌入胃内导泻。皮下注射毒品者现场可用止血带扎紧注射部位上方，局部冷敷，以延缓吸收，结扎带间隙放松。

（3）应用解毒剂　首选纳洛酮，纳洛酮是阿片受体完全拮抗药，能在数秒或数分钟内逆转阿片类药物的毒性作用，首剂 0.4～0.8 mg 肌内注射或静脉注射，2～10 min 可重复使用，也可维持静脉滴注，直至病情稳定 24 h。肯定为阿片类毒物中毒而纳洛酮治疗无效者，提示中毒缺氧时间长，预后差；该类解毒药物还有纳美芬、纳曲酮、烯丙吗啡等。

4．转运及途中监护

轻度中毒病人可在社区救治，重度中毒病人需转至有血液净化室的医院，尽早行血液透析治疗。

转运途中注意观察生命体征、意识状态和心肺功能。有呕吐者，取平卧位，头偏向一

侧,及时清除呕吐物,以保持呼吸道通畅;呼吸抑制者,给予吸氧,静脉使用呼吸兴奋剂,必要时行气管插管,辅助机械通气;血压下降者可静脉补液,必要时使用升压药,维持有效的循环功能。

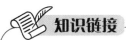 知识链接

　　目前国际上对毒品的排列分为十个号,主要是鸦片、海洛因、大麻、可卡因、安非他明、致幻剂等,其中海洛因占据第三、四号,即三号毒品和四号毒品,因此在世界上人们普遍称为三号海洛因、四号海洛因。这样的习惯叫法使人们误以为还有一号、二号海洛因。吸食海洛因两次后,大多数人都会上瘾而产生生理依赖和心理依赖。

五、烧(烫)伤病人的急救护理

　　烧伤是由热力(如火焰、热水、蒸汽、高温金属等)、电流、放射线以及某些化学物质等引起皮肤甚至深部组织的损伤。以热力烧伤最多见。严重烧伤可引起全身各系统复杂的病理生理变化而危及生命。

　　烧伤的严重程度主要取决于烧伤的面积和深度。烧伤的部位有无合并伤,以及病人的年龄和健康情况均会影响烧伤的预后。

　　(一)烧伤面积计算

　　(1)中国九分法(表9-3)　将全身体表面积分成11个9%,另加会阴区1%共100%;12岁以下小儿头部面积相对较大,双下肢面积相对较小,故12岁以下小儿烧伤面积可参照表9-3所列公式计算。其中Ⅰ度烧伤不计入烧伤面积。

表9-3　中国九分法

部　　位	成人面积/(%)	小儿面积/(%)
头颈	9×1＝9(发部3 面部3 颈部3)	9＋(12－年龄)
双上肢	9×2＝18(双手5 双前臂6 双上臂7)	9×2＝18
躯干	9×3＝27(腹侧13 背侧13 会阴1)	9×3＝27
双下肢	9×5＋1＝46(双臀5 双足7 双小腿13 双大腿21)	46－(12－年龄)

　　(2)手掌法　以病人自己的一个手掌(五指并拢)面积为1%计算。此法适用于小面积烧伤或特大面积烧伤(测量正常皮肤面积取减法)。此法欠准确。

　　(二)烧伤深度估计

　　按热力损伤组织的深度采用三度四分法,即将烧伤分为Ⅰ度、浅Ⅱ度、深Ⅱ度和Ⅲ度烧伤(表9-4)。

表9-4　烧伤深度及现场评估要点

分　　度	临 床 特 点	局部感觉
Ⅰ度	局部红肿、无水疱	感觉过敏、灼痛
浅Ⅱ度	水疱较大,疱皮薄、去除疱皮后其基底潮红	剧痛

续表

分　　度	临　床　特　点	局部感觉
深Ⅱ度	可有小疱、疱皮厚、去除疱皮后其基底苍白,干燥后可见网状栓塞血管	感觉迟钝,拔毛痛
Ⅲ度	无水疱,创面蜡白或焦黄,皮革状,甚至炭化,可见树枝状栓塞血管	感觉消失

（三）烧伤程度的判断

（1）轻度烧伤:Ⅱ度和Ⅲ度烧伤总面积小于9%,可有散在的Ⅲ度烧伤。

（2）中度烧伤:Ⅱ度和Ⅲ度烧伤总面积达到10%～29%,Ⅲ度烧伤面积达到5%～9%。

（3）重度烧伤:Ⅱ度和Ⅲ度烧伤总面积达到30%～50%,Ⅲ度烧伤面积达到10%～20%。

（4）特重度烧伤:Ⅱ度和Ⅲ度烧伤总面积大于50%,Ⅲ度烧伤面积大于20%。

（四）现场急救

1. 消除致伤原因

迅速将病人从火灾现场抢救出来:若病人衣服着火,应立即脱掉燃烧的衣服,或用泼水、卧地翻滚的方法把火压灭;若为开水烫伤,应立即脱去或剪开浸湿的衣服,切勿强行扯拉;若为面积较小的四肢烧伤,可用冷水冲洗患肢或将患肢浸泡于冷水中,以减轻疼痛和热力损伤的深度;若为强酸、强碱引起的化学性烧伤,应立即脱去或剪开浸有强酸、强碱的衣裤,用大量流动清水长时间冲洗局部,如为生石灰烧伤,应先去除石灰粉粒,再用清水冲洗;若为电击伤,应立即切断电源。

2. 保持呼吸道通畅

迅速处理危及烧伤病人生命的窒息、心跳骤停等危急情况。对头颈部烧伤或疑有呼吸道烧伤者,应保持呼吸道通畅,必要时气管切开或气管插管,并予机械通气辅助呼吸。

3. 预防休克

（1）镇静止痛　肌内注射哌替啶或口服镇痛剂,对合并呼吸道烧伤和颅脑损伤者忌用哌替啶、吗啡,以免其抑制呼吸。

（2）补充液体　对轻度烧伤可口服淡盐水(每200 mL 水中含食盐约 1 g)或烧伤饮料(氯化钠 0.3 g,碳酸氢钠 0.15 g,苯巴比妥 0.005 g,加水至 100 mL),避免饮用白开水;对中度以上烧伤,应迅速建立静脉通道,快速静脉输入生理盐水或平衡盐溶液 1000～1500 mL 及中分子右旋糖酐 500 mL,以补充血容量,预防休克,避免单纯输入 5%～10%葡萄糖溶液。

（3）保护创面　创面不涂任何药物,可用消毒敷料或干净被单、衣服覆盖或进行简单包扎,目的是避免烧伤创面再污染和损伤。

（五）转运及途中监护

病人经过现场急救以后,轻度烧伤可在社区治疗,中、重度和特重度烧伤应迅速转送至上级医院或烧伤专科医院治疗。

（1）转送时机　重度烧伤要求在 8 h 内送到医院;特重度烧伤要求在 4 h 内送到医院

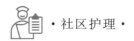

或就地抗休克治疗,待休克相对稳定后再转送。

(2)途中监护 救护车转送时病人体位应取头后足前位,途中注意保暖及密切观察病人的神志、血压、脉搏、呼吸等情况;若病人感口渴,可服用淡盐水或烧伤饮料;中度以上烧伤病人尤其是转送途中时间超过1 h者,应静脉补充平衡盐溶液或生理盐水,可适当使用镇静止痛药,但避免使用冬眠药物和抑制呼吸的药物;头颈部并有呼吸道烧伤的病人注意保持呼吸道通畅,必要时气管切开后再转送。

第三节 社区灾害的护理与管理

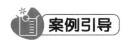案例引导

2008年5月12日14时28分04秒,四川汶川,8级强震猝然袭来,大地颤抖,山河移位,满目疮痍,生离死别……西南处,国有殇。这是新中国成立以来破坏性最强、波及范围最大的一次地震。大家想一想:

1. 如果你身边正在发生地震,你会怎么做?

2. 作为一名护理人员参加灾后救助时,你应该如何去应对病人?

一、灾害概述

灾害是对能够给人类和人类赖以生存的环境造成破坏性影响的事物的总称。灾害不表示程度,通常指局部,可以扩张和发展,演变成灾难。例如:蝗虫虫害的现象在生物界广泛存在,当蝗虫大量繁殖、大面积传播并毁损农作物造成饥荒时,即成为蝗灾;传染病的大面积传播和流行、计算机病毒的大面积传播即可酿成灾难。灾害是一切对自然生态环境、人类社会的物质和精神文明建设,尤其是人们的生命财产等造成危害的天然事件和社会事件,如地震(图9-9)、火山喷发、风灾、火灾、水灾、旱灾、雹灾、雪灾、泥石流、疫病等。

(一)灾害特点

1. 广泛性和区域性

一方面,灾害的分布范围很广。只要有人类活动的地方,灾害就有可能发生。另一方面,自然地理环境的区域性又决定了灾害的区域性。亚洲是世界上发生自然灾害最多的大洲;澳大利亚大陆、西欧是自然灾害发生较少的区域;日本面积不大,

【课堂互动】
根据灾害的概念,想想你身边发生过哪种灾害?产生了什么后果?

却是世界上自然灾害发生频率最高的国家之一;巴西尽管面积很大,自然灾害却较少发生。

2. 频繁性和不确定性

灾害频繁发生但发生的时间、地点和规模却是不确定的。2008年我国部分地区出现入冬以来最大幅度的降温和雨雪天气,雪灾(图9-10)造成湖南、湖北、贵州、安徽等10省区3287万人受灾,倒塌房屋3.1万间,因灾直接经济损失62.3亿元。2008年5月12日,四川汶川发生里氏8.0级浅源地震。2010年4月14日,青海玉树发生里氏7.1级特大浅表

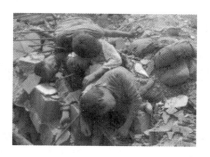

图 9-9 地震

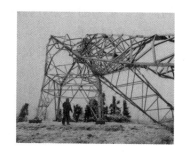

图 9-10 雪灾

地震。灾害的频繁性和不确定性增加了人们抵御灾害的难度。

3. 周期性和不重复性

灾害的周期性和不重复性主要指灾害过程、损害结果的不可重复性。我国 20 世纪 30 年代至 50 年代为丰水期,10 年中发生大洪水 8 次;60 年代至 70 年代发生大洪水的次数相对较少,20 年中只有 4 次;到 90 年代,发生大洪水的次数明显增加。

4. 联系性

灾害的联系性表现在区域之间和灾害之间的联系性。南美洲西海岸的厄尔尼诺现象可能导致全球气候紊乱;美国排放的工业废气,常常在加拿大境内形成酸雨。某些自然灾害可以互为条件,形成灾害群或灾害链,如火山活动导致火山爆发、冰雪融化、泥石流、大气污染等一系列灾害。

5. 危害具有严重性

各种自然灾害所造成的危害具有严重性。仅干旱、洪涝两种灾害造成的经济损失全球每年可达数百亿美元。

(二)灾害分类

灾害可分为人为灾害或自然灾害,还可根据诱发因素不同,分为地质灾害、天气灾害、环境灾害、生化灾害和海洋灾害等。

(三)灾害起因

1. 自然因素

(1)天文事件 由于星系交汇,导致地球在一年四季,遭遇各种风、雨、雷、电、雪、冰、霜、冻、旱、涝、龙卷风、台风、风暴、海啸、阴霾、沙尘暴、火山喷发、泥石流、雪崩等极度天气和气象地质灾害。在这类常见的天文现象没有达到近地高度时,通常人类感觉不到它的破坏力。

(2)地壳板块运动滑移漂移 地壳板块运动滑移漂移,导致地震、垮塌、地面裂缝、矿井坑道地洞渗水和瓦斯渗出聚集,大型工农业设施装备管道和管网索道绳索被拉伸扭曲导致微裂纹扩展等。

2. 社会因素

人类对森林、植被和草原的过度砍伐和破坏等造成了土地荒漠,人类活动污染了地球表面环境造成物种灭绝等。

(四)社会后果

灾害危害面广、破坏性大,是对人民生命财产安全的最大威胁和对社会经济发展的重

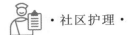

大制约因素。灾害的主要社会后果如下。

1. 对人身的危害

直接危害：灾害，特别是重大或突发性的自然灾害，可以造成人员大批伤亡。如 1976 年 7 月 28 日唐山 7.8 级大地震，死亡 24.2 万人。间接危害：疾病是自然灾害的主要衍生灾害；灾害对人的心理健康造成长期影响。

2. 对社会经济造成破坏

我国近十年来的灾害损失呈上升趋势，据统计，我国 1989 年自然灾害损失为 525 亿元，1996 年达到 2882 亿元，1997 年虽总值有所下降，但灾情突发后果仍很严重。另据报道，我国 20 世纪 90 年代的年均自然巨灾、事故、公害三类损失之和已占国民生产总值的 10% 以上，几乎相当于国家财政收入的 40%。2008 年 5 月 12 日下午，四川汶川发生了 8.0 级地震，引起了全球的广泛关注，这次地震带来的直接经济损失大约为 5252 亿元人民币。

3. 造成社会不稳定

大的灾害特别是突发性强的自然灾害，如大地震等，可引起人们的恐惧、慌乱、悲哀、绝望等，迫使灾民迁移，给社会管理带来了困难，灾害对经济的破坏，还可能引起社会动荡不安。我国历史上多次出现的农民起义，都是发生在灾年。

二、社区灾害的预防

自然灾害，人类无法阻止它们发生，但可以采取预防措施尽可能地减少自然灾害带来的严重后果，而人为灾害，人类则可以预防它的发生。在长期抵抗灾害过程中，人们积累了大量的防灾和救灾经验，主要有如下几点。

1. 加强观测，重视自然灾害前的预兆

许多自然灾害在发生前常出现各种先兆，如地震发生前许多动物会出现异常行为。1976 年唐山大地震，7 月 28 日北京时间 3 时 42 分 54 秒，地下的岩石断裂了，这座百万人口的城市顷刻间夷为平地，成为迄今为止世界地震史上最悲惨的一页。然而，仅仅在一分钟前，这里还是平静的，那是特别的平静，平时小虫子的叫声，青蛙的闹嚷声，一声儿都没有了，静得反常，静得叫人发怵，灾难突发于这万籁俱寂的夜间。汶川大地震前 2 日四川绵阳数十万只蟾蜍大逃亡，当地的老人都说祖祖辈辈都没见过这样的现象。只要我们重视这些预兆，加强观测，我们就能预防灾害带来的严重后果。

知识链接

现在已发现在台风来临前，四周无风。据资料记载，1703 年，异常猛烈的大西洋强风和暴雨接连两个星期袭击了英国的英格兰和威尔士。11 月 25 日，在整整半个月的恶劣气候之后，天气突然放晴，海上风平浪静，人们终日担忧的暴风雨终于过去了。人们都希望晚间能好好地睡个安稳觉。船员们纷纷准备各种用具，预备在近一两天拔锚起航。11 月 26 日白天，天气极好，但谁也没有想到，这一天的温和和宁静之后隐藏着一场更为凶恶的灾难。当天午夜，一场历史上罕见的特大暴风雨向英格兰南部和威尔士扑来。强烈的劲风不停地咆哮，形成了巨大的海啸，据估计，这次风暴造成的经济损失约 100 万英镑，死亡人数近万人。

2. 宣传和普及防灾、救灾知识,进行防灾、救灾演习训练

在灾害多发地区,以学校、社区为单位对人们进行宣传和普及防灾和救灾知识,定期进行防灾和救灾实习演练。例如,日本为地震多发国家,为了把地震的灾害减低到最低限度,日本各地中小学都非常重视防灾组织的建立、教师进修、学生防灾知识的学习和防灾演练等工作。以日本兵库县为例,该县所有的小学、初中、高中和特殊学校都有常设的防灾教育委员会,负责实施防灾教育等工作。

3. 转变意识,将人们对灾难的恐惧感转变为对灾难的危机意识

日本人对自然灾害中的地震具有强烈的危机意识和恐惧感。调查显示,高达75%的小学生认为"不远的将来身边可能发生大地震",有90%的人表示"最担心的灾害是地震"。为此,有60%的家庭购置了便携式收音机、手电筒和药品,有20%的家庭储存了应急食品,有86%的民众确认过往附近避难所的路线。

4. 排除隐患

排除可能发生灾害的隐患,相关负责部门要定时检查,及时发现并排除可能发生灾害的隐患。

5. 进行灾害保险投保

为了减少灾害给家庭或单位带来的损失,提倡家庭或单位进行灾害保险投保。

三、社区灾害的应对护理与管理

(一)社区灾害的应对护理与管理

社区护士要对社区居民的健康负责,听从政府的指挥,积极配合相关部门救助伤员。要做到寻找并救出生存者,要进行预诊、分诊和移送伤员,评估受灾程度,根据伤情或病情给予相应的处理。其具体工作如下。

1. 上报灾害事件

一旦得知社区发生此类事件应立即启动预案,接诊的全科医生和社区护士应立即上报社区卫生服务中心(站)的相关负责人,并在第一时间上报社区卫生局主管部门及区医管科、监督和疾病预防控制中心。

2. 现场救助

由社区卫生服务中心(站)的相关负责人立即通知社区卫生服务机构的抢救小组,社区护士积极配合全科医生就地抢救,采取有效措施,使伤亡人数降至最低程度。长时间被封闭在倒塌的建筑物中或身体的一部分被压在建筑物下的救助方法如下。①稳定生命体征,供氧。②利用颈托或脊柱固定板等固定骨折部位。③进行疼痛管理。④根据情况动用特殊装置,必要时协助医生实施截肢手术。⑤转送到能得到集中治疗的临近医疗机构。

考点链接 -

受灾者长时间被封闭在倒塌的建筑物中或身体的一部分被压在建筑物下的首要救助方法是(　　)。

A. 稳定生命体征,供氧

B. 利用颈托或脊柱固定板等固定骨折部位

C. 进行疼痛管理

D. 根据情况动用特殊装置,必要时协助医生实施截肢手术

E. 转送到能得到集中治疗的临近医疗机构

答案:A

解析:生命体征的稳定是一切活动的基础,若生命体征不稳定或没有生命体征,其他都只是空谈。

3. 转诊

社区卫生服务站的院前抢救等医疗技术和医疗设备较二级和三级医院薄弱,对危重症者应迅速转诊。在转移途中如果不采取有效的急救措施,就有可能发生意外。另外,院前急救流动性强,接触面广,中间环节多,为保证院前急救工作顺畅,社区护士必须熟知转诊过程,掌握现场急救技术,做好消毒隔离工作,把伤残降到最低。

(二)灾害引起心理问题的预诊、分诊

灾害发生后按以下不同心理反应进行预诊、分诊。

(1)正常反应 主要表现为不安、寒战、恶心、呕吐,可按简单命令参与救助。

(2)外伤性抑郁 主要表现为呆站或呆坐的状态,如同"正常反应",可参与简单的救助活动。

(3)惊吓反应 主要表现为丧失判断力,有可能引发"群体恐惧心理",因此最好采取隔离措施。

(4)过度反应 主要表现为讲恐吓性故事,说不恰当的幽默,到处乱窜等过分反应,此时需要尽快与现场隔离。

四、社区灾害重建期的健康管理

灾害过后,人们的身体、生理和心理都遭受了重大的创伤,再加上灾区环境卫生恶化,人们的健康面临巨大的考验,这时进行健康管理非常重要。

知识链接

发生自然灾害,尤其是洪灾的情况下,灾民聚居的地方环境卫生往往较差且人口相对密集,如果水源出现污染,粪便、垃圾和腐烂变质的有机物质(包括牲畜尸体)得不到恰当处理,蚊蝇便会孳生,加上不注意个人卫生和食品卫生,就容易患肠道传染病。为预防这些肠道传染病,一定要按照"先清淤泥、垃圾,后消毒,再杀虫"的原则,大力开展卫生运动,搞好环境卫生,经常清扫,建立并管好厕所,不要随地大小便,粪便和垃圾定时定点进行卫生清理,消灭蚊蝇孳生场所,淹死、病死的禽畜不能食用,应掩埋或焚烧,饭前便后要洗手,用漂白粉或漂白粉精片(净水片)消毒生活用水,不喝生水,食物煮熟煮透再吃,不吃不干净和变质的食物。

(1)组织相关卫生人员或培训社区专门人员定期对灾区开展清除淤泥、垃圾,开展消毒、杀虫工作,防止疫病的蔓延或发生。自古以来就有"大灾之后必有大疫"的谚语,表明传

染病的发生往往伴随着"大灾",灾害之后,灾区卫生条件差,特别是饮用水的卫生难以得到保障,所以首先要预防的是肠道传染病,如霍乱、伤寒、痢疾、甲型肝炎等。

（2）建立社区个人或家庭健康档案。健康档案包括以问题为中心的健康问题记录、以预防为导向的周期性健康问题记录和保健记录（保健卡）。此法主要用于社区慢性病和残障者等居家护理或社区卫生服务中心（站）治疗者。

（3）灾后心理重建,组织人员开展基本的心理危机干预培训,增加心理救援队伍,壮大心理救援力量,大力开展灾后心理宣传,增强灾后群众心理健康水平。

小　结

本章的内容包括社区急救的概念、社区急救的原则和步骤、社区灾害及社区灾害重建期的健康管理。对病人及病情、伤情能及时准确地进行评估,根据病情、伤情的程度,积极采取有效的现场救护,根据转送指征,及时转送上级医院,在转送途中能进行严密的监护及对症处理,并需掌握社区灾害的预防和社区灾害的应对护理。

能力检测

A1 型题

1. 开放性气胸急救处理首先要（　　）。

A. 胸腔闭式引流　　　　　　　　　　B. 用厚敷料在吸气末封闭伤口

C. 清创缝合　　　　　　　　　　　　D. 胸腔穿刺

E. 胸腔排气减压

2. 腹腔内脏脱出者在搬运时应（　　）。

A. 将脱出的内脏回纳腹腔　　B. 取半坐卧位　　　　C. 压住脱出的内脏

D. 取双腿屈曲位　　　　　　E. 将脱出的内脏冷存

3. 评估成人循环状况一般先触摸（　　）。

A. 股动脉　　　　　　　B. 桡动脉　　　　　　　C. 肱动脉

D. 颈动脉　　　　　　　E. 锁骨下动脉

4. 下列哪项是心肺复苏有效的指征？（　　）

A. 出现应答反应　　　　　　　　　　B. 瞳孔由小变大

C. 收缩压在 65 mmHg 以上　　　　　D. 扪及股动脉搏动

E. 唇甲由紫色转为苍白

5. 对深昏迷的评估,正确的是（　　）。

A. 对疼痛有反应　　　　B. 有吞咽反射　　　　　C. 瞳孔对光反射减弱

D. 躁动　　　　　　　　E. 各种反射消失

6. 昏迷病人应采取哪种体位？（　　）

A. 半坐卧位　　　　　　B. 平卧位、头偏向一侧　　C. 头低足高位

D. 俯卧位　　　　　　　E. 侧卧位

7. 最简单的临时止血方法是（　　）。

A. 包扎止血　　　　　　B. 加压包扎止血　　　　　C. 加垫屈肢止血

D. 止血带止血　　　　　　　E. 直接指压止血

8. 断肢的保存,正确的是(　　)。

A. 将断肢浸泡在消毒液中

B. 将断肢浸泡在冰水中

C. 将断肢放在冰块中

D. 将断肢用干净布包好,外套塑料袋,周围置冰块

E. 迅速将伤员送至医院,将断肢丢弃

9. 口服美曲膦酯(敌百虫)中毒后,禁用(　　)洗胃。

A. 碳酸氢钠　　　　　　B. 高锰酸钾　　　　　　C. 生理盐水

D. 清水　　　　　　　　E. 硫酸钠

10. 下列哪项是有机磷农药中毒的特效解毒药?(　　)

A. 纳洛酮　　B. 阿托品　　C. 氟马西尼　　D. 尼可刹米　　E. 激素

11. 年轻人突发呼吸停止,并逐渐出现口唇青紫,意识丧失而无明显原因时,首先应考虑(　　)。

A. 卒中　　　　　　　　B. 异物梗阻　　　　　　C. 癫痫

D. 心脏病发作　　　　　E. 药物中毒

12. 巴比妥类药物中毒后,对转运的叙述,错误的是(　　)。

A. 轻度中毒不必转送　　　　　　　B. 中度中毒转送至有高压氧的医院

C. 转送途中应将收缩压维持在 90 mmHg　　　D. 保持呼吸道通畅

E. 途中注意观察意识状态

13. 灾害按照起因可分为(　　)。

A. 自然灾害　　　　　　B. 地质灾害　　　　　　C. 天气灾害

D. 环境灾害　　　　　　E. 生化灾害

14. 建立社区个人或家庭健康档案,主要用于(　　)。

A. 灾后心理病人　　　　B. 社区慢性病和残障者　　　C. 急性病病人

D. 老年人和儿童　　　　E. 全体受灾人们

A2 型题

15. 病人,男,颅脑外伤,现需用飞机转运到脑科医院,转运中应注意(　　)。

A. 鼻腔内滴入麻黄素

B. 用多层无菌纱布保护防止脑脊液漏出量增多导致逆行感染

C. 取去枕平卧位

D. 在头部垫一软枕

E. 保持头部与躯干成一条直线

16. 病人,男,70 岁,既往有冠心病史,某日于晨跑后突然呼吸、心跳骤停,救护者在为其进行心肺复苏时错误的是(　　)。

A. 检查颈动脉无搏动,立即行胸外按压　　　B. 按压胸骨中下 2/3 处

C. 按压时着力点在手掌　　　　　　　　　D. 按压频率为 100 次/分

E. 按压与放松的时间相等

17. 病人,女,22 岁,自服敌敌畏 100 mL 自杀,经急救后临床症状好转,可在 7 天后病

人突然发生肺水肿导致死亡,这种现象称为(   )。

A. 中毒后反跳现象　　　　　B. 烟碱样症状　　　　　　C. 毒蕈碱样症状

D. 迟发性神经病变　　　　　E. 中间综合征

18. 病人,男,45岁中午进食蘑菇后感恶心、呕吐、腹泻,查:体温正常,心率106次/分,呼吸30次/分,血压90/50 mmHg,诊断为毒蕈中毒,下列救护措施中不妥的是(   )。

A. 采用催吐清除毒物　　　　B. 予阿托品治疗　　　　　C. 建立静脉通路

D. 应用胆碱酯酶复合药　　　E. 立即予气管切开

19. 病人,女,49岁,在家中用炭火取暖,后感头昏、头痛,起身后即出现晕厥,将其送至社区救护中心后,查:神志转清,仍感头昏、头痛伴恶心、呕吐,诊断为一氧化碳轻度中毒,社区救护人员立即对其进行氧疗,正确的氧疗方式为(   )。

A. 鼻导管给氧,氧流量4~6 L/min　　　B. 面罩给氧,氧流量2~4 L/min

C. 鼻导管给氧,氧流量2~4 L/min　　　D. 面罩给氧,氧流量1~2 L/min

E. 鼻导管给氧,氧流量8~10 L/min

20. 南美洲西海岸的厄尔尼诺现象可能导致全球气候紊乱;美国排放的工业废气,常常在加拿大境内形成酸雨,体现了灾害的什么特点?(   )

A. 广泛性和区域性　　　　　B. 频繁性和不确定性　　　C. 周期性和不重复性

D. 联系性　　　　　　　　　E. 严重性

A3/A4 型题

(21~23题共用题干)

病人,男,40岁,体重60公斤,消防队员,不慎被烧伤,急入院检查:血压90/60 mmHg,心率98次/分,头颈部及双上肢深Ⅲ°烧伤。请分析

21. 该病人属于何种程度的烧伤?(   )

A. 轻度　　　B. 中度　　　C. 重度　　　D. 轻中度　　　E. 特重度

22. 该病人的烧伤面积为(   )。

A. 9%　　　B. 18%　　　C. 27%　　　D. 29%　　　E. 30%

23. 该病人最迟应在伤后多少小时内送到医院(   )。

A. 4 h　　　B. 8 h　　　C. 12 h　　　D. 16 h　　　E. 24 h

(24~26题共用题干)

某地因山体滑坡导致特大交通事故,救护人员对伤员进行了现场分类,轻伤者8名,伤势较重但无生命危险者13人,伤势严重而随时有生命危险者9名,死亡6名。

24. 救护人员到达现场后,首先应进行(   )。

A. 呼救　　　B. 排险　　　C. 转送　　　D. 现场急救　　　E. 止血

25. 对伤势较重,但无生命危险者予什么颜色标记?(   )

A. 红色　　　B. 绿色　　　C. 黑色　　　D. 黄色　　　E. 橙色

26. 对伤势严重而随时有生命危险的9人,应如何进行救护?(   )

A. 立即转送　　　　　　　　　B. 待处理完死亡病人后再救护

C. 联系接收医院　　　　　　　D. 就地救治,待病情平稳后再转送

E. 以上均不正确

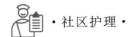

B 型题

(27～30 题共用备选答案)

A. 正常反应   B. 外伤性抑郁

C. 惊吓反应   D. 过度反应

27. 不安、寒战、恶心、呕吐,可按简单命令参与救助,为( )。

28. 丧失判断力,有可能引发"群体恐惧心理",因此最好采取隔离措施,为( )。

29. 呆站或呆坐的状态,可参与简单的救助活动,为( )。

30. 讲恐吓性故事,说不恰当的幽默,到处乱窜等过分反应,此时需要尽快与现场隔离,为( )。

■ 李红波　张艳玲 ■

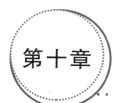

第十章 健康管理

学习目标

1. 了解健康管理的定义。
2. 了解健康管理的兴起背景。
3. 理解社区卫生服务中心实行健康管理的必要性和可行性。
4. 理解我国目前社区卫生服务机构实行健康管理的一些实践。

重点难点

重点：目前社区卫生服务机构实行健康管理的一些实践及其存在的问题。
难点：健康管理的理念及其如何构建适合中国国情的健康管理模式。

在全面建设小康社会的进程中,我们面临着传染病和慢性病的双重威胁,面临着未富先老的挑战和人口基数大、健康质量不高的现实,面临着不断扩大的医疗和健康需求与有限的卫生资源之间的矛盾正在加剧的问题。在保证人人享有健康的前提下,如何有效地使用现有的医药卫生资源正是健康管理的任务。

案例引导

2012 年 3 月 10 日,泉州首家、福建最大的集健康体检、健康管理、私人医生、中医调养为一体的医疗健康管理机构延年健康管理中心火热试营,这一举措有益于为居民逐步实现延年益寿的追求。试问:

1. 什么是健康管理? 健康管理的范畴是什么?
2. 为什么会出现健康管理机构?
3. 健康管理是否与现有的医疗机构如医院、社区卫生服务机构等提供的服务相冲突?
4. 在中国,目前有哪些形式的健康管理?

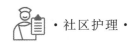

第一节 健 康 管 理

一、健康管理的定义及范畴

(一)健康管理的定义

健康管理是一个新兴产业,也是一门新兴学科,所以对健康管理有很多定义。

有学者认为,健康管理是针对健康需求对健康资源进行计划、组织、指挥、协调和控制的过程,也是对个体和群体健康进行全面监测、分析、评估、提供健康咨询和指导,以及对健康危险因素进行干预的过程。

另有学者认为,健康管理是从生理到心理进行科学管理的一种现代化、精品化、多元化的服务过程,同时也是人类运用现代技术关注生命质量并不断提升的研究过程。它融合当代最先进的医学技术和信息技术,构建一体化的大区域性健康网络和健康信息交互平台,以最迅捷、最科学、最

【课堂互动】
根据书本给出的几个健康管理的定义,请你说出它们有哪些共同点?

温馨、最人性化、最多元化的服务方式,为健康的需求者提供个性化的帮助。其宗旨是调动个人、家庭和集体的积极性,有效地利用有限的卫生资源达到改善健康的最大效果。

也有学者认为,健康管理是一种对个人和人群的健康危险因素进行全面管理的过程,是健康管理循环的不断运行,即对健康危险因素的检查监测(发现健康问题)→评价(认识健康问题)→干预(解决健康问题)→再监测→再评价→再干预……其中健康危险因素的干预(解决健康问题)是核心。健康管理循环每循环一次,就解决一些健康问题,健康管理循环的不断运行使管理对象走上健康之路。不能形成有效的健康管理循环就不能成为健康管理。

还有学者认为,健康管理是指对个人或群体的健康状态进行全面的调查、分析、评估、监测、预测,并对健康危险因素采取干预措施,以减少或消除危险因素,保证良好的健康状态。健康管理包括健康咨询、健康体检与监测、健康教育、健康危险因素干预和健康信息管理等。

(二)健康管理的范畴

(1)周期性健康体检 根据管理对象的年龄段、性别和生活环境等的不同,确定可能影响其健康状况的危险因素,并根据不同个体健康危险因素和医患疾病的差异,设计有针对性的个体化的健康检查项目和复查周期,为管理对象提供体检方案。

(2)健康危险因素评估 根据周期性健康体检中发现的健康危险因素(如体质指数、血压、血糖、血脂、遗传因素等健康信息及多吃、少动、吸烟、嗜酒、心理障碍等不良生活方式和行为习惯),对患高血压、糖尿病、心脑血管疾病等疾病的危险度进行分级评估,为健康危险因素干预和健康诊疗管理提供依据。

(3)健康诊疗管理 在危险因素评估的基础上,针对被管理人自身的生活方式(核心是膳食和运动习惯)进行干预和管理,通过对被管理人饮食和运动的良好管理,实现其日常

生活的能量平衡和有效运动。将对人类健康四大基石(即合理膳食、适量运动、戒烟限酒、心理平衡)的管理,从一般简单定性管理提高到科学量化管理,为健康、亚健康群体提供科学的个体化指导,对慢性疾病病人群体,则在此基础上辅以动态、同步的合理用药指导,帮助被管理人形成良好的生活习惯和生活方式,消除影响健康的危险因素,最终达到被管理人自我管理、改善健康、预防疾病的目的。

知识链接

健康管理作为一门学科及行业是最近二三十年的事,最早在欧美风行,并逐渐形成一个独立的行业。这个行业的兴起是由于市场的需要,特别是人的寿命延长和各类慢性疾病增加及由此而造成的医疗费用大幅度持续上升,而寻求控制医疗费用并保证个人健康利益的需求有力地推动了健康管理的发展。

在我国,健康管理刚刚起步,是一个朝阳产业。目前我国仅有少数专业的健康管理机构,大部分为医院及体检中心的附属部门。健康管理的从业人数没有准确的数据,估计全国在10万人以上,享受科学、专业的健康管理服务的人口只占总人口的万分之二,这与美国70%居民能够在健康管理公司或企业接受完善的服务相差甚远。

二、健康管理的兴起及背景

(一)人口老龄化

老龄化国家或地区是指,当某一个国家或地区的60岁以上人口占总人口的比例超过10%,或65岁以上人口占总人口比例超过7%时,则该国家或地区称为老龄化国家或地区。随着老年人口增加和寿命延长,老年期延长,因疾病、伤残、衰老而失去生活能力的老年人显著增加,给国家、社会和家庭带来了沉重的负担。预计到2050年,我国将拥有4亿老年人,约占总人口的1/3。在人均收入不高、社会保障和医疗保健体系不够健全的情况下提前进入老龄化,将导致"未富先老"。老龄化的需求是多方面的,既有医疗保健、医疗卫生问题,又有老年健康服务问题,还会衍生出一系列社会问题,这是一个严峻的经济与社会的挑战。

我国老年人的平均寿命较长,但总体健康状况欠佳。慢性病患病率逐年上升,且与多种疾病并存,老年人带病存活期延长,同时是引起早死、早残和生活质量下降的主要原因,除躯体疾病外,脑功能、心理健康水平也是影响老年人健康的常见问题。现阶段我国老年人医疗保健的需求增长速度与医学资源配置的动态调整不协调,老年专科机构、人员数量和质量远远不能满足社会的需求,老年人医疗保障的覆盖面过窄,保障体系的享有率不高,病、残、弱老人主要由家庭提供基本护理,但照料水平较低。地区经济发展的不均衡性和医疗卫生资源的不合理分布难以保证广大农村和边远地区的老年人公平享有卫生保健资源。

(二)医疗费用的剧增

健康权利是基本人权之一,但现实生活中,人们为了维持健康付出了非常高的成本。我国政府采取了如下措施:从第三方对医疗市场进行管制的医疗保险制度,以合理配置医疗资源,实行逐级医疗转诊制度,促进医药分开。但是,建立这些制度本身就需要付出高额

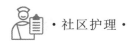

的制度成本,并且世界上很多发达国家采取类似的办法收效甚微的经验告诉我们,它很可能是行不通的。因此,探索有效低成本地维持健康的途径是世界各国医疗卫生事业的长期任务。

(三)慢性病的预防与控制

近年来,我国居民慢性非传染性疾病患病率迅速上升,最主要的原因是不健康的行为和生活方式,如高能量、高脂肪、高盐饮食及吸烟、酗酒、睡眠不足、活动量减少等。另外,世界医学研究发现,在慢性病形成的原因中,遗传因素只占15%,社会因素占10%,气候因素占7%,医疗条件占8%,而个人方式占80%。这些不良生活方式完全可以通过健康管理来改善,发现不良生活方式中的危险因素,进行健康干预、健康教育会取得明显的效果。

据统计,慢性病防治占我国医疗费用的80%,我国死亡人口中有80%死于慢性病。城市化进程的推进、生活与工作节奏的加快使很多人长期处于高压与过度紧张的心理环境,从而导致了长期失眠、易怒烦躁等心理疾病增多。同时,一系列生态与环境问题也威胁着人们的健康。环境对疾病的影响时间长、进程慢,一般人难以发现其根源,而专业的健康管理可以通过区域健康档案的收集,分析疾病产生的环境因素,从源头上解决问题。

三、健康管理在中国

我国当前的健康管理大多属于与医疗服务相关的信息管理,其目的是为了维持医疗市场,稳定医疗机构自身的病人来源。它是采用协会或者会员制的形式,将需要提供健康服务的人群集中在一个组织中,开展包括控制医疗费用在内的一些做法,并实施个体化的健康管理服务,即根据健康评估中得出的疾病危险因素,由专家进行个体指导,并追踪效果。现阶段健康管理大致分为三种模式,具体见表10-1。

表 10-1 健康管理的三种模式

管理模式	机构性质	服务对象	服务机构	资金来源
社区卫生服务和乡镇卫生院(所)的健康管理	非营利性	以妇女、儿童、老人等弱势群体为主	社区卫生服务中心、乡镇卫生院(所)	国家提供
合约式健康管理	半营利性	以家庭为单位	社区为主,各级医院为补充	国家补贴加适当补充
商业保险型健康管理	营利性	会员制	不定	个人自付

例如,对于糖尿病的濒危个体,如果其危险因素由超重、血糖偏高和吸烟等构成,则医生的指导意见应包括减轻体重、改善饮食结构、适量运动、戒烟等,采用健康管理的方式,实施个体化的具体指导,同时通过个体自身努力来控制危险因素,降

【课堂互动】
健康管理三种模式有什么区别?

低患慢性病的概率。许多健康管理组织的服务内容已经扩大到了与健康相关的各个领域,包括健康调查、分析、评估等,充分利用预防、保健、诊疗和康复手段,为服务对象提供全方位的健康服务。一些医院还在这种理论指导下设置了个体化的健康管理业务,并实施了社

会化的市场运作,如北京爱康、成都保健金卡、广州惠侨金卡等。开展这个领域的专业工作人员已经形成了一个新的社会职业——健康管理师。

为达到健康服务效果好、效率高、覆盖面广、节约资源的目的,满足普通群众对健康服务方便、有效、省钱的要求,健康管理更应该立足于所有社区人群进行社区卫生服务。

四、健康管理在美国

在美国,从政府到社区,从医疗保险到医疗服务机构,从健康管理组织到雇主、员工,从病人到医务人员,人人参与健康管理。健康管理的核心是对个人及人群的各种健康危险因素进行全面监测、分析、评估、预测并进行计划、预防和控制,旨在调动个人、集体和社会的积极性,有效地利用现有的卫生资源来满足健康需求以达到最佳的健康效果。

宏观上,美国政府认为,健康管理和促进是关系国家经济、政治和社会稳定的大事情,因而他们制定了全国健康管理计划,即"健康人民"计划。由联邦卫生和社会服务部牵头,与地方政府、社区和民间及专业组织合作,每10年一个计划、执行和评价循环,旨在不断提高全国的健康水平。

微观上,美国企业和学术界则更关注健康和生产效率管理,控制医疗费用,提高服务质量和效率。医疗保险机构采用管理型保险保健模式。医疗集团与保险机构合作,强调预防和健康维护,早期发现和早期治疗。

美国的健康管理策略主要有如下六种。

(1)生活方式管理 它主要关注健康个体的生活方式、行为可能带来的健康风险,这些行为和风险将影响他们对医疗保健的需求。生活方式管理要帮助个体做出最佳的行为选择来减少健康风险因素。生活方式的管理方案在很大程度上依赖于参与者采取什么样的行动,因此要调动个体对自己健康的责任心。生活方式管理通过采取行动降低健康风险和促进健康行为来预防疾病和伤害。生活方式管理的效果取决于如何使用行为干预技术来激励个体和群体的健康行为。四类促进健康行为改变的主要干预措施是教育、激励、训练和市场营销。

(2)需求管理 需求管理试图减少人们对原以为必需的昂贵的和临床上不一定有必要的医疗保健服务的使用。需求管理使用电话、互联网等远程管理方式来指导个体正确地利用各种医疗保健服务以满足健康需求。

(3)疾病管理 它着眼于某种特定的疾病(如糖尿病),为病人提供相关的医疗保健服务。其目标是建立一个系统,它可以支持良好的医患关系和保健计划。疾病管理强调利用循证医学指导和增强个人能力,预防疾病恶化。疾病管理以改善病人为基本标准来评价所采取行动的临床效果、社会效果和经济效果。

(4)灾难性病伤管理 它主要为患癌症等灾难性病伤的病人及家庭提供各种医疗服务。高度专业化的疾病管理能解决相对少见的和费用较高的就医问题。灾难性病伤管理可以减少花费和改善效果。它能使医疗需求复杂的病人在临床、财政和心理上都能获得最优化结果。

(5)残疾管理 残疾管理试图减少工作地点发生残疾事故的频率和费用代价,并从雇主角度出发,根据伤残程度分别处理以尽量减少因残疾造成的劳动和生活能力下降。残疾管理的具体目标如下:①防止残疾恶化;②注重残疾人的功能性能力恢复而不仅是病人疼

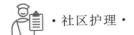 ·社区护理·

痛的缓解;③设定残疾人实际康复和返工的期望值;④详细说明残疾人今后行动的限制事项和可行事项;⑤评估医学和社会心理学因素对残疾人的影响;⑥帮助残疾人和雇主进行有效的沟通;⑦需要时考虑残疾人的复职情况。

(6)综合性人群健康管理 通过协调不同的健康管理策略对个体提供更为全面的健康和福利管理。这些策略都是以人的健康需要为中心而发展起来的。

在美国,雇主需要对员工进行需求管理,医疗保险机构和医疗服务机构需要开展疾病管理,大型企业需要进行残疾管理,人寿保险公司、雇主和社会福利机构则会提供灾难性病伤管理。

总之,随着健康管理的实践和研究兴趣不断扩展,美国发达的流行病学、管理科学和行为医学为健康管理在美国成为一门新兴产业提供了理论和实践的基础。

五、健康管理的意义

(一)引导公众树立正确的健康观念

在健康管理中,通过健康教育,引导人们树立正确的健康观,使其认识到"健康不仅是没有疾病或不虚弱,而是身体的精神的健康和社会适应的完美状态",并掌握健康相关知识,从而能建立健康的生活方式,如膳食平衡,坚持适当的运动,生活有规律,纠正不良的习惯及嗜好,戒烟限酒,保证充足的睡眠,定期体检等。健康教育应贯穿于健康管理的全过程,以不断地强化人们的健康观念,增加人们的健康知识。

(二)减少或防止疾病的发生和发展

通过健康管理,对无病者或疾病早期病人进行有效的预防,从而减少疾病风险甚至防止疾病的发生,这样就能大大地降低许多疾病的发病率、致残率和死亡率。

(三)预防控制健康危险因素

健康管理能改变以往健康体检缺少后续服务的状况,从而能对个体和群体实施全程的健康促进。据调查显示,北京、上海、广州三大城市分别有75.30%、73.49%、73.41%的人处于亚健康状态。在这部分人群中,有近1/3的人处于慢性病的临界点上。通过健康管理,人们就能及时地发现亚健康状态和"沉默"的疾病,并积极采取干预措施。

(四)是一项投入少、收益高的管理措施

研究表明,在健康管理方面投入1元,相当于减少3~6元的医疗费用。如果再加上由此产生的劳动生产效率提高的回报,则健康管理的效益实际是投入的8倍。因此,加强健康管理,投入少效益高,可有效缓解不断增加的医疗费用,缓解不断增加的医疗需求与有限的卫生资源之间的矛盾。

六、健康管理的其他相关问题

(一)健康管理与健康保险

现行的医疗保险制度主要是对患病的参保人给予经济补偿,但不能减少和避免疾病的发生。医疗保险的主要精力放在治病(尤其是在后期)费用的控制上,同时加剧了"看病贵、看病难"的问题。医疗保险制度要彻底改变"重治疗、轻预防、只保治、不保防、防与治分离"

的局面。保险不仅是治疗疾病的风险管理,更应该是产生疾病风险的控制。我国应尽快研究健康保险转型,从事后支付医疗费用的疾病医疗保险发展到防治结合的健康保险。

实施健康保险制度应有的预期结果如下。

(1)使尚未患病和亚健康者能把个人账户内积累的资金用于健康管理,鼓励病人进行针对病因的治疗,养成健康的生活方式,预防上多花一点钱,就能在疾病治疗上少花很多钱,既有利于减轻医保基金的负担,也有利于实现健康的最终目标。

(2)健康保险制度促进健康管理的普及,健康管理可帮助化解医疗保险费用控制的难题,互相协同,形成良性循环。

(3)健康保险和健康管理的工作平台都应该在社区,设立、发展健康管理和健康保险的社区卫生服务,不仅是医保制度完善和发展的必然,也是医疗卫生的重点从医院下移到社区,从而从根本上解决"看病难、看病贵"的问题。

(二)中医在健康管理中的作用

健康管理是一个持续的健康维护过程,主要通过调动个人的主动性,从生活方式、科学饮食、健康锻炼等方面进行干预,实现健康的完满状态。中医学强调环境与人的和谐统一,倡导"上医治未病,中医治将病,下医治已病",倡导积极的生活方式,主张"饮食有节,起居有常"及食疗养生和健康运动等简单易行、贴近日常生活的养生方式,这与健康管理的目的不谋而合,更是中医健康管理的基础。

(1)中医在老年人保健中的特殊作用 老年病具有因素多而复杂、疗养时间长、易复发等特点,而防治老年病正是中医的优势,因此,有效利用中医在老年保健方面的特殊优势,加强对老年人高血压、糖尿病等慢性病的控制,与西医的药物治疗和康复形成优势互补,就有利于增进老人健康,提高生活质量。例如,食疗、运动、书画、音乐等多种适宜于老年人的养生途径,对老年人都有重要作用。

(2)中医对慢性病和生活方式疾病的优势 "治未病"包括未病先防,已病防变、病后防复三个方面。人们很早就认识到人体正气是疾病发生的关键,疾病的发生是外因作用于内因的结果:"正气存内,邪不可干"。所以中医提倡"扶正祛邪",即"治未病",例如,《素问·四气调神大论》提出:"是故圣人不治已病治未病,不治已乱治未乱,此之谓也。夫病已成而后药之,乱已成而后治之,譬犹渴而穿井,斗而铸锥,不亦晚乎"。

(3)中医简便、有效、价廉的特点可以降低我国的健康成本 简便、有效、价廉是指中医诊断方法简单、取材方便、治疗有效、价格便宜。采用以中医为特色的健康管理可以避免大量的各种仪器的重复检查以及由此产生的繁杂费用,而且中医院的低投入高回报的特点适合大部分人群的经济承受能力,给健康管理的持续性提供了可行性,也有利于控制不断增长的医疗费用。

第二节 健康管理与社区卫生服务

一、社区卫生服务中健康管理的必要性和可行性

(一)社区卫生服务的内容与健康管理范畴

近年来,我国大力发展社区卫生服务,政府已经逐步将社区卫生服务提到议事日程上,

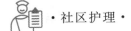

具体包括倡导大力发展社区卫生服务,强调社区卫生服务公共卫生的重要性,并进行了相关投入。从公共卫生的内容设计来看,如社区诊断、健康档案管理、健康教育、慢性疾病控制、精神卫生、妇幼保健、老年保健、康复等诸多内容都可以看做是属于健康管理的范畴。当然,这些服务中有些是针对亚健康人群和高危人群的健康管理,有些是针对疾病人群的健康管理。

(二)健康管理的实质

虽然健康管理在中国还属新鲜事物,但其内涵并不神秘。其实质是预防医学与临床医学的结合,即三级预防思维模式:一级预防,通过健康教育、健康促进等手段来改善健康状况,降低疾病的发生率;二级预防,早发现、早治疗、早诊断、规范化的管理和治疗;三级预防,预防各种并发症的发生,有效降低病人残疾。因此,针对高危人群和亚健康人群的预防是一级预防,而针对疾病人群的预防则是二级预防和三级预防。从健康管理所需要的知识看,涉及医学理论、营养学、心理学、运动和康复医学等知识,要求一个人集这么多知识于一身是有较大难度的,如果形成团队,就可达到此要求,因此,社区卫生服务人员协同工作才能对社区人群进行健康管理。

目前,全国的社区卫生服务逐步开展慢性病病人的规范化管理,如定期随访免费测量血压、健康教育等。这是慢性病病人实行健康管理的一种方式。

社区卫生服务在我国大力发展,从其制度设计看,它已经具有在人群中实施健康管理的理念,如果将这种理念深化和拓展,从实施疾病状态的人群健康管理拓展到实施亚健康人群和高危人群的健康管理,从对疾病状态人群实施某个服务项目、某个环节的较浅表的健康管理转变到更为深入的真正意义上的健康管理,那么社区卫生服务作为疾病预防的"守门人"和费用控制的"守门人"便达到了要求。

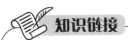 **知识链接**

社区卫生服务健康管理团队制度

(1)由全科医生、社区护士、预防保健人员组成社区卫生服务健康管理团队,按照所辖区域、常住人口、服务功能与任务等情况,分片包干,落实管理责任制。

(2)积极开展社区卫生诊断,确定社区主要健康问题及影响因素,采取干预措施,并对干预效果进行评价。社区卫生诊断至少每三年进行一次。

(3)与社区居民签订《社区家庭健康服务合同》,建立家庭及个人健康档案,履行合同条款,开展分类、分层的连续性健康管理和健康教育,提供主动上门服务、追踪随访。

(4)健康管理团队应实行五个统一,即文明用语、着装胸卡、服务流程、服务要求、出诊装备(出诊箱和出诊车)统一。

(5)在所辖社区居委会向社区居民公示健康管理团队人员的姓名、服务项目、服务时间、联系方式等,接受监督,并应保证团队进入家庭实行健康管理的服务时间。

(6)对健康管理团队工作进行定期考核,结合管理户数、管理质量以及管理对象的满意度进行综合测评,考核结果与绩效考核挂钩。

二、社区健康管理模式探讨

目前,有些地区已经将社区卫生服务的主要工作转变为社区健康管理,基层医生从传统的治疗疾病的单一医生角色快速转变为管理疾病、预防疾病、提供健康咨询和健康教育、营养指导、关注群体健康等多角色为一体的健康管理者。以社区卫生服务站为基地,将社区卫生服务团队分为健康管理组和医疗组,通过有序的工作流程(图 10-1,图 10-2),达到分工与协作的无缝式连接,使服务对象无论什么时间、遇到什么健康问题,都能想到向其健康管理师寻求帮助。

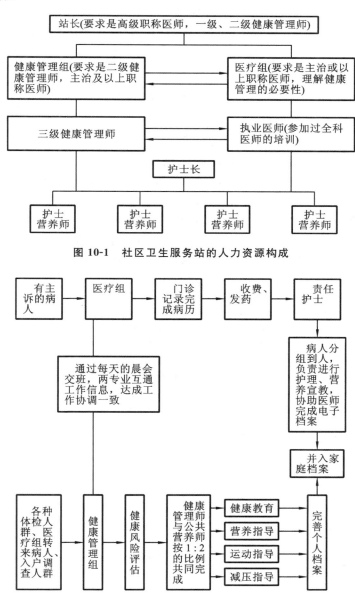

图 10-1 社区卫生服务站的人力资源构成

图 10-2 社区健康管理-医疗无缝式服务工作流程图

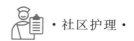

（一）分组

如图 10-1 所示，将社区卫生服务团队分为两个组，一是健康管理组，二是医疗组。健康管理组主要负责健康信息搜集与管理、危险因素评价、健康状态判断、健康干预措施分析等。医疗组主要负责社区基本医疗，实际上也是属于健康干预的范畴。两组有分工，也有有协作。健康管理组的成员均接受过健康管理学的培训，负责人是健康管理师，同时也是医生。医疗组的负责人应是主治或以上职称的医师。

（二）分工

医疗组的工作可以理解为完成六位一体"医疗、预防、保健、康复、健康教育、计划生育技术指导"中的医疗部分。主要是对社区居民提供基本医疗，其核心是基本医疗，关键是在提供基本医疗服务的过程中要能及时发现社区居民的非基本医疗需求，及时向上级医院转诊。

（三）分步

健康管理组的工作可以理解为完成"六位一体"中除了医疗外的其他部分，包括预防、保健、康复、健康教育、计划生育技术指导等。健康管理涉及内容广泛、工作量大，而且是团队成员原来不太熟悉的工作，往往需要经过健康管理的培训才能胜任。

健康管理分为四步：信息搜集，健康体检，健康风险评估和健康干预。信息搜集是对居民基本信息的搜集，包括性别、年龄、婚姻、家庭、病史等，可以认为围绕居民的任何信息对健康的判断都有意义；健康体检是对某一时刻居民相关健康指标的信息搜集，对于健康评估具有针对性的意义，简单一些的体检可以由健康管理组来完成，要求更高一些的体检最好由体检中心来完成；健康风险评估是对健康状态的一个"诊断"，是健康管理的核心技术；健康干预是对危险因素的干预，包括情绪干预、营养干预、运动干预和疾病干预。

（四）健康管理技术与医疗技术的比较

健康管理技术与医疗技术的比较见表 10-2。

表 10-2　健康管理技术与医疗技术的比较

健康管理技术		医疗技术	
技术名称	作　用	技术名称	作　用
服务对象	大众	服务对象	有主诉的病人
信息搜集	非常重视采集个人史、家族史、既往史，甚至饮食运动史，以及驾车是否系安全带等	信息搜集	采集现病史、既往史、过敏史、输血史、个人史、家族史等，重视现病史和既往病史
健康体检	找危险因素	医疗体检	找病
健康风险	应用流行病学、统计学等知识	疾病诊断	应用临床医学知识对疾病进行明确诊断
评估	对健康状态进行评估；对患慢性病的风险进行预测	方案	社会医学、营养学、运动医学等临床医学知识进行生活方式干预及卫生需求指导
健康干预	应用心理学、营销学、管理学知识	疾病治疗	应用基础医学、临床医学知识，通过药物、医疗器械等工具对疾病进行治疗

（五）合作

健康管理组和医疗组的分工与合作模式详见图 10-2。

（六）存在问题

健康管理学已经成为一门独立的学科，健康管理师也已经是劳动部、卫生部双认证的一个职业。目前政府提供的有限的社区卫生服务经费中，根本不能支持对辖区每一个居民提供健康管理服务。健康管理的信息化不能等同于简单的健康档案，它还需要自动的风险提示、风险评估等。我国社区卫生服务机构进行社区居民健康管理还没有收费依据和标准，这在一定程度上阻碍了健康管理的发展。如何将健康管理纳入国家医疗保障体系，从而推动健康管理在社区的快速发展，是我国卫生行政部门值得思考的问题。

小 结

本章通过对健康管理兴起的背景的深入分析，介绍了目前主流学派对健康管理的定义，同时对目前国内外健康管理的现状、经验及问题做了简要的介绍，还结合我国的国情，探讨了在我国社区卫生服务机构实行健康管理的必要性和可行性。

能力检测

A1 型题

1. 健康管理的定义目前还没有定论，但基本上健康管理的范畴已定，请问以下哪项不属于健康管理范畴？（   ）

A. 周期性体检　　　　　　　　　　B. 健康危险因素评估

C. 健康诊疗管理　　　　　　　　　D. 治疗疾病

2. 以下哪项不属于健康管理兴起的背景？（   ）

A. 人口老龄化　　　　　　　　　　B. 医疗费用剧增

C. 传染病流行　　　　　　　　　　D. 慢性病的预防

3. 下列有关健康管理技术与医疗技术的表述，错误的是（   ）。

A. 健康管理技术的服务对象为所有大众，而医疗技术则是主诉病人

B. 健康管理技术注重干预，而医疗技术则是治疗

C. 两者体检都是为了寻找健康危险因素

D. 健康管理技术是"治未病"，而医疗技术则是"治已病"

4. 下列有关健康管理的描述，正确的是（   ）。

A. 健康管理信息化就是建立健康档案

B. 我国社区卫生服务机构进行健康管理已经建立了相应的收费依据及标准

C. 目前我国有些社区卫生服务机构实行健康管理，很大程度上健康管理师的角色及职责由原来医生承担

D. 目前我国健康管理师只有卫生部认证

5. 下列有关在我国社区卫生服务机构实行健康管理有必要结合传统中医的说法，错误的是（   ）。

A. 中医注重养生，注重改变人的生活方式，提倡良好的生活习惯与健康管理的理念

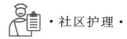 ·社区护理·

相同

    B. 中医在中国具有深厚的基础,易于为广大民众所接受

    C. 中草药的相对廉价,有助于降低医疗成本

    D. 中医在预防慢性病方面,不像西医那么立竿见影

■ 李凤阳　晏志勇 ■

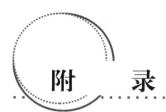

附　　录

实训一　参观社区卫生服务机构

【实训目的和要求】

（1）观察和了解社区卫生服务机构环境及组织结构。

（2）了解社区卫生服务机构开展的工作内容。

（3）摸清社区护理的工作方法。

（4）了解社区护士在社区卫生服务中充当的角色和能力要求。

（5）学会在社区中收集资料的方法。

（6）在参观过程中，学生应持认真态度，在听取情况介绍时，要做好记录。

【实训内容】

（1）社区卫生服务机构环境及组织结构。

（2）社区卫生服务机构开展的工作内容。

（3）社区护理的工作方法。

（4）社区护士的角色和能力要求。

（5）收集资料的方法。

【实训方法】

（1）组织学生到社区卫生服务机构，了解其环境、组织结构和工作内容。

（2）由带教老师介绍社区卫生服务机构的护理工作方法、社区护士的角色和能力要求。

（3）带教老师现场示范社区资料的收集方法。

（4）学生分组讨论：①收集资料的方法及注意事项；②社区护理的工作方法。

（5）带教老师给出指导性建议，作课堂小结。

■ 周卓轸 ■

实训二　社区健康教育

【实训目的和要求】

（1）了解社区健康教育方法。

（2）熟悉社区健康教育内容。

（3）掌握社区健康教育计划的设计。

（4）掌握社区健康教育计划的实施。

（5）掌握社区健康教育指导。

（6）要求学生认真配合。

【实训内容】

（1）社区健康教育方法及内容。

（2）社区健康教育计划的设计。

（3）社区健康教育计划的实施。

（4）社区健康教育指导。

【实训方法】

（1）先给学生一个案例及其相关信息，让学生收集资料。

（2）依据收到的资料制定健康教育计划。

（3）让学生分组进行角色扮演（社区护士和居民），实施制定的健康教育计划，然后进行角色互换。

（4）带教老师指导学生进行健康教育指导内容。

（5）学生讨论发言本次实训课角色扮演的感受，进行自我评价。

（6）带教老师做总结，肯定优点，指出不足。

■ 乌建平　吴春凤 ■

实训三　家庭访视

【实训目的和要求】

（1）掌握访视技巧，掌握如何与访视对象建立信赖关系。

（2）演练访视的过程及护士在访视过程中所扮演的角色。

（3）熟悉访视前的准备工作，如何制定访视计划。

（4）掌握访视中的注意事项。

【实训内容】

（1）家庭访视的入户艺术。

（2）家庭访视的语言沟通技巧。

（3）家庭访视中健康问题的发现。

（4）家庭访视的评估。

【实训方法】

（1）结合学校实际情况布置家庭访视教学情境，模拟一个访视家庭。

（2）根据教学大纲要求自创家庭访视情境剧本。

（3）学生根据家庭访视的目的，结合相关理论知识，熟悉家庭访视剧本。

（4）学生每5～6人一组全程模拟表演。

（5）教师对家庭访视情景模拟教学活动进行点评、小结。

■ 杨北宁 ■

实训四　社区慢性病病人管理与护理

【实训目的和要求】

（1）能够正确识别社区常见慢性病的分类及其危险因素。

（2）了解社区常见慢性病对个人、家庭及社会的影响。

（3）了解社区护士在社区慢性病病人的管理与护理中充当的角色和能力要求。

（4）学会收集社区慢性病病人相关资料的方法。

（5）能够准确地制定出社区常见慢性病病人的护理计划，使病人得到可行的规范的护理，减少其并发症的发生。

（6）通过走进病人家庭，开展健康教育宣教，帮助和指导慢性病病人，减少慢性病对病人及家属的不良影响，从而使社区护士树立正确的人生观、价值观和良好的职业道德。

【实训内容】

（1）社区常见慢性病的分类及危险因素。

（2）社区常见慢性病对个人、家庭及社会的影响。

（3）社区护士在社区慢性病病人的管理与护理中的角色和能力要求。

（4）收集社区慢性病病人相关资料的方法。

（5）社区常见慢性病病人的社区管理与护理方法。

（6）针对不同类型的慢性病及其相应病人的个体差异性制定切实可行的护理计划。

（7）走进病人家庭，将制定好的护理计划规范、准确地实施。同时，开展健康教育宣教工作，提高慢性病病人的生活质量。

【实训方法】

（1）组织学生到慢性病病人的家庭，与病人进行有效的沟通，了解该慢性病病人的护理现状和管理需求。

（2）带教老师现场示范收集该慢性病病人的相关资料。

（3）由带教老师和学生共同制定出该慢性病病人的护理计划，并现场示范护理措施和保健方法，使病人学会自我管理和自我保健的方法，教会家属如何正确、规范地护理慢性病病人。

（4）学生分组讨论：①讨论制定不同类型社区常见慢性病病人的管理方法；②讨论制定不同类型社区常见慢性病病人的护理方法。

（5）带教老师给出指导性建议，作课堂小结。

■ 巩周荣　张小莉 ■

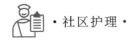

 ·社区护理·

实训五　社区传染病病人的管理与护理

【实训目的】

（1）能说出法定甲类、乙类、丙类传染病疫情报告时限和方法。

（2）了解社区中传染病的流行规律及预防措施。

（3）会描述社区预防接种程序。

【实训内容】

（1）法定39种传染病的管理。

（2）切断传染病传播途径的方法。

（3）社区预防接种种类及管理方法。

【实训方法】

（1）由社区护士陈述法定传染病种类，疫情报告时限和方法。

（2）参观社区医院传染病预防具体作法。

（3）在接种日，学生深入到社区幼儿园，由社区护士介绍常用疫苗的种类，接种方法及接种禁忌证，预防接种反应如何处理，相关注意事项。

■ 周理云 ■

实训六　社区偏瘫病人的康复训练

【实训目的和要求】

（1）通过康复训练最大限度地恢复受损的生理功能，达到生活自理，回归社会。

（2）防止并发症，减少后遗症。

【实训内容】

（1）早期体位转换训练。

（2）起坐训练。

（3）进食训练。

（4）洗漱训练。

（5）穿脱衣服训练。

（6）转移训练。

（7）步行训练。

（8）家务活动。

【实训方法】

1．早期体位转换训练（翻身训练）

（1）仰卧位向偏瘫侧翻身：①双手十字交叉互握，偏瘫侧手拇指放在健侧手拇指上，在健侧手带动下伸直上肢，并屈双膝；②将双上肢用力摆向健侧，再快速摆向患侧，同时，借助惯性将身体翻向偏瘫侧。

（2）仰卧位向健侧翻身：①用健侧手将偏瘫侧上肢屈曲置于胸前，并屈健侧腿；②将健

246

侧腿插入偏瘫侧小腿的下方,使偏瘫侧腿放在健侧小腿上;③在身体向健侧转动的同时,健侧腿摆动偏瘫侧腿,翻向健侧。

2. 起坐训练

(1)从健侧卧位至坐位的转换法:①用健侧手将偏瘫侧上肢屈曲,置于胸前,将健侧腿插入偏瘫侧小腿的下方;②健侧手拉住床沿以帮助翻身;③用健侧腿将偏瘫侧腿带到床沿下;④健侧手撑着床面,慢慢地将上身撑离床面;⑤健侧手完全伸直,直至身体坐起。

(2)从偏瘫侧卧位至坐位的转换法:①用健侧手将偏瘫侧上肢屈曲置于胸前,健侧腿插入偏瘫侧小腿的下方,转动身体成偏瘫侧卧位;②用健侧腿将偏瘫侧腿带到床缘下,健侧手撑着床面,慢慢地将上身撑离床面直至坐起。

3. 进食训练

坐位进食是正常的生理情况,一旦病人被允许坐起,就应恢复病人坐位进食。为此,对病人的进食训练主张在坐位下进行。早期坐位下的进食训练要点在于要特别注意将偏瘫侧上肢摆放在正确的位置,并细心观察病人有无呛咳情况。进食时,偏瘫侧上肢应以外层位平放在餐桌上,掌心向下,用健侧手进食。

4. 洗漱训练

洗漱主要包括刷牙、洗脸、梳头等内容。当病人具有一定的站位平衡能力时,应鼓励病人在站位下完成洗漱,但应确保病人的安全。洗漱时,应将偏瘫侧上肢伸直位支撑于某物件的表面或由他人托住并伸直偏瘫侧上肢。切记将偏瘫侧上肢下垂或屈曲放置于胸前。

5. 穿脱衣服训练

穿脱衣服训练的训练原则为先穿偏瘫侧肢体,后穿健侧肢体;先脱健侧肢体,后脱偏瘫肢体。在病人偏瘫侧肢体功能尚未恢复时,主要训练病人以单侧使用健侧手的方式完成穿脱衣服的所有动作。

(1)穿内衣 ①将套头衫背面朝上,放在双腿上,用健侧手将偏瘫手套进衣袖;②将健侧手套进另一只衣袖;③低头,健侧手将领口拉开,并让领口套过头部;④用健侧手将衣服拉下,并整理好。

(2)脱套头衫 ①低头,用健侧手从颈后将衣服拉过头部;②脱去健侧手的衣袖;③用健侧手脱去偏瘫侧上肢的衣袖。

(3)穿衬衫 ①将衬衫里面朝上,平铺于双腿上,衣领向前,用健侧手将偏瘫手放入衣内,并将衣袖拉至肘部;②健侧手拉住衣领后经偏瘫侧肩从前向后绕过头部,将衣服带至健侧;③将健侧手穿进另一衣袖内;④用握手扣好纽扣。

(4)脱衬衫 ①解开纽扣;②脱下健侧手的衣袖,再用健侧手脱下偏瘫侧上肢的衣袖;③也可采取脱除内衣的方式。

(5)穿长裤 ①病人坐于床边或椅子上,偏瘫侧腿翘于健侧腿上,用健侧手抓住腰部并使偏瘫侧腿套入相应的裤管;②将裤管上拉,直至偏瘫侧脚展出;③放下偏瘫侧腿,将健侧腿伸进另一裤管;④站立,甩健侧手将裤子拉过臀部,然后坐下,拉上拉链,并系上裤带;⑤身体较弱不能站立者,可躺下,翘起臀部,将裤子拉至腰部。

(6)脱长裤次序与穿长裤相反。

(7)穿袜 方法一:病人坐于床边或椅子上,偏瘫侧腿翘于健侧腿上,用健侧手撑开袜口,并套进偏瘫侧脚。方法二:病人坐于床边或椅子上,偏瘫侧腿翘于一矮凳上,用健侧手

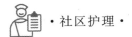

撑开袜口,并套进偏瘫侧脚。

(8)穿鞋　方法一:病人坐于床边或椅子上,偏瘫侧腿翘于健侧腿上,用健侧手将鞋子套进偏瘫侧脚。方法二:病人坐于床边或椅子上,偏瘫侧腿翘于一矮凳上,用鞋拔协助将鞋套进偏瘫侧脚。

6. 转移训练

(1)从床上转移至轮椅:①将轮椅斜靠于健侧,使之与床成 45°角,锁住刹车;②健侧手抓住轮椅扶手,以扶手做支撑站起;③健侧手换抓住轮椅的另一侧扶手,同时转身;④屈双膝,慢慢坐到轮椅上。

(2)从轮椅转移至床上　①将健侧肢体靠于床边,约成 45°角,锁住刹车,健侧手按着扶手站起;②健侧手转按住床垫,然后慢慢转身;③坐于床上。

(3)从坐位转移至站位　端坐位下床,将两腿分开,两脚平行平贴于地面,使得两小腿与地面垂直;①两手交叉互握,偏瘫侧手的拇指位于健侧手拇指之上,在健侧手带动下,伸直双肘;②上体向前弯曲,直至病人感到双足前部着力,但勿使足跟离地;③保持双肘伸直,上体前倾姿势,双腿同时用力支撑站起。

7. 步行训练

在对偏瘫病人进行步态训练时,通常涉及四个环节的运动,即部、膝、踝关节的屈伸,重心运动,骨盆运动,多组肌肉的协调收缩运动。步态训练的内容如下。

(1)躯干的前、后摆动。

(2)坐位转换性活动。

(3)重力状态下的屈、伸腿。

(4)单脚支撑下的前、后、左、右侧方迈步等。

(5)借助拐杖对偏瘫病人进行步态训练　①拐杖—健侧腿—偏瘫侧腿:拐杖先迈步出于健侧腿的前缘,距离不宜太大,身体稍前倾,再迈出偏瘫侧腿,最后迈出健侧腿。此法极易被病人掌握,容易训练。②健侧腿—偏瘫侧腿:拐杖先迈出,然后身体前倾同时迈健侧腿,最后将偏瘫侧腿迈出。此法主要适用于偏瘫侧腿非常无力,且伴有足内翻、下垂的病人。③拐杖—偏瘫侧腿—健侧腿:拐杖和偏瘫侧腿一起迈出,以健侧腿承担体重,当健侧腿向前迈出时,用拐杖和偏瘫侧腿共同承担体重。此法较前两种步行速度快。

8. 家务活动

(1)单手切菜　在切菜板上加几根不锈钢钉,用来固定待切的食物,菜板下加防滑垫,防止菜板移动或滑脱。

(2)单手开启瓶盖　借助固定在墙上的开瓶器或借助身体其他部位固定瓶身,打开瓶盖。

(3)单手拧毛巾、扫地、拖地　单手拧毛巾,使用长柄扫把,簸箕。

(4)借助电动工具完成家务　如使用食物搅拌器、电动切割机等。

张红　刘军鹏

实训七　观察社区急救中心

【实训目的和要求】

（1）观察和了解社区急救中心的环境。

（2）知道社区急救中心急救仪器的名称及用途,掌握其使用方法。

（3）知道社区急救中心常用的急救药物名称、用途、注意事项,了解用法及用量。

（4）学会如何评估病情及伤情(包括资料的收集及临床症状)。

（5）掌握各种急病转运指征、途中如何监护、如何与接收单位做好各种交接。

（6）观察灾害后的环境,了解本地区的主要医疗机构,评估受灾程度。

（7）掌握社区护士在灾害发生时及灾后的应对护理工作。

（8）学会对灾害引起的心理问题进行预诊分诊。

（9）在学习过程中,学生应持认真态度,在听取情况介绍时,要做好记录。

【实训内容】

（1）社区急救中心环境。

（2）社区急救中心开展的急救工作范畴。

（3）社区急救护理的工作职责。

（4）急症病情及伤情的评估方法。

（5）与上级医院联系的方法。

（6）正确判断是否转运病人,转运过程中正确地进行监护及使用相应的急救技术。

（7）详实地与上级接诊医生进行病人的交接。

（8）社区灾害的应对护理与管理。

（9）灾害引起心理问题的预诊分诊。

【实训方法】

（1）组织学生到社区急救中心见习或实习,了解其环境、设备、工作范畴及相关职责。

（2）带教老师演示急救仪器的正确使用,抢救生命的急救技术。

（3）带教老师讲解如何正确评估急救病人的伤情及病情,如何判断病人转运的时机、指征,途中如何实行监护,如何与上级医院的接诊医生交接病人的病情及现场急救情况。

（4）学生模拟:急救仪器的使用,相关的急救方法及急救技术,途中的正确监护,与上级医院接诊医生的交接。

（5）现场提问:伤情及病情的评估(包括如何收集资料及相关疾病的临床表现)。

（6）模拟受灾后环境,了解其环境和周围医疗机构情况,及时上报社区卫生局主管部门。

（7）带教老师引导学生展开灾害后的应对护理工作和对心理问题病人的预诊分诊。

（8）学生分组讨论:①在灾后护理工作中会遇到的问题;②在灾后抢救护理工作的注意事项;③如何疏导有心理问题的病人。

（9）带教老师给出指导性建议,作课堂小结。

李红波　张艳玲

能力检测参考答案

第一章

1. B 2. E 3. C 4. D 5. D 6. A 7. C 8. E 9. C 10. D 11. C 12. C
13. E 14. C 15. E 16. D 17. B 18. D 19. A 20. D 21. C 22. A 23. C
24. C 25. D 26. B 27. C 28. D 29. E 30. C 31. D 32. D 33. D

第二章

1. B 2. A 3. C 4. E 5. C 6. C 7. D 8. B 9. E 10. C 11. B 12. A
13. E 14. A 15. B 16. A 17. D

第三章

1. C 2. E 3. B 4. B 5. E 6. D 7. B 8. B 9. A 10. B 11. E 12. E
13. D 14. E 15. C 16. E 17. A 18. C 19. B 20. E 21. B 22. A 23. C

第四章

1. B 2. C 3. E 4. E 5. C 6. E 7. D 8. B 9. B 10. D 11. E 12. B
13. A 14. A 15. B 16. E 17. A 18. B 19. E 20. E 21. E 22. E

第五章

1. B 2. D 3. C 4. C 5. E 6. B 7. B 8. E 9. B 10. D 11. E 12. B
13. E 14. B 15. A 16. B 17. B 18. C 19. A 20. D 21. C 22. B 23. B
24. B 25. B 26. E 27. D 28. A 29. C 30. C 31. D

第六章

1. C 2. B 3. D 4. A 5. E 6. E 7. E 8. C 9. A 10. B 11. C 12. D
13. C 14. B 15. B 16. A 17. C 18. A 19. D 20. C 21. B 22. E 23. C
24. D 25. C 26. C 27. A 28. B 29. A 30. C

第七章

1. C 2. D 3. C 4. B 5. B 6. A 7. C 8. E 9. C 10. E 11. D 12. A
13. B 14. C 15. B 16. D 17. B 18. C 19. C 20. A 21. C 22. C 23. B

24. B 25. C

第八章

1. A 2. B 3. D 4. B 5. C 6. B 7. D 8. C 9. C 10. A 11. B 12. D
13. B 14. B 15. C 16. D 17. A 18. A 19. D 20. D 21. D 22. D 23. B
24. B 25. D

第九章

1. B 2. D 3. B 4. D 5. E 6. B 7. E 8. D 9. A 10. B 11. B 12. B
13. A 14. B 15. B 16. B 17. A 18. E 19. A 20. D 21. E 22. C 23. A
24. B 25. D 26. D 27. A 28. C 29. B 30. D

第十章

1. D 2. C 3. C 4. C 5. D

参考文献

[1] 雷良蓉.社区护理学[M].西安:第四军医大学出版社,2010.

[2] 潘年松等.社区护理[M].北京:中国科学技术出版社,2010.

[3] 王化玲,邓翠珍.社区护理技术[M].武汉:华中科技大学出版社,2010.

[4] 王永军.社区护理学[M].北京:科学出版社,2009.

[5] 王海平,陈静.护士执业资格考试指南[M].北京:科学出版社,2010.

[6] 冯正仪.社区护理[M].上海:复旦大学出版社,2010.

[7] 黄惟清.社区护理[M].北京:人民军医出版社,2010.

[8] 全国护士执业资格考试用书编写专家委员会.全国护士执业资格考试指导[M].北京:人民卫生出版社,2012.

[9] 李春玉.社区护理学[M].2版.北京:人民卫生出版社,2007.

[10] 李晓松.护理学基础[M].2版.北京:人民卫生出版社,2009.

[11] 李明子,黄惟清.社区护理学[M].北京:北京大学医学出版社,2008.

[12] 巩玉秀等.社区护理学[M].北京:人民卫生出版社,2008.

[13] 陈锦治.社区护理[M].2版.北京:人民卫生出版社,2010.

[14] 赵秋利.社区护理学[M].北京:人民卫生出版社,2007.

[15] 吴光煜.传染病护理学[M].北京:北京大学医学出版社,2008.

[16] 柳雪琴.社区护理[M].北京:军事医学科学出版社,2011.

[17] 叶春香.儿科护理[M].2版.北京:人民卫生出版社,2010.

[18] 刘文娜.妇产科护理[M].2版.北京:人民卫生出版社,2010.

[19] 张小燕.老年护理[M].2版.北京:人民卫生出版社,2010.

[20] 张继英.养老护理员[M].北京:中国劳动社会保障出版社,2009.

[21] 徐国辉.社区护理[M].北京:人民卫生出版社,2008.

[22] 刘瑛,包春蕾.社区护理[M].北京:科学出版社,2008.

[23] 林菊英.社区护理学[M].北京:科学出版社,2009.

[24] 吴敏.康复护理学[M].上海:同济大学出版社,2008.

[25] 周秀华.急危重症护理学[M].北京:人民卫生出版社,2010.

[26] 高健群,杨玉南.急救护理学[M].北京:人民军医出版社,2011.

[27] 李一然.急救护理技术[M].北京:人民军医出版社,2010.

[28] 杨玉南,张贵云.社区急救[M].北京:人民卫生出版社,2008.

[29] 陈建勋,马良才.健康管理的理念和实践[J].中国公共卫生管理,2006,22(1):7-11.

[30] 陆建华,吴建国.构建适合中国国情的健康管理体系[J].中国全科医学,2009,12:

212-215.

[31] 莫建勋,王庆林.基于整体医疗理论的健康管理[J].解放军医院管理杂志,2007,14 (4):276-277.

[32] 林晓嵩.健康管理在我国老龄化进程中的作用[J].中国全科医学,2006,9(21): 1748-1750.

[33] 尤川梅,朱宏斌.将健康管理理念注入社区卫生服务的思索[J].中国妇幼保健, 2007,22:3041-3043.

[34] 曹建平,江巧瑜.某市社区老年人的保健管理现状与对策[J].卫生经济研究,2011, 11:40-41.

[35] 廖淑梅,何丽芳.社区老年人健康状况、卫生服务利用及需求[J].解放军护理杂志, 2006,23(10):47-49.

[36] 曾友燕,王志红.我国老年家庭护理的发展现状与改革设想[J].中国老年学杂志, 2007,9(27):18.

[37] 陈凌玉,曹梅娟.农村老人健康及健康管理现状调查[J].中国老年人杂志,2011,12 (31):4875-4877.

[38] 曹海涛,潘毅慧.上海市闸北区社区综合健康管理模式研究[J].中国全科医学, 2011,7(14):2195-2196.

[39] 武留信.加快健康管理学学术理论研究与学科建设[J].中华健康管理学杂志,2007, 1(1):4-7.

[40] 黄建始,陈君石.健康管理的理论与实践溯源[J].中华健康管理学杂志,2007,1(1): 8-12。

[41] 黄建始.中国可持续发展离不开健康管理[J].疾病控制杂志,2006,10(3):215-218.

[42] 卜保鹏,黎采青.社区健康管理的模式探索[J].中国全科医学,2011,7(14): 2192-2194.